# Alcoolismo entre estudantes universitários
## Uma abordagem da redução de danos

**B**rief
**A**lcohol
**S**creening and
**I**ntervention for
**C**ollege
**S**tudents

FUNDAÇÃO EDITORA DA UNESP

*Presidente do Conselho Curador*
José Carlos Souza Trindade

*Diretor-Presidente*
José Castilho Marques Neto

*Editor Executivo*
Jézio Hernani Bomfim Gutierre

*Conselho Editorial Acadêmico*
Alberto Ikeda
Antonio Carlos Carrera de Souza
Antonio de Pádua Pithon Cyrino
Benedito Antunes
Isabel Maria F. R. Loureiro
Lígia M. Vettorato Trevisan
Lourdes A. M. dos Santos Pinto
Raul Borges Guimarães
Ruben Aldrovandi
Tânia Regina de Luca

Linda A. Dimeff
John S. Baer
Daniel R. Kivlahan
G. Alan Marlatt

# Alcoolismo entre estudantes universitários
## Uma abordagem da redução de danos

**B**rief
**A**lcohol
**S**creening and
**I**ntervention for
**C**ollege
**S**tudents

Tradução
J. M. Bertolote

© 1999 The Guilford Press

Título original inglês: *Brief Alcohol Screening and Intervention for College Students. A Harm Reduction Approach*

© 2001 da tradução brasileira

Fundação Editora da UNESP (FEU)
Praça da Sé, 108
01001-900 – São Paulo – SP
Tel.: (0xx11) 3242-7171
Fax: (0xx11) 3242-7172
Home page: www.editora.unesp.br
E-mail: feu@editora.unesp.br

Dados Internacionais de Catalogação na Publicação (CIP)
(Câmara Brasileira do Livro, SP, Brasil)

---

Alcoolismo entre estudantes universitários: uma abordagem da redução de danos – BASICS / Linda A. Dimeff ... [et al.]; tradução de J. M. Bertolote. – São Paulo: Editora UNESP, 2002.

Outros autores: John S. Baer, Daniel R. Kivlahan, G. Alan Marlatt
Título original: BASICS – Brief Alcohol Screening and Intervention for College Students
Bibliografia.
ISBN 85-7139-379-6

1. Aconselhamento – Métodos 2. Alcoolismo – Prevenção 3. Terapia cognitivo-comportamental – Métodos 4. Universitários – Aconselhamento 5. Universitários – Psicologia 6. Universitários – Uso de álcool I. Dimeff, Linda A. II. Baer, John S. III. Kivalahan, Daniel R. IV. Marlatt, G. Alan.

---

Índices para catálogo sistemático:
  1. Alcoolismo: Prevenção: Estudantes universitários: Problemas sociais 362.29270842
  2. Estudantes universitários: Uso de álcool: Prevenção: Problemas sociais 362.29270842

Exceto quando indicado, nenhuma parte deste livro pode ser reproduzida, traduzida, armazenada em um sistema de busca ou transmitido sob qualquer forma ou por qualquer meio eletrônico, mecânico, por fotocópia, microfilmagem ou outro, sem a permissão por escrito da Editora.

Editora afiliada:

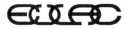
Asociación de Editoriales Universitarias de América Latina y el Caribe

Associação Brasileira de Editoras Universitárias

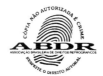

*Aos que tiveram a experiência direta da devastação
causada pelo uso inadequado do álcool.*

# Prefácio

Desde 1997, a UNESP vem se preocupando de forma mais sistemática com os inúmeros problemas decorrentes do consumo excessivo de álcool e do uso de drogas entre seus estudantes. Para tanto, criou-se um programa de prevenção, chamado "Projeto Viver Bem UNESP", que está em funcionamento desde 1999 (maiores informações no site www.viverbem.fmb.unesp.br). Fez-se um levantamento do uso de álcool e drogas entre seus estudantes e constatou-se que álcool é, de longe, a droga mais utilizada pelos jovens.[1]

Nota-se que os denominadores e fatores de risco comuns ao maior consumo de álcool entre universitários na UNESP (o chamado beber "se embriagando", ou seja, beber muito a cada vez que se bebe) foram, além de ser do sexo masculino, fumar (tabaco), ter feito uso de droga ilícita antes de entrar para a UNESP e ter uma atitude favorável ao consumo de álcool, incluindo ter amigos que também aprovam o consumo mais intenso de álcool ou o uso de drogas. Antecedentes familiares de uso de drogas (pai, mãe, irmão) também favoreceram o uso. Tais dados são semelhantes aos encontrados em outras universidades brasileiras.

Após uma revisão de literatura, verificou-se que uma das formas mais eficientes e econômicas de prevenção ao consumo excessivo de bebidas alcoólicas é aquela preconizada pelo grupo dirigido pelo Prof. G. Alan Marlatt, da Universidade de Washington (Seattle, EUA) denominada *Basics (Brief Alcohol Screening and Intervention for College Students)*, assunto do presente livro.

O método *Basics* foi usado com estudantes universitários nos Estados Unidos obtendo-se bons resultados e foi desenvolvido especificamente para universitários que bebem muito e consomem álcool de maneira nociva. Usa a abordagem de redução de danos, na qual a meta primária é fazer o aluno reduzir comportamentos de risco e os efeitos prejudiciais da bebida. Portanto, difere de programas que têm como único objetivo a abstinência da substância, o que seria ideal, porém raramente possível.

---

1 Kerr-Corrêa, F. et al. I Levantamento do uso de álcool e de drogas e das condições gerais de vida dos estudantes da UNESP. *Pesquisa VUNESP*, 14, 2001, 183p.

Na redução de danos – um dos referenciais teóricos subjacentes a esse método – propõe-se um modelo de modificações contínuas, reconhecendo que tais mudanças de estilo de vida ocorrerão gradualmente. A redução de danos incentiva primeiramente as metas mais próximas e posteriormente as mais distantes ou difíceis de serem atingidas. Assim, usar bebidas com menor teor alcoólico, ficando menos alcoolizado ao beber, seria uma estratégia considerada bem-sucedida. Utilizando princípios básicos da análise de comportamento, o terapeuta reforçaria aproximações sucessivas ao novo comportamento (no caso, beber menos, mais devagar, com o estômago cheio, com menos embriaguez), visando à diminuição dos comportamentos de risco.

As técnicas do *Basics* podem ter uma aplicação mais ampla. Uma extensão lógica poderia ser aplicar esses mesmos procedimentos para grupos menores de alunos que procuram os serviços por problemas decorrentes do álcool. Além disso, tais procedimentos poderiam ser empregados para grupos maiores, com uma identidade comum e hábitos de beber bem estabelecidos (como ocorre em repúblicas e moradias estudantis, nas quais o grupo ou a casa serviriam como uma "unidade de análise" também no tratamento de um indivíduo desse grupo). Talvez possa ser, ainda, uma forma eficaz de intervenção dentro dos serviços primários de atenção à saúde, aumentando as possibilidades de tratamento preventivo para aqueles jovens que bebem de modo excessivo.

A intervenção consiste em apresentar aos alunos com padrões de consumo alto de álcool os riscos potenciais à saúde associados a esse hábito, além de outros comportamentos de risco relacionados ao consumo de álcool (como sexo sem proteção, obesidade, uso de outras drogas, acidentes automobilísticos e brigas), bem como sugerir estratégias específicas para tentar reduzir esses riscos, saindo do padrão habitual de beber com intoxicação, melhorando sua qualidade de vida, seu desempenho escolar e diminuindo o número de complicações.

O presente manual, que detalha a técnica escolhida pelo "Projeto Viver Bem UNESP", foi projetado como um livro de exercícios independente, para quem presta serviços de prevenção, educação e tratamento a estudantes universitários que consomem bebidas alcoólicas em excesso. Os terapeutas não necessitam de muitos conhecimentos sobre álcool nem de um longo treinamento especializado em aconselhamento de dependentes para entender e utilizar o conteúdo deste manual. Além disso, a primorosa tradução do Dr. José Manuel Bertolote, psiquiatra formado pela UNESP e que atualmente trabalha na Organização Mundial de Saúde, só acrescenta a este livro, que deverá ser útil a todos aqueles que lidam com jovens, principalmente colegiais e universitários, no Brasil.

*Florence Kerr-Corrêa*
Responsável pelo "Projeto Viver Bem UNESP"

# Sobre os autores

**Linda A. Dimeff** é cientista pesquisadora no Departamento de Psicologia da Universidade de Washington. Seus interesses clínicos e de pesquisa vão da prevenção dos problemas de álcool entre estudantes universitários ao tratamento de indivíduos com transtornos de personalidade limítrofe gravemente perturbados pelo abuso de substâncias psicotrópicas. Financiada por duas bolsas de pesquisa, sua tese foi uma replicação e extensão do *Basics*, aplicado em um centro de saúde estudantil e pelo uso de computadores multimídia, juntamente com aconselhamento pessoal.

**John S. Baer**, professor-adjunto e pesquisador na Universidade de Washington, atualmente é coordenador de ensino no Centro Nacional de Excelência em Educação e Tratamento do Abuso do Substâncias no Sistema de Cuidados de Saúde da Administração dos Veteranos de Puget Sound. Os interesses clínicos e de pesquisa do Dr. Baer concentram-se na avaliação, na intervenção precoce e na recaída do uso e do abuso de substâncias psicotrópicas. Recebeu várias bolsas locais e nacionais de pesquisa para estudar a prevenção secundária e a etiologia dos problemas relacionados ao álcool.

**Daniel R. Kivlahan** é diretor do Centro Nacional de Excelência em Educação e Tratamento do Abuso de Substâncias no Sistema de Cuidados de Saúde da Administração dos Veteranos de Puget Sound e professor-adjunto de Psiquiatria e Ciências do Comportamento na Faculdade de Medicina da Universidade de Washington. Continua a desenvolver pesquisas sobre serviços de saúde relacionados a transtornos por uso de substâncias, incluindo o desenvolvimento, a implementação e avaliação de diretrizes para a prática clínica baseada em evidência.

**G. Alan Marlatt** atualmente é professor de psicologia e diretor do Centro de Pesquisas em Comportamentos de Dependência na Universidade de Washington. O foco principal de suas atividades clínicas e de pesquisa é o campo dos comportamentos de dependência. Em 1990, recebeu o Prêmio Jellinek (The Jellinek Memorial Award) por sua notável contribuição ao conhecimento no campo dos estudos do álcool. Em 1996, foi nomeado membro do Conselho Consultivo Nacional de Abuso de Drogas do Instituto Nacional de Abuso de Drogas (NIH).

# Agradecimentos

O trabalho descrito neste livro foi baseado nos esforços de vários indivíduos no Centro de Pesquisas em Comportamentos de Dependência (ABRC) na Universidade de Washington, ao longo dos últimos anos. Somos gratos a cada um deles por suas contribuições intelectuais que levaram ao desenvolvimento e aperfeiçoamento do *Basics*. Em particular, gostaríamos de agradecer a Kim Fromme, Mary Larimer, Ellen Williams, Martin Stern, Julian Somers e Lori Quigley. Cada uma dessas pessoas contribuiu de inúmeras e valiosas maneiras, desde lidar com o desenho da pesquisa de nossa proposta inicial, completar as descrições de recrutamento dos participantes, analisar os dados, entrevistar estudantes até criticar esta intervenção. Kim Barret e George Parks participaram como terapeutas pesquisadores neste projeto e também forneceram esclarecimentos clínicos incisivos que ajudaram a moldar esta intervenção. Agradecemos a Jason Kilmer e Eleanor Kim por sua criatividade na implementação do *Basics* e do Programa de Treinamento de Habilidades Relacionadas ao Álcool em todos os tipos de ambientes e por sua capacidade ímpar para obter a participação de grupos de estudantes. Somos gratos a Lorraine Collins por insistir, durante sua permanência no ABRC como acadêmica visitante, para que pensássemos na diferença de gêneros em termos dos riscos associados ao consumo de álcool.

Muitas pessoas forneceram o apoio administrativo muito necessário à medida que implementávamos as várias fases deste projeto. Um agradecimento especial a Sally Weatherford, nossa administradora e colega, por seu amplo trabalho de mobilização da assistência necessária à finalização do manuscrito para impressão, que incluiu inúmeras horas de reformulação do texto. Também somos gratos a ela e a Ellen Williams por sua infatigável dedicação em manter nosso laboratório funcionando regular e eficientemente. Agradecemos a Jewel Brien, nosso original gerente de dados e artista gráfico, pelo desenho de nossos formulários e material de retroalimentação personalizado. Agradecimentos a Susan Tapert, Dan Irvine e Rebekka Palmer por seu apoio administrativo e reunião do material necessário para a publicação. Eugene Isyanov e Frank Provo passaram muitas horas corrigindo o manuscrito, localizando referências e produzindo gráficos. John Tucker passou a integrar a equipe no último minuto, para produzir uma série de gráficos adicionais, bastante necessários.

Temos com o pessoal da Guilford Press um débito de gratidão por sua ajuda em tornar este livro uma realidade. Gostaríamos de agradecer especificamente a nossos editores, Rochelle Serwator e Jeannie Tang, por terem identificado o valor deste projeto e levá-lo à sua conclusão; Marie Sprayberry por sua notável revisão; e William Meyer e Paul Gordon por sua enorme paciência e trabalho relacionado aos gráficos e ilustrações.

A pesquisa subjacente ao *Basics* não teria ocorrido sem o generoso apoio do Instituto Nacional de Abuso de Álcool e Alcoolismo (NIAAA) e do Instituto Nacional de Saúde (NIH), que a financiaram por meio de uma bolsa MERIT e uma bolsa de Cientista Pesquisador.

Finalmente, somos gratos às centenas de estudantes que participaram de nossa pesquisa ao longo dos anos. Eles nos deram uma valiosa informação a respeito de suas experiências com o uso do álcool e sugestões a respeito de como poderíamos reforçar e refinar nossos programas.

# Sumário

**Introdução** 17

A quem se destina este manual? 19

O *Basics* resumido 21

Como utilizar este manual 22

**1 O uso de álcool e a prevenção do abuso de álcool entre estudantes universitários** 25

Padrões de uso de álcool e suas conseqüências entre estudantes universitários 25

Abordagens preventivas para estudantes universitários 27

Fatores de risco associados ao beber na faculdade 29

Obstáculos à prevenção e ao tratamento efetivos 31

Ultrapassando os obstáculos na direção de uma abordagem com base científica 34

**2 O programa de treinamento em habilidades relacionadas ao álcool** 37

Bases conceituais do programa 37

Modalidades do ASTP 40

Visão geral dos resultados das pesquisas com o ASTP 45

**3 As bases do *Basics*** 49

Abordagens teóricas para a prevenção de danos conseqüentes ao uso de álcool 49

Informações básicas sobre o álcool 63

Objetivos clínicos, tópicos sobre terapeuta/cliente e formato do *Basics* 77

13

## 4 A entrevista de avaliação inicial 83

Objetivos e visão geral da primeira sessão 83

Preparação para a primeira sessão 85

A entrevista 86

O conjunto de questionários de auto-relato sobre medidas
de estilo de vida 106

A retroalimentação do estudante sobre
os procedimentos de avaliação 106

## 5 A entrevista de retroalimentação 111

Objetivos e visão geral da segunda sessão 111

Preparação para a segunda sessão 112

O desenrolar do encontro 116

## 6 Considerações clínicas 157

Sugestões para a integração da entrevista motivacional
com o treinamento de habilidades 157

Tipos de respostas dos estudantes ao *Basics* 159

Soluções para situações críticas 166

## Anexo A
## Discussão sobre instrumentos de avaliação relevantes para o *Basics* 171

Consumo de álcool e problemas relacionados a ele 171

Dependência de álcool 175

História familiar de problemas relacionados ao álcool
ou a outras substâncias psicoativas 176

Triagem médica 177

Expectativas em relação ao álcool 178

Motivação para mudar 179

Estresses da vida e desconforto psicológico 179

Percepção de risco 180

Percepções do comportamento normativo de beber 181

Hábitos alimentares 182

Antecedentes de problemas comportamentais 182

## Anexo B
## Retroalimentação gráfica personalizada e folhas de "macetes"   185

Retroalimentação gráfica personalizada   185

Folhas de "macetes"   190


## Anexo C
## Folhetos sobre a redução de riscos para estudantes que bebem   193

Já pensou em reduzir a bebida?   194

Expectativas positivas em relação ao álcool   195

A resposta bifásica (ou "Nem sempre mais é melhor")   197

Intoxicação alcoólica e desempenho   198

Diferenças de gênero e álcool (ou a grande distância em
níveis de intoxicação)   199

Álcool e agressão sexual   201


## Anexo D
## Seleção de medidas de avaliação publicadas e inéditas   203

Efeitos abrangentes do álcool (Comprehensive Effects of Alcohol – CEA)   203

Questionário de ingestão diária, modificado (Daily Drinking
Questionnaire – DDQ)   206

Questionário de freqüência-quantidade (Frequency-Quantity
Questionnaire)   207

Formulário de avaliação de normas de ingestão (Drinking Norms
Rating Form)   208

Avaliação da percepção de riscos do álcool (Alcohol Perceived Risks
Assessment – Apra)   209

Pesquisa breve de comportamentos sexuais (Brief Sexual
Behaviors Survey – BSBS)   210


## Referências bibliográficas   213


## Índice remissivo   227

# Introdução

Muitos administradores de universidades, conselheiros e prestadores de cuidados primários de saúde para estudantes estão bem conscientes dos problemas associados ao abuso de álcool pelos estudantes universitários; e, por isso, estão determinados a encontrar políticas e programas efetivos para prevenir ou reduzir o consumo de álcool, além de diminuir os problemas a isto relacionados. A tarefa de prevenir o abuso de álcool por estudantes universitários não é simples, em absoluto, como sabe quem quer que tenha tentado desenvolver intervenções para esse problema amplamente disseminado. As tendências opostas aos esforços preventivos incluem os desafios do desenvolvimento específicos da idade que muitos jovens enfrentam ao sair de casa pela primeira vez e ao começar a experimentar vários comportamentos adultos, como a intimidade sexual e o uso de álcool. Para complicar as coisas, os jovens adultos estão sujeitos a uma enxurrada de poderosas mensagens publicitárias sobre o álcool que os atacam em sua vulnerabilidade e juventude. O que poderia ser mais importante para eles, por exemplo, do que se encaixarem socialmente com seus pares e serem percebidos pelos demais como sexualmente atraentes (as mensagens passadas por muitos comerciais de cerveja e de vinho)?

Os esforços para prevenir os problemas de álcool entre os estudantes universitários podem tomar muitas formas diferentes, bem como dirigir-se a públicos muito diversos, com vários níveis de envolvimento com as bebidas alcoólicas – desde retardar a ocasião da primeira bebida em abstêmios até prevenir a ocorrência de problemas mais sérios em estudantes que já bebem pesadamente e que podem, em conseqüência, já estar passando por problemas no mínimo leves. O programa de prevenção específica descrito neste manual destina-se ao último grupo: indivíduos estudantes que já bebem pesadamente e têm, ou estão em risco de ter, problemas relacionados ao álcool. Este tipo de prevenção é chamado de *prevenção indicada* (ou, formalmente, *prevenção secundária*), porque focaliza estudantes que já estão desenvolvendo evidências leves, porém detectáveis, do problema (Gordon, 1987; Institute of Medicine, 1995). Os programas de prevenção indicada são obviamente diferentes dos programas dirigidos a todos os estudantes universitários (*prevenção universal*), ou dos programas dirigidos a subgrupos de estudantes universitários em risco de abuso de álcool em razão de suas características pessoais únicas ou de estilos de vida associados com o abuso de álcool (por exemplo, uma história de transtornos do comportamento, afiliação a um grupo particular de estudantes), mas que ainda não começaram a beber ou não começaram a beber pesadamente ainda (*prevenção seletiva*).

Com nossos colegas do Centro de Pesquisas em Comportamentos de Dependência da Universidade de Washington, passamos mais de quinze anos desenvolvendo e testando a eficácia de vários programas de prevenção indicada, nos quais a maioria dos participantes correspondia aos critérios para o diagnóstico de abuso de álcool do DSM-III-R e do DSM-IV (American Psychiatric Association, 1987, 1994). Este manual focaliza exclusivamente um desses programas: Triagem e Intervenção Breves a respeito do Álcool para Estudantes Universitários (*Basics*), uma intervenção breve de duas sessões. Em comparação com um grupo de controle de estudantes que apenas completaram avaliações anuais, os estudantes que receberam o *Basics* relataram reduções estatisticamente significantes do uso de álcool e, significativamente, menos conseqüências negativas do álcool (Marlatt et al., no prelo).

Embora incorpore os mais atualizados componentes da intervenção breve (Heather, 1995), o *Basics* foi projetado especificamente para estudantes universitários com abuso de álcool e baseia-se num modelo que incorpora déficits de capacidade a aspectos motivacionais e de desenvolvimento. Este modelo supõe que (1) muitos desses estudantes não têm informações nem habilidade de defrontação (*coping skills*) para beber moderadamente, (2) certos marcos do desenvolvimento (por exemplo, separar-se dos pais e assumir atividades de adulto) contribuem para o beber pesado e (3) fatores pessoais (por exemplo, crenças errôneas a respeito do álcool) e fatores ambientais (por exemplo, pressão dos pares, amigos que bebem pesadamente, padrão cultural de "beber até cair") inibem o uso de habilidades comportamentais que os estudantes têm em seu repertório.

O *Basics* usa uma abordagem de redução de danos. Ou seja, sua meta principal é levar o estudante em direção à redução dos comportamentos arriscados e dos efeitos prejudiciais do beber, em oposição à focalização explícita em uma meta específica de ingestão (por exemplo, abstinência ou redução da ingestão). De forma muito sintética, a redução de danos é um modelo de uma série contínua de mudança. Ao reconhecer que mudanças do estilo de vida acontecem gradualmente com o tempo, os defensores da redução de danos destacam e encorajam mudanças graduais (por exemplo, metas a curto prazo de preferência a metas a longo prazo), e vêem os passos em direção à redução de comportamentos prejudiciais ou arriscados como sucessos. Esses princípios não diferem dos princípios comportamentais básicos da modelagem, na qual o terapeuta reforça as sucessivas aproximações do novo comportamento. O espírito da redução de danos, no entanto, vai além de uma abordagem mecânica da mudança. As suposições básicas da redução de danos e que informam nosso desenvolvimento do *Basics* e nossa abordagem com bebedores universitários incluem as seguintes (Beadnell et al., 1995):

- As metas do beber escolhidas pelos estudantes são mais poderosas que as metas do beber articuladas ou requeridas por outrem.

- Os fatores que mantêm o beber pesado em estudantes universitários são diferentes dos fatores que mantêm o beber pesado de adultos mais velhos; uma intervenção breve para os estudantes universitários tem mais probabilidades de ser efetiva se for dirigida àqueles fatores.

- A redução de riscos sem especificação de resultados (por exemplo, abstinência, moderação total do beber) é em si uma meta válida para uma intervenção breve para bebedores de alto risco.

- As metas de uma intervenção breve, focalizada em estudantes universitários, podem ser realistas e viáveis, ainda que não eliminem todos os riscos.

- "Deslizes" comportamentais são normais.

- O beber moderado para diminuir efeitos prejudiciais pode ser tão agradável quanto o beber pesado, arriscado.

- Experiências bem-sucedidas na direção das metas são mais importantes que a eliminação imediata e completa do risco.

- A redução de riscos pode continuar indefinidamente e os estudantes podem continuar a praticar e a melhorar, com o tempo.

- A intervenção menos intensiva deve ser aplicada antes das intervenções mais intensivas (abordagem de cuidados progressivos).

## A quem se destina este manual?

Este manual está projetado como um livro de exercícios independente para quem presta serviços de prevenção, educação e tratamento a estudantes universitários que tomam bebidas alcoólicas. Os terapeutas não precisam de muitos conhecimentos sobre álcool nem um longo treinamento especializado em aconselhamento de dependentes para entender e utilizar o conteúdo deste manual. Todavia, achamos importante que os usuários deste manual se familiarizem com as técnicas básicas do aconselhamento.

O *Basics* destina-se a estudantes universitários de graduação bebedores pesados que ou tiveram problemas em razão do elevado consumo ou estão em risco de tê-los. Muitos estudantes que recebem essa intervenção breve preenchem os critérios do DSM-IV para abuso de álcool ou dependência leve de álcool. O *abuso de álcool* é definido como o uso continuado de álcool apesar dos problemas claramente causados ou exacerbados por seu consumo, ou o uso continuado de álcool durante o desempenho de atividades que podem ser perigosas se a pessoa estiver intoxicada (por exemplo, dirigir intoxicado, cuidar de crianças etc.). O abuso de álcool é essencialmente um padrão de ingestão que resultou em efeitos deletérios à saúde, dificuldades sociais e/ou problemas legais. A *dependência de álcool* é caracterizada por comportamentos de busca excessiva do álcool que levam a um controle prejudicado do uso de álcool e, com freqüência, incluem as modificações fisiológicas da tolerância e da abstinência. Os critérios do DSM-IV de abuso de substâncias e de dependência de substâncias (aplicados a todas as classes de substâncias psicotrópicas; não há critérios separados para abuso de álcool e dependência de álcool) estão reproduzidos na Tabela I.1. O *Basics* não se destina a estudantes com dependência de álcool moderada a grave.

Tabela I.1 – Critérios do DSM-IV para abuso e dependência de substâncias psicotrópicas

### Abuso de substância

A. Padrão desajustado de uso de substância que leva a uma deficiência ou a um desconforto clinicamente significativo manifestado por um (ou mais de um) dos seguintes elementos ocorridos num período de 12 meses:

(1) Uso recorrente de uma substância que resulta numa falha no cumprimento de obrigações importantes no trabalho, na escola ou no lar (por exemplo, faltas repetidas ou mau desempenho no trabalho em razão do uso de uma substância; faltas, suspensões ou expulsão da escola relacionadas a uma substância; negligência das crianças ou da casa).

(2) Uso recorrente em situações nas quais isso é arriscado (por exemplo, dirigir um carro ou operar uma máquina perturbado pelo uso de uma substância).

(3) Problemas legais recorrentes relacionados ao uso de uma substância (por exemplo, prisão por comportamento desordeiro relacionado ao uso de uma substância).

(4) Uso continuado de uma substância apesar da persistência ou recorrência de problemas sociais ou interpessoais causados ou exacerbados pelos efeitos da substância (por exemplo, discussões conjugais sobre as conseqüências da intoxicação, brigas).

B. Os sintomas nunca atingiram os critérios para Dependência de Substância desta classe de substância.

### Dependência de substância

Padrão desajustado de uso de substância que leva a uma deficiência ou a um desconforto clinicamente significativo manifestado por três (ou mais) dos seguintes elementos ocorridos no mesmo período de 12 meses:

1. Tolerância definida por um dos seguintes itens:

   (a) necessidade de quantidades cada vez maiores da substância para obter a intoxicação ou o efeito desejado;

   (b) efeito claramente diminuído com o uso continuado da mesma quantidade da substância.

2. Abstinência manifestada por um dos seguintes itens:

   (a) uma síndrome de abstinência característica para essa substância (veja os critérios A e B estabelecidos para Abstinência de Substâncias Específicas);

   (b) a mesma substância (ou outra estreitamente relacionada) é utilizada para aliviar ou evitar os sintomas da abstinência.

3. A substância é freqüentemente utilizada em quantidades maiores ou por mais tempo do que desejado.

4. Há um desejo persistente ou esforços infrutíferos para diminuir ou controlar o uso da substância.

5. Grande parte do tempo é dedicada a atividades destinadas a obter a substância (por exemplo, dirigir longas distâncias), a usar a substância (por exemplo, acender um cigarro no outro) ou recuperar-se de seus efeitos.

6. Atividades sociais, ocupacionais ou recreativas importantes são abandonadas ou reduzidas em razão do uso da substância.

*continuação*

## Dependência de substância

7. O uso da substância se mantém apesar de saber da existência de problemas físicos ou psicológicos, persistentes ou recorrentes, que provavelmente foram causados ou exacerbados pela substância (por exemplo, continuar a beber apesar de saber que uma úlcera piorou pelo consumo de álcool).

- Especifique se:

  *Com dependência fisiológica:* evidência de tolerância ou de abstinência (isto é, ou o item 1 ou o 2 está presente).

  *Sem dependência fisiológica:* nenhuma evidência de tolerância ou de abstinência (isto é, ou o item 1 ou o 2 está presente).

- Indicadores de evolução (veja as definições no texto):

  *Remissão plena precoce*

  *Remissão parcial precoce*

  *Remissão plena persistente*

  *Remissão parcial persistente*

  *Em terapia com agonistas*

  *Em ambiente controlado*

Nota: Reproduzido com permissão do *Diagnostic and Statistical Manual of Mental Disorders, Fourth Edition*, Copyright 1994 da American Psychiatric Association.


## O *Basics* resumido

Nosso Programa de Treinamento de Habilidades relacionadas ao Álcool (ASTP) é um currículo baseado em habilidades que visa reduzir o consumo prejudicial e os problemas que lhe são associados em estudantes que consomem bebidas alcoólicas. A abordagem do ASTP proporciona estratégias cognitivo-comportamentais específicas para um beber moderado e de baixo risco. O *Basics* é uma dentre várias modalidades de intervenções que fazem parte do ASTP. De todas essas modalidades, o *Basics* é a menos intensiva e a mais flexível e personalizada. O *Basics* não cria confrontos, não estabelece juízos de valor, não é autoritário e não rotula.

O *Basics* é conduzido ao longo de duas sessões com duração de 50 minutos cada uma (com 50 minutos adicionais antes ou depois da primeira entrevista para que o estudante preencha os questionários de auto-relato). Na primeira entrevista, o terapeuta avalia o padrão de consumo do estudante e informa-o sobre as conseqüências comportamentais negativas derivadas do uso de álcool e outros comportamentos que possam ser riscos para a sua saúde. Uma informação personalizada baseada nessa avaliação, bem como um aconselhamento específico sobre maneiras de reduzir futuros riscos para a saúde associados ao uso de álcool, é então revisada na reunião subseqüente. Consistente com a literatura a respeito de intervenção breve, nossas pesquisas indicaram que, em geral, duas reuniões são suficientes para que os estudantes apresentem modificações substanciais em seus padrões de ingestão e reduzam as conseqüências negativas do uso do álcool. Em alguns casos, o *Basics* pode ser o primeiro passo em direção à busca de serviços adicionais para iniciar ou manter as modificações. A intensidade dos serviços adicionais pode ir desde uma única sessão de reforço até tratamentos ambulatoriais ou hospitalares mais convencionais.

As abordagens técnicas e terapêuticas do *Basics* descritas neste manual podem ter aplicações mais amplas, que vão além das interações individuais entre terapeuta e estudante aqui descritas. Uma extensão lógica é a aplicação desses mesmos procedimentos a pequenos grupos de estudantes em busca de serviços para problemas relacionados ao álcool. Os mesmos procedimentos, ou similares, também poderiam ser aplicados a grupos sociais maiores com fortes identidades comunitárias e normas de ingestão estabelecidas (por exemplo, "repúblicas" de estudantes, clubes esportivos). Neste último caso, o grupo coletivo, o time ou a casa, funciona como a unidade de tratamento, em vez de cada um dos indivíduos do grupo. Além do mais, o *Basics* pode ser uma intervenção preventiva efetiva indicada aos serviços de cuidados primários de saúde de estudantes universitários, já que contribuiria para o tratamento prestado aos estudantes que bebem. Vários estudos baseados na intervenção breve inicial descrita neste manual estão atualmente em andamento na Universidade de Washington.

## Como utilizar este manual

O *Basics* foi projetado para reduzir o consumo de álcool e os problemas associados a ele em estudantes universitários. A avaliação descrita neste manual fornece uma base para dialogar com os estudantes sobre seu padrão de consumo de álcool e os riscos potenciais para a saúde associados a altos níveis de consumo, bem como sobre estratégias específicas para ajudá-los a reduzir tais riscos. Embora o consumo pesado de bebidas alcoólicas por parte de estudantes universitários constitua um problema de saúde pública significativo, não é de forma nenhuma o único comportamento de risco para a saúde preocupante nesta população. No caso em que outros comportamentos de risco ou problemáticos para a saúde estejam presentes (por exemplo, sexo sem proteção, descontrole alimentar, abuso de outra substância etc.), o leitor é encorajado a adaptar esta intervenção breve às necessidades de seus clientes, ampliando a faixa de problemas de saúde avaliados e abordados.

Reconhecemos que nem todas as escolas e programas desejosos de implementar o *Basics* estarão em condições de fazê-lo da maneira descrita neste manual. Vários administradores e serviços de saúde universitários comentaram, por exemplo, que simplesmente não têm recursos e tempo para acompanhar a recuperação ou tratamento dos estudantes. Este manual descreve exatamente o protocolo que usamos em nossas avaliações empíricas da eficácia do *Basics*. Com freqüência, as pesquisas exigem longos questionários com sólidas propriedades psicométricas para medir e documentar fidedignamente os resultados. Por exemplo, embora um conjunto de medidas de ingestão pudesse ter sido suficiente para avaliar os padrões de consumo dos estudantes, incluímos várias outras medidas para nos atermos ao rigor da pesquisa. Naturalmente, o que é exigido para uma pesquisa não é necessariamente exigido para a boa prática clínica. Esperamos poder desagregar os componentes do *Basics* a fim de poder identificar os aspectos mais robustos da intervenção. Enquanto isso, apresentamos algumas indicações do que acreditamos ser essencial incluir, com base em nossa experiência e pesquisa clínica.

Embora os leitores possam beneficiar-se com a leitura de outras fontes citadas neste manual, não é necessária nenhuma leitura adicional para a aplicação do conteúdo básico do manual. Tentamos fornecer uma cobertura suficiente do material conceitual e clínico pertinente – ou seja, tanto as bases teóricas como as instruções específicas sobre como operacionalizar o *Basics*. O Capítulo 1 fornece uma visão geral dos conceitos e da epidemiologia da ingestão de álcool na universidade. Uma descrição do ASTP encontra-se no Capítulo 2. O Capítulo 3 apresenta as bases do *Basics*; inclui descrições das abordagens teóricas da prevenção do dano decorrente do uso do álcool, informações básicas sobre o álcool, e o formato e os objetivos clínicos do *Basics*. Os Capítulos 4 e 5 descrevem respectivamente as duas sessões do *Basics* – a entrevista de avaliação inicial e a entrevista de retroalimentação. O Capítulo 6 descreve várias preocupações clínicas e armadilhas comumente encontradas durante a implementação do *Basics*. Quatro apêndices discutem instrumentos de avaliação relevantes, dão exemplos de gráficos de retroalimentação personalizados e folhas de "macetes", fornecem outros folhetos informativos para estudantes e apresentam uma seleção de medidas de avaliação publicadas ou inéditas.

# 1
## O uso de álcool e a prevenção do abuso de álcool entre estudantes universitários

Nosso objetivo primário neste capítulo é fornecer uma visão geral teórica e empírica dos temas pertinentes à abordagem dos problemas do álcool entre estudantes universitários. Revisaremos os padrões de uso de álcool e suas conseqüências entre estudantes universitários, as abordagens preventivas possíveis com essa população, os fatores de risco associados ao uso de álcool entre estudantes universitários, as barreiras para a prevenção e o tratamento efetivos de bebedores menores de idade e as recomendações feitas para a prevenção e o tratamento pelo Institute of Medicine (1990) e outros temas.

## Padrões de uso de álcool e suas conseqüências entre estudantes universitários

Apesar de décadas de esforços de prevenção e de políticas de saúde pública, a ingestão pesada e prejudicial de bebidas alcoólicas entre estudantes universitários (principalmente de graduação) continua um formidável e exasperante problema de saúde pública. Em duas pesquisas nacionais com estudantes universitários, aproximadamente 85% dos alunos de graduação informaram ter ingerido bebidas alcoólicas no último ano (Johnston et al., 1996; Presley et al., 1995). Em uma dessas pesquisas, 62,5% dos estudantes universitários informaram ter bebido nos últimos 30 dias, e 3,6% relataram um uso diário (Johnston et al., 1996). Na outra pesquisa, que incluiu mais de 45 mil alunos de graduação de 87 instituições norte-americanas, 19,2% da amostra informou um consumo de álcool de pelo menos três vezes por semana (27,3% dos homens e 13,9% das mulheres; Presley et al., 1995).

Além da prevalência disseminada do uso de álcool por estudantes universitários e a freqüência com que consomem álcool, muitos estudantes bebem pesadamente e de maneira prejudicial. Na ampla pesquisa de Presley et al. (1995), os estudantes universitários informaram consumir uma média de 4,3 doses-padrão por semana (6,7 doses para os homens e

3 doses para as mulheres); 10% desses estudantes consumiam uma média de 15 ou mais doses por semana (Meilman et al., 1997). Wechsler et al. (1994) investigaram 17.592 estudantes em 140 faculdades e constataram que 44% haviam tomado porres (*binge drinking*), definido como 5 ou mais doses em seguida uma da outra, para os homens, e 4 doses para as mulheres, em pelo menos uma ocasião nas duas semanas anteriores à pesquisa. Dessa amostra, 19% relatou 3 ou mais porres nas duas semanas precedentes à pesquisa. Engs et al. (1996) entrevistaram 12 mil estudantes de todos os Estados nos Estados Unidos no ano acadêmico de 1993-1994 e identificaram 20,6% como bebedores pesados (que consumiam 5 ou mais doses-padrão em cada ocasião, pelo menos uma vez por semana). Enquanto o estudante médio tomava 9,6 doses por semana, 31% dos homens consumiam mais de 21 doses por semana e 19,2% das mulheres consumiam habitualmente mais de 14 doses por semana.

O padrão de ingestão alcoólica de estudantes universitários varia consideravelmente ao longo do ano acadêmico e está classicamente ligado a eventos importantes (por exemplo, recepção de calouros e formaturas) e às férias. Smeaton et al. (1998) recentemente entrevistaram uma amostra de 442 mulheres e 341 homens que foram passar as férias de primavera em Panama City Beach, Flórida. Em média, os homens relataram um consumo de 18 doses e as mulheres de 10 doses no dia anterior; além disso, 91,7% dos homens e 78,1% das mulheres relataram pelo menos um porre no dia anterior. Embora esses dados sejam inquietantes, o consumo pesado de álcool entre os estudantes universitários nos Estados Unidos tem uma longa e bem-documentada história (Berkowitz & Perkins, 1986; Brennan et al., 1986; Saltz & Elandt, 1986; Straus & Bacon, 1953).

Os resultados de um inquérito aleatório de 1.595 estudantes conduzido na Universidade de Washington (Lowell,1993) fornecem evidências adicionais para ilustrar a extensão com que os alunos de graduação, em particular, estão expostos aos riscos do álcool. A Universidade de Washington é uma grande instituição acadêmica situada em Seattle que proporciona treinamento a mais de 35 mil estudantes de graduação e de pós-graduação. Mais da metade dos estudantes que participaram do inquérito era bebedora leve ou abstêmia, mas os alunos de graduação tendiam a beber de maneira mais excessiva que os de pós-graduação. Embora houvesse mais abstêmios entre os estudantes de graduação que entre os de pós-graduação (28,6% e 19%, respectivamente), quase o dobro dos alunos de graduação relatou tomar porres, em comparação com os de pós-graduação (31% e 17%, respectivamente).

O consumo de álcool está implicado em quase todos os problemas comportamentais e de saúde dos jovens adultos, aí incluídos agressões sexuais (Norris et al., 1996; Koss et al., 1987), desempenho acadêmico prejudicado (Wood et al., 1997; Presley et al., 1995), vandalismo e brigas (Engs et al., 1996, 1994, 1985), doenças de transmissão sexual (Donovan & McEwan, 1995; Strunin & Hingson, 1992) e acidentes e mortes de trânsito (Campbell et al., 1995; National Highway Traffic Safety Administration, 1994). Em uma pesquisa realizada com administradores de faculdades, o uso de álcool foi diretamente ligado a danos aos prédios residenciais (67%), comportamentos violentos (65%) e desistências escolares (29%) (Anderson & Gadaleto, 1994). Uma suspeita de envolvimento do álcool foi levantada em quase a metade de todos os casos de danos ao patrimônio (47%), lesões em terceiros (46%) lesões auto-inflingidas (43%) e redução do desempenho acadêmico (41%). Recentemente têm aparecido na literatura dados sobre os efeitos "por tabela" do uso do álcool, corroborando o amplo alcance dos efeitos do beber pesado em outros membros da comunidade do campus. Em outro estudo, 43% dos entrevistados relataram perturbações do estudo ou do sono, 21% relataram ter sofrido avanços sexuais indesejados e 27% descreveram ter sido humilhados ou ofendidos, todos por alguém que havia bebido (Wechsler et al., 1995).

Como se poderia esperar, as conseqüências prejudiciais de beber aumentam proporcionalmente à quantidade de álcool consumido (O'Hare, 1990). Os resultados da pesquisa de Presley et al. (1995) revelam uma associação entre beber pesado e mau desempenho escolar: os alunos com conceito A relatam um consumo semanal médio de 3,2 doses, ao passo que os estudantes com conceito D relatam um consumo semanal médio de 8,4 doses. Wechsler et al. (1994) relataram que aproximadamente a metade dos que tomam porres freqüentes tem uma probabilidade de 7 a 10 vezes maior do que os que não tomam porres de se envolver em atividades sexuais não planejadas e/ou relacionamento sexual não protegido, de se ferir, de ter problemas com a polícia do campus ou do local, de danificar o patrimônio e de dirigir depois de ter tomado 5 doses ou mais.

É importante assinalar que os padrões de ingestão de bebidas alcoólicas por adolescentes e adultos jovens não são fixos nem estáticos, mas mudam consideravelmente com o passar do tempo (Grant et al., 1988). Entre os que vão para a faculdade, as taxas de bebida aumentam substancialmente na transição do colégio para o primeiro ano de faculdade (Baer et al., 1995); essas taxas diminuem progressivamente após o primeiro ano (Marlatt et al., 1998a; Zucker & Fitzgerald, 1991; Jessor et al., 1991), provavelmente porque os estudantes amadurecem e assumem responsabilidades adicionais de "adulto". A epidemiologista Kaye Fillmore (1988) observou que os jovens adultos estão em situação de maiores riscos de problemas do álcool aos 20 anos de idade e que, nos anos seguintes, dois terços dos bebedores problemáticos "amadurecem" e abandonam o padrão de ingestão pesada, mesmo sem nenhum tratamento.

## Abordagens preventivas para estudantes universitários

Embora os estudantes universitários, em sua maioria, superem a fase da ingestão pesada e os problemas relacionados ao álcool sem assistência nem tratamento, eles são, não obstante, vulneráveis a uma miríade de conseqüências prejudicais até que abandonem esse padrão. Portanto, um objetivo razoável para programas de prevenção poderia ser ajudar os estudantes a atravessarem em segurança esse período de risco do seu desenvolvimento. Como atingir esse objetivo continua a ser uma questão amplamente debatida. Alguns administradores de saúde de universidades propugnam por intervenções amplas que atinjam todo o campus e que impliquem uma gerência do ambiente do campus (por exemplo, proibir toda e qualquer droga no campus, patrocinar festas sem bebidas alcoólicas e outras atividades alternativas à bebida) e integrar a educação sobre o álcool e os esforços preventivos nas atividades já existentes no campus (por exemplo, incorporar conferências sobre o álcool e problemas potenciais nos cursos regulares). Outros também recomendam a "vacinação" dos indivíduos contra os danos pelo fornecimento de recursos e habilidades necessários para manter-se seguros numa festa e a motivação para utilizá-los (Marlatt et al., 1998).

Como já observamos anteriormente, os esforços para prevenir os problemas relacionados ao álcool em estudantes universitários podem ser dirigidos a públicos muito variados, com níveis de ingestão muito diversos. Gordon (1987) classifica três tipos de intervenções preventivas – *universal, indicada* ou *seletiva* – com base no risco que um indivíduo apresenta de desenvolver um problema em particular e o custo da intervenção (veja também Institute of Medicine, 1995). Os esforços de prevenção universal dirigem-se a todos os membros de uma população (neste caso, todos os alunos de graduação de uma faculdade ou universidade). As medidas de prevenção indicada são dirigidas a indivíduos que já têm pelo menos algumas manifestações de um problema em particular, ou que possuem fatores de risco identificados que, do ponto de vista estatístico, aumentam bastante a probabilidade de ocorrência de um problema em particular no futuro (por exemplo, o uso pesado atual prediz a continuação do uso pesado no futuro). Finalmente, as medidas de prevenção seletiva visam aos membros de um subgrupo sabidamente em risco de desenvolver um problema. No caso de estudantes universitários, tais subgrupos incluem os membros de uma "república" ou de grêmios estudantis (Larimer, 1992), alunos de primeiro ano (Baer et al., 1995), membros de uma equipe esportiva (Tricker & Cook, 1989) e pessoas com história de transtornos de conduta (King et al., 1996).

Programas para reduzir o consumo pesado e prejudicial, empregando as três categorias de prevenção mencionadas acima, proliferaram em vários campus universitários na última década. Numa recente e abrangente revisão de 811 programas de prevenção do abuso de álcool em faculdades e universidades dos Estados Unidos, Anderson & Milgram (1996) constataram que 98% dos respondentes relataram ter um local específico designado para material educativo e informativo, 74% informaram ter um especialista ou coordenador designado para álcool/substância (em comparação a 14% em 1979), 60% ofereciam um curso de graduação cujo conteúdo incluía abuso de álcool, 90% dispunham de dias ou semanas "do álcool", destinados especificamente a chamar a atenção para o problema, e 59% proporcionavam grupos de apoio no próprio campus.

Também é importante considerar o nível de intensidade da intervenção, principalmente quando individual (Keller et al., 1994). Uma possibilidade é compatibilizar a intensidade da intervenção com a gravidade e cronicidade do problema. Ou seja, os indivíduos com história recente de uso de álcool e problemas leves ou moderados recebem inicialmente uma intervenção mínima, e o grau de intensidade da intervenção aumenta até que se atinja o impacto terapêutico necessário. Essa abordagem progressiva, seqüencial, é consistente com as recomendações do Institute of Medicine (1990) de aumentar a base do tratamento a ponto de incluir os esforços de prevenção para pessoas (por exemplo, estudantes universitários) que, embora em risco de problemas do álcool, talvez nunca desenvolvam uma dependência nem passem a níveis moderados a graves de problemas relacionados ao álcool.

## Fatores de risco associados ao beber na faculdade

Os fatores associados à iniciação à bebida, ao uso regular de álcool e ao abuso de álcool por adultos jovens envolvem processos de desenvolvimento complexos, influências ambientais e diferenças individuais em resposta ao álcool. Além disso, os fatores associados com a iniciação ao uso com freqüência diferem dos associados com o uso continuado ou com problemas do desenvolvimento. Há uma grande escassez de pesquisas a respeito de como os fatores de risco se combinam para criar um perfil de risco. O risco de um dado indivíduo pode aumentar de maneira aditiva ou multiplicativa (Bry et al., 1982). Zucker et al. (1995) sugerem que o risco que um dado indivíduo tem de desenvolver problemas do álcool provavelmente depende da extensão da interação entre a estrutura preexistente de uma biologia exposta ao risco e seu contexto ambiental, o qual, por sua vez, exacerba a estrutura biológica.

A influência dos colegas é o fator de risco ambiental mais comum para o uso de álcool na adolescência e é o melhor prognosticador do consumo por jovens adultos (Jessor & Jessor, 1977; Kandel & Andrews, 1987). Acredita-se que os colegas se "socializam" uns aos outros em termos do beber pela modelagem, imitação ou reforçamento do comportamento de beber. É interessante notar que, além do efeito de socialização, a influência dos colegas parece interagir com um processo de "seleção de colegas". Vários estudos demonstraram, por exemplo, que as pessoas escolhem associar-se a semelhantes cujos estilos de vida se parecem com os seus (Jacob & Leonard, 1991; Kandel, 1996). Fatores ambientais, como o local de residência (Larimer, 1992) e o tipo da "festa" (Geller & Kalsher, 1990; Geller et al., 1986), também contribuem para o risco. Achados de nossas próprias pesquisas mostram que os estudantes que já bebiam pesadamente no colégio; uma vez na universidade, escolhem para morar alojamentos universitários (por exemplo, "repúblicas") onde a ingestão pesada é uma norma social (Baer et al., 1995). Uma vez morando nesse ambiente, o consumo aumenta ainda mais. Uma das conseqüências desse processo de socialização/seleção é que os estudantes com freqüência percebem sua ingestão como dentro do padrão típico do consumo de estudantes universitários, mesmo que esteja muito acima da média (Baer et al., 1991).

Fatores predisponentes pessoais, tais como história familiar de alcoolismo (Sher et al., 1991), também podem contribuir para o desenvolvimento de problemas relacionados com o álcool. Estudos com adultos mostraram que uma história genética de problemas do álcool pode aumentar um risco individual para problemas do álcool (Sher et al., l991), mesmo se a criança for criada por pais adotivos (Cadoret, 1990). Outros estudos concluíram que o comportamento de beber é reforçado negativamente em adolescentes cujos pais bebem excessivamente (Harburg et al., 1982). Embora a descendência de pais abstinentes tenha uma maior probabilidade de se abster, quando bebem, têm também uma maior probabilidade de beber de maneira desviada (Barnes et al., 1986). Outros fatores predisponentes incluem uma história de personalidade de estilo atuador (*acting-out*) ou de transtornos da conduta, caracterizado pela busca de sensações fortes, impulsividade e incapacidade para adiar gratificações (Jessor, 1991). Em suas pesquisas sobre comportamento de adolescentes, Jessor & Jessor (1977) cunharam a expressão *síndrome de comportamento problemático* (*problem behavior syndrome*) para descrever o padrão segundo o qual muitos jovens que começam a beber cedo e muito freqüentemente também terão dificuldades relacionadas a vadiagem, uso de outras drogas e atividade sexual precoce.

As diferenças de ambiente social e de respostas individuais ao álcool levam a diferentes expectativas e crenças a respeito dos efeitos do álcool. Expectativas positivas ou distorcidas e falsas crenças quanto aos efeitos do álcool estão relacionadas a consumo pesado e alto risco (Mooney et al., 1987; Stacy et al., 1990). Marlatt e outros pesquisadores (Fromme et al., 1986; Southwick et al., 1981; Christensen et al., 1985; Brown et al., 1987; Leigh, 1987, 1989) descobriram que expectativas positivas quanto aos efeitos do álcool estão positivamente correlacionadas com o consumo pesado. As expectativas altamente correlacionadas com o consumo incluem aumento da autoconfiança, sociabilidade, desinibição social e atratividade física/sexual. Particularmente para um grupo de jovens adultos, muitos dos quais mal começaram a ter relacionamentos amorosos e sexuais, os benefícios percebidos dos efeitos do álcool são obviamente sedutores e gratificantes. Num estudo recente sobre expectativas relacionadas com o álcool de 367 membros de ambos os sexos de grêmios universitários, o melhor prognosticador de consumo pesado foi a crença de que o álcool facilita o desempenho de atividades sexuais (Larimer et al., 1997). Um estudante do sexo masculino, freqüentador de nosso centro, observou recentemente: "Uma noite dessas, eu estava numa festa e vi uma mulher atraente do outro lado da sala. Eu jamais teria tido coragem de chegar nela se não tivesse tomado uns tragos". Nesse sentido, o álcool é percebido como um lubrificante social por aumentar a sensação de auto-adequação, ao mesmo tempo que fornece uma desculpa e/ou saída para a desinibição social.

Além de suas expectativas positivas quanto aos efeitos do álcool, muitos estudantes universitários, particularmente os que têm menos experiência com bebidas, em geral acreditam que o grau de fruição do álcool está diretamente ligado à quantidade consumida. Essa falsa crença é traduzida pelo provérbio: "Se um pouco é bom, mais é melhor". À medida que se tornam bebedores mais experientes, geralmente atingem o *"ponto de redução dos resultados"* – ou seja, um ponto no qual outra dose não aumenta mais o prazer, mas pode, ao contrário, aumentar o desconforto e minimizar o prazer. Com freqüência, bebedores mais velhos nos têm dito que costumavam beber muito no primeiro e no segundo anos da faculdade, mas que agora "não tem mais graça ficar chumbado do jeito que a gente ficava". Muitas vezes, pela experiência, os estudantes modificam intencionalmente seus padrões de ingestão a fim de evitar os efeitos negativos da ingestão pesada (por exemplo, ressacas e situações embaraçosas). Infelizmente, estudantes mais jovens ou bebedores inexperientes continuam a cair na armadilha da crença de que "quanto mais, melhor", que pode promover a ingestão pesada.

Finalmente, mas de forma alguma menos importante, elementos do desenvolvimento contribuem para a ingestão pesada (Shedler & Block, 1990). Provar álcool e outras drogas, provar estados alterados de consciência faz parte dos ritos de passagem para a vida adulta e para a autonomia, muito comuns nas culturas ocidentais modernas. Para muitos adultos jovens, a faculdade proporciona a primeira oportunidade para agir como um adulto mais velho. O álcool pode ser obtido facilmente (mesmo por estudantes abaixo da idade legal[1]) e consumido abertamente. Além disso, muitos vêem os anos de faculdade como a última oportunidade de "farrear" antes de botar o pé na realidade da vida de adulto de depois de formado e na carreira profissional. Um estudante, encaminhado recentemente ao nosso centro por desrespeitar a política da universidade em relação ao álcool, comentou: "Depois de formado, meus hábitos de beber vão mudar. Terei um emprego e responsabilidades de verdade e não vou poder farrear o tempo todo".

## Obstáculos à prevenção e ao tratamento efetivos

Apesar do aumento da preocupação com o beber pesado e da atenção que lhe é dedicada nos campus universitários, vários obstáculos têm servido para justificar a lentidão em desenvolver e implementar programas efetivos para alunos de graduação que decidem beber. São três os principais tipos de obstáculos: programáticos/institucionais, pessoais e conceituais.

## Obstáculos programáticos/institucionais

Um obstáculo comumente encontrado na programação efetiva em relação ao álcool é a idéia que proporcionar informação a respeito do álcool ou de mensagens de redução de danos a respeito da moderação a alunos menores de idade é equivalente a dar-lhes permissão para beber. Aqui, o dilema é como abordar o problema da ingestão pesada e suas conseqüências, ao mesmo tempo que se respeita a ilegalidade do uso de álcool por indivíduos abaixo da idade legal de consumir bebidas alcoólicas. Alguns temem que, ao não abordar a questão da ilegalidade desse comportamento por meio de programas que proponham apenas a abstinência, se envia a mensagem de que é "legal" infringir a lei. Outros podem preocupar-se menos com infringir a lei e mais com os danos potenciais que podem resultar das decisões a respeito de beber tomadas por indivíduos imaturos. Outra preocupação diz res-

---

1 Nos Estados Unidos, a idade mínima legal para adquirir e consumir bebidas alcoólicas varia de Estado para Estado; em alguns deles, essa idade é de até 21 anos. (N.T.)

peito a que a "autorização" para beber dada a menores de idade pode, na realidade, resultar num aumento do uso de álcool pelos bebedores, ou na decisão de abstêmios de passar a beber.

Embora possa ser mais consistente, do ponto de vista moral e ético, apoiar programas de abstinência, poucos – incluindo formadores de política e administradores de faculdades – vêem programas centrados na abstinência como a *Drug Abuse Resistance Education* (Dare) [Educação para a Resistência ao Abuso de Drogas] ou a campanha "Apenas diga não" como soluções viáveis ao problema do abuso de álcool entre estudantes universitários. Infelizmente, esse ceticismo é bem fundado. Apesar de décadas de mensagens de abstinência propagadas pela Dare e esforços nacionais semelhantes, as taxas de ingestão entre estudantes adolescentes e adultos jovens têm-se mantido estáveis por algum tempo (ao passo que o uso de *outras* drogas tem diminuído) (Johnston et al., 1996). Uma forma de começar a abordar esse dilema é pesar os benefícios potenciais individuais e sociais de proporcionar habilidades para beber aos estudantes abaixo da idade legal e os riscos e custos potenciais (veja a Tabela 1.1).

Tabela 1.1 – Riscos e benefícios de se fornecer habilidade para beber a estudantes abaixo da idade legal

| Custos/riscos | Benefícios |
|---|---|
| *Ensinar habilidades para beber pode ser tolerar um comportamento ilegal.* | *Os estudantes que escolhem beber podem aprender a fazê-lo com segurança.* |
| Algumas pessoas temem que os bebedores menores de idade possam ser mais suscetíveis a infringir outras leis. Há evidências que sugerem que os jovens que tomam bebidas alcoólicas estão mais predispostos a infringir a lei que os que não tomam. A questão importante é se o álcool é a causa desse comportamento, ou se, em vez disso, está altamente associado com uma constelação de comportamentos problemáticos. As pesquisas da área dos transtornos da conduta e busca de sensações confirmam a segunda explicação. Para indivíduos sem história de transtorno da conduta, é improvável que beber ilegalmente vá promover outros comportamentos ilegais. | A maioria dos jovens que bebem "copia" ou imita as práticas de ingestão de seus colegas, que podem também não saber beber com segurança. Do ponto de vista da redução de danos, ensinar habilidades para beber a jovens que já estão bebendo é como ensinar aos jovens como dirigir com segurança. Os estudantes acham difícil "ficar por dentro" sem adequar-se aos padrões de ingestão de seus colegas no contexto de uma festa. Aprender a recusar efetivamente uma bebida é outro benefício dessa abordagem. |
| *Os abstêmios poderiam começar a beber mais cedo.* | *Os estudantes que adquirem habilidades para beber moderadamente reduzem seu consumo de álcool e relatam menos problemas com álcool.* |
| Essa é uma questão empírica. Desconhecemos estudos nessa área. A preocupação mais importante é se eles iniciariam uma ingestão arriscada e pesada mais cedo que os abstêmios que não receberam esse treinamento. | Os resultados de nossos estudos, validados empiricamente, têm indicado consistentemente que os estudantes que recebem habilidades de moderação bebem menos e relatam menos problemas, em comparação com grupos de controle de estudantes (Marlatt et al., no prelo). |

*continuação*

| Custos/riscos | Benefícios |
|---|---|
| *Os bebedores leves podem aumentar sua taxa (isto é, freqüência e quantidade) de bebida.* | *Quando podem escolher por si mesmos, alguns estudantes que bebem podem optar pela abstinência.* |
| Essa também é uma questão para a ciência resolver. Desconhecemos dados que confirmem essa preocupação. | Depois de receber a intervenção breve descrita neste manual, alguns estudantes decidem que beber não vale os riscos que correm e vêem seus amigos correrem quando bebem e, assim, decidem abster-se. |

## Obstáculos pessoais

Como foi sugerido anteriormente na discussão sobre os fatores de risco, poucos estudantes universitários bebedores pesado vêem seu uso de álcool como excessivo ou potencialmente problemático. Isso pode prejudicar sua capacidade de perceber os prováveis riscos do álcool, e, dessa forma, diminuir suas motivações para reduzir seus hábitos de beber prejudiciais. Os estudantes classicamente dão uma dentre várias razões para a falta de preocupação com seus padrões de consumo pesado e os problemas relacionados com o álcool:

- Todos bebem na faculdade; isso faz parte essencial da socialização.
- As festas de fim de semana com bebidas alcoólicas são uma boa maneira de se divertir e descontrair depois de uma semana devastadora de estudo e de provas.
- Eles estão em excelente forma física e não têm nenhuma intenção de continuar a beber dessa maneira depois da formatura.
- Beber e ir a festas faz parte do crescimento, e é uma forma de afirmar sua liberdade e independência.
- O álcool possibilita a interação com parceiros amorosos em potencial.
- A faculdade é o último período para se divertir antes de entrar no mundo real do trabalho e de outras responsabilidades de adultos.

## Obstáculos conceituais

Os obstáculos conceituais que retardam o desenvolvimento de programas de prevenção efetivos para jovens incluem as diferenças de opinião a respeito de se o abuso de álcool não tratado é sempre ou às vezes um precursor da dependência de álcool. Essas diferenças de opinião são representadas de maneira genérica pelos modelos predominantes de dependência – os Doze Passos e o modelo de doença, em oposição ao modelo biopsicossocial. Os defensores dos Doze Passos e do modelo de doença tendem a ver as dependências em termos dicotômicos (por exemplo, uma pessoa tem ou não a doença ou dependência); em contraste, os proponentes do modelo biopsicossocial tendem a ver os problemas do álcool numa série contínua e a admitir que as pessoas podem deslocar-se em qualquer sentido nessa série contínua, com o passar do tempo. Enquanto a solução aos problemas do álcool da perspectiva dos Doze Passos e do modelo de doença é sempre uma abstinência total para impedir a progressão da doença, os defensores do modelo biopsicossocial propõem uma maior variedade de opções de tratamento, que freqüentemente inclui a ingestão moderada e outras abordagens de redução de dano.

Embora a natureza dicotômica da perspectiva dos Doze Passos e do modelo de doença tenha uma utilidade considerável para muitos, tal abordagem dos problemas do álcool pode funcionar como uma notável barreira à busca de ajuda por parte de muitos jovens adultos. Um dos problemas com uma categorização dicotômica é que ela elimina o "meio de campo" para descrever padrões de ingestão menos crônicos e graves (Marlatt et al., 1993; Fingarette, 1988; Sobell & Sobell, 1993). Isso supõe que os bebedores problemáticos, os bebedores pesados, os tomadores de porres e os alcoolistas são todos semelhantes, com uma má evolução previsível, a menos que os bebedores adotem um estilo de vida que inclui uma abstinência radical. Não é de surpreender que esse jeito de formular o problema termine por alienar muitos dos que têm condições menos crônicas, que poderiam responder melhor a uma intervenção breve. Ademais, muitos estudantes universitários que abusam do álcool não se "encaixam" nem nos Alcoólicos Anônimos nem na necessidade de abstinência. Em razão da ausência de um excesso de problemas, ou de um longa história de bebida, e também da natureza normativa da ingestão pesada entre seus colegas da mesma idade, os estudantes universitários bebedores pesados, em sua maioria, vêem a si mesmos como pessoas muito diferentes daquelas com histórias de uso crônico de álcool e problemas relacionados a isso. Os adultos jovens que abusam do álcool rejeitam o rótulo de "alcoolistas" e a associação com pessoas e organizações que utilizam tais rótulos.

## Ultrapassando os obstáculos na direção de uma abordagem com base científica

Um relatório do Institute of Medicine (1990) propugnou em favor da ampliação da base de tratamento dos problemas do álcool: para além do tratamento da dependência crônica do álcool e pela inclusão da prevenção do abuso de álcool e por intervenções precoces para grupos de risco visados (por exemplo, estudantes universitários). Esse relatório aconselhou ainda que deveriam ser envidados esforços para combinar clientes particulares com programas de prevenção e tratamento também particulares, a fim de aumentar as probabilidades de sucesso. A *combinação terapêutica* (*treatment matching*) é baseada na noção de que existe um espectro do consumo de álcool e dos problemas relacionados (veja a Figura 1.1); que apenas uma única abordagem terapêutica não é efetiva para tratar todas as pessoas com problemas do álcool; e que programas diferentes podem ser melhores para diferentes tipos de pessoas. As características individuais consideradas ao promover a combinação incluem a idade, o gênero, a gravidade dos sintomas, as crenças sobre o tratamento e outras características de personalidade (Mattson & Allen, 1991).

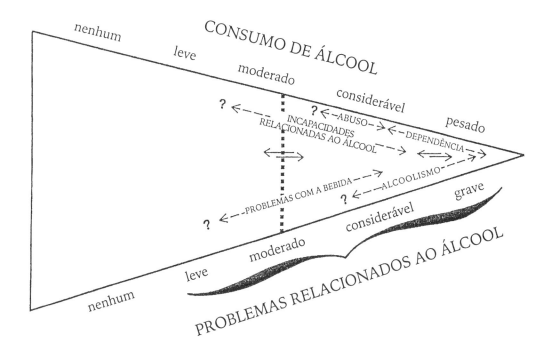

FIGURA 1.1 – Espectro do consumo de álcool e problemas relacionados. Fonte: Institute of Medicine (1990). Reprodução autorizada de *Broadening the Base of Treatment for Alcohol Problems*. Copyright 1990 da National Academy of Sciences. Cortesia da National Academy Press, Washington, DC.

Fazendo eco aos princípios do relatório do Institute of Medicine, Miller et al. (1995, p. 8) recomendaram substituir os mitos predominantes sobre o tratamento do álcool ("Nada funciona", "Uma abordagem é superior a todas as outras" e "Todas as abordagens são iguais") por uma prática de *ecletismo informado*. Descritos como "uma abertura a várias abordagens, guiada pela evidência científica", os pressupostos centrais do ecletismo informado incluem:

1 Não há uma única abordagem terapêutica superior que funcione indistintamente para todos os indivíduos.

2 Os programas terapêuticos deveriam utilizar uma abordagem multimodal que integre diferentes métodos terapêuticos que tenham demonstrado sua efetividade.

3 Os diferentes tipos de indivíduos respondem melhor a diferentes tratamentos e diferentes tipos de abordagens.

4 É possível combinar clientes com abordagens terapêuticas de forma a aumentar as probabilidades da efetividade e da eficiência do tratamento.

Consistente com essas idéias, a intervenção preventiva indicada descrita neste manual baseia-se nas abordagens preventivas e terapêuticas dos problemas do álcool mais atualizadas e validadas empiricamente. O *Basics* é feito sob medida para as necessidades dos jovens bebedores estudantes universitários e foi desenvolvido com base em numerosos estudos (nossos e de outros pesquisadores sobre álcool) dessa população específica. Como pesquisadores clínicos, reconhecemos os múltiplos fatores que influenciam a etiologia dos problemas do álcool, bem como o peso e a gravidade dos obstáculos à prevenção e ao tratamento descritos anteriormente. Assim, o *Basics* se concentra em fatores de risco pessoais identificados empiricamente e em outras características individuais relevantes para o tratamento. Procuramos ficar à margem de discussões e debates filosóficos sobre as "causas" das dependências no contexto da intervenção e, em vez disso, nos concentramos nas estratégias e nas abordagens pragmáticas que demonstraram ser capazes de reduzir o consumo de álcool e as conseqüências negativas relacionadas, numa população de estudantes que já bebe de maneira consideravelmente arriscada.

Mais especificamente, como se espera que a maioria dos estudantes universitários bebedores pesados amadureça e abandone os padrões problemáticos de consumo à medida que atravessa a fase dos 20 anos, nosso objetivo é acelerar a taxa desse amadurecimento por meio de esforços para aumentar a motivação dos estudantes para reduzir os riscos associados à bebida e pela elaboração de habilidades.

Seguindo as recomendações do Institute of Medicine (1990), encontramos cada estudante em seus próprios termos usando uma breve intervenção motivacional para encorajar um uso de álcool moderado, menos arriscado, se o estudante preferir beber. Os estudantes com grave dependência do álcool, que já foram aconselhados por um médico a não beber, ou que têm problemas físicos que contra-indicam o uso do álcool (por exemplo, possível gravidez, úlcera gástrica, diabete etc.), são encorajados a se abster do seu uso, procurar atendimento médico e/ou aceitar um encaminhamento a um programa baseado na abstinência.

# 2
# O programa de treinamento em habilidades relacionadas ao álcool

Os programas cognitivo-comportamentais para abusadores de álcool têm produzido resultados encorajadores – em particular, reduções de várias conseqüências relacionadas ao álcool (veja Hester & Miller, 1995, para uma revisão de abordagens cognitivas e comportamentais efetivas para os problemas do álcool; veja também Alden, 1988, e Sanchez-Craig et al., 1984). Estudantes universitários bebedores pesados necessitam de habilidades e práticas específicas a fim de modificar seu padrão de ingestão de alto risco. Ainda que os estudantes possam admitir que seu padrão de ingestão pesada apresenta certos perigos ou riscos, eles podem não querer ou ser incapazes de reduzir seu consumo, a menos que sintam que são capazes de desenvolver estratégias de defrontação alternativas para contrabalançar as pressões sociais e outros fatores que os motivam a beber.

Durante mais de uma década, o Centro de Pesquisas em Comportamentos de Dependência da Universidade de Washington desenvolveu e testou empiricamente vários programas de prevenção relativa ao álcool para estudantes universitários de alto risco. Esses programas baseiam-se no treinamento de habilidades cognitivo-comportamentais e em estratégias de fortalecimento motivacional (Baer et al., 1989; Marlatt et al., 1998; Kivlahan et al., 1990; Baer, 1993; Dimeff, 1997). Embora as próprias modalidades sejam muito distintas, juntas, elas constituem um núcleo curricular que batizamos de Programa de Treinamento em Habilidades relativas ao Álcool (ASTP). O componente conceitual principal do ASTP, suas modalidades específicas e os resultados de pesquisas controladas de resultados são descritos a seguir.

## Bases conceituais do programa

O ASTP foi desenvolvido basicamente como uma resposta ao limitado sucesso em modificar o padrão de ingestão e reduzir os riscos relacionados ao álcool de outros programas de prevenção aplicados na metade da década de 1980. Os elementos básicos subjacentes à abordagem do ASTP incluem (1) a aplicação de estratégias de automanejo cognitivo-comportamentais (baseadas no modelo de prevenção de recaídas), (2) o uso de técnicas de fortalecimento motivacional e (3) o uso de princípios de redução de danos.

Embora a prevenção de recaídas tivesse sido desenvolvida inicialmente como um programa de manutenção no tratamento de comportamentos de dependência (Marlatt & Gordon, 1980, 1985), as estratégias cognitivo-comportamentais da prevenção de recaídas foram ampliadas para facilitar muitas mudanças positivas de estilo de vida que reduzem os riscos para a saúde, incluindo a saúde física, o desconforto psicológico e o desenvolvimento de comportamentos de dependência (Dimeff & Marlatt, 1995; Marlatt & George, 1984). No contexto do ASTP, essas estratégias visam modificar o comportamento de beber e os hábitos de vida associados pelo fortalecimento da efetividade das respostas de defrontamento, pela instalação e intensificação de habilidades e pelo aumento da auto-eficiência para o automanejo comportamental. Exceto nos casos de grave dependência do álcool, as metas são adaptadas às necessidades do indivíduo. Os estudantes são encorajados a estabelecer um estilo de vida equilibrado. Estimulam-se "dependências sadias", tais como ginástica aeróbica, meditação e outras práticas redutoras do estresse.

Como em outros programas de treinamento baseados em habilidades, o conteúdo do ASTP está baseado principalmente em estratégias cognitivo-comportamentais, tais como o estabelecimento de limites para a bebida, o monitoramento da própria ingestão, o ensaio de recusa de oferecimentos de bebida e a prática de outros novos e úteis comportamentos por meio do desempenho de papéis (*role-playing*). Os programas de treinamento de habilidades são baseados na suposição de que o cliente inicia a terapia com o objetivo declarado de modificar um comportamento específico ou um conjunto deles. Supõe-se que exista uma motivação para modificar o comportamento. Considere, por exemplo, um jovem socialmente desajeitado e tímido que busca terapia para diminuir sua ansiedade social e aumentar suas habilidades para negociar encontros amorosos; ou uma mulher com história de tabagismo de 20 anos que busca habilidades que a ajudem a controlar impulsos e desejos imperiosos de fumar, no momento em que ela está tentando abandonar seu hábito. Em ambos os casos, os indivíduos estão plenamente conscientes da necessidade de encontrar meios mais efetivos de agir e de reagir. Ademais, ambos estão muito interessados em promover mudanças comportamentais desde o início do tratamento.

Diferentemente desses dois indivíduos, os estudantes universitários que bebem de maneira prejudicial ou que já tiveram problemas em razão do uso de álcool raramente identificam seu comportamento como de risco ou problemático. Raramente esses estudantes buscam tratamento ou outra forma de assistência de iniciativa própria. Por esse motivo, afastamo-nos um pouco dos programas de treinamento de habilidades tradicionais para ancorar nosso treinamento de habilidades num contexto de criação da motivação. Empregamos estratégias de entrevista motivacional desenvolvidas originalmente por William R. Miller, na Universidade do Novo México, num esforço para criar e estimular "interesse e prontidão" para mudar (Miller & Rollnick, 1991).

O papel da motivação na promoção da mudança do padrão de ingestão de adultos jovens deve ser considerado em todos os programas de prevenção para essa população. Os estudantes universitários em geral estão bem informados sobre os riscos do uso de álcool e de drogas pela exposição repetida a vários esforços de prevenção, desde aulas no colégio até os comerciais "Apenas diga não" da televisão. Além disso, a maioria dos estudantes é plenamente capaz de "dizer não", se quiser. Como conseqüência, informações e habilidades só são úteis na medida em que os estudantes queiram usá-las. Como ilustração, podemos citar que muitos bebedores na faculdade estão plenamente cientes dos riscos de beber e dirigir. Muitos cresceram ouvindo as recomendações de não dirigir embriagado, das inúmeras campanhas populares de Mães Contra Dirigir Embriagado, de Estudantes Contra Dirigir Embriagado e de outras organizações; eles provavelmente podem se lembrar de estratégias comportamentais para evitar esses riscos aprendidos anteriormente (por exemplo, escolher quem não vai beber para dirigir na volta, entregar as chaves do carro para um amigo que não bebe, chamar um táxi etc.). Apesar de conhecerem os riscos e as estratégias preventivas, muitos ainda dirigem logo após ter bebido, ou aceitam ir num carro dirigido por alguém que eles sabem que está intoxicado. De uma perspectiva motivacional, a meta é aumentar o interesse dos estudantes em proceder às mudanças de estilo de vida que aumentem as probabilidades de que as habilidades serão postas em uso.

Como já foi observado anteriormente, o ASTP também é baseado em princípios de redução de danos. Essa abordagem tem sido amplamente empregada nos programas educativos sobre a Aids, para promover o uso de preservativos e práticas sexuais seguras, e em programas de substituição de agulhas, nos quais os usuários de drogas injetáveis recebem agulhas e seringas novas além de desinfetantes para limpar agulhas; todos esses esforços almejam reduzir o número de novos casos de infecção pelo HIV (Marlatt, 1998a; Erickson et al., 1997; Marlatt & Tapert, 1993). Os métodos de redução de danos baseiam-se na suposição de que os comportamentos de dependência, incluindo o abuso de álcool, podem ser colocados numa série contínua de conseqüências prejudiciais. A meta principal da redução de danos é facilitar o movimento, ao longo dessa série, dos efeitos mais prejudiciais para os menos prejudiciais. Embora a abstinência seja considerada como o foco do dano mínimo, qualquer movimento no sentido da redução do dano é encorajado e apoiado.

Diane Riley (1994, p.1), do Centro Canadense de Abuso de Substâncias, definiu a redução de danos da seguinte maneira:

> A prioridade da redução de danos é diminuir as conseqüências negativas de uso de drogas. Em oposição a isso, a política em relação às drogas nos Estados Unidos tradicionalmente tem-se concentrado na redução da prevalência do uso de drogas. A redução de danos estabelece uma hierarquia de objetivos, e os mais imediatos e mais realistas devem ser os primeiros passos para um uso isento de riscos ou, se for apropriado, a abstinência.
>
> Os comportamentos de uso de drogas resultam em efeitos que são ou benéficos (como no caso de medicamentos que salvam vidas) ou neutros ou prejudiciais. A atribuição de um valor positivo

ou negativo – um benefício ou um dano – a tais efeitos é subjetiva e sujeita a controvérsias, mas o enfoque da redução de danos, ao menos, oferece um meio pragmático de avaliação objetiva das conseqüências.

O beber controlado no tratamento do abuso e da dependência do álcool é um exemplo da aplicação da redução de danos no campo do álcool (veja Marlatt et al., 1993, para uma revisão da literatura sobre as pesquisas sobre o beber controlado e a controvérsia a esse respeito). Em resumo, o beber controlado, ou treinamento para a moderação, fornece uma alternativa efetiva à abstinência para indivíduos que abusam ou que são dependentes moderados do álcool, e que estão interessados em mudar seu padrão de ingestão, mas não querem se abster totalmente. São estabelecidas diretrizes específicas para um beber não-abusivo como o objetivo do tratamento. Com a exceção dos objetivos terapêuticos diferentes, a terapia cognitivo-comportamental evolui de forma semelhante à dos que escolhem a abstinência: identificação dos fatores que correspondem à violação do objetivo do tratamento e desenvolvimento de habilidades compensatórias para manejar as situações de alto risco mais efetivamente.

## Modalidade do ASTP

Produzimos e avaliamos empiricamente três modalidades de prevenção indicada baseadas no ASTP: (1) um manual de curso por correspondência para estudantes, (2) um curso de treinamento em habilidades para o álcool de várias sessões e (3) o *Basics*. Esses programas foram projetados para ser usados separadamente ou combinados com outras estratégias preventivas.

## Manual de curso por correspondência para estudantes

A primeira modalidade consiste em um manual de instruções auto-aplicável, *The Alcohol Skills Training Manual* [Manual de treinamento em habilidades relacionadas do álcool] (Baer, 1991), que contém seis unidades. Cada unidade desse manual inclui gráficos e diagramas a respeito de pontos importantes, "novas idéias" e exercícios que elaboram importantes pontos da unidade (por exemplo, a determinação das expectativas positivas individuais a respeito do álcool, a prática de como recusar uma bebida e a experiência de se divertir numa festa sem beber). A vantagem óbvia desse programa é que ele é auto-suficiente e não requer nenhuma instrução adicional. A desvantagem óbvia é que requer uma grande iniciativa e motivação para ser levado a cabo.

## Curso de treinamento em habilidades para o álcool

A segunda modalidade é um curso de seis a oito sessões ministrado por um instrutor. O curso utiliza breves apresentações didáticas e discussões em pequenos grupos; o manual do estudante descrito anteriormente pode ser usado como um texto coadjuvante de experiências grupais. Os exercícios consistem em diálogos e demonstrações de classe, e incluem o desempenho de papéis. O curso inclui também uma discussão de modelos de dependência e uma experiência de tomar um placebo num bar simulado, seguida por uma discussão sobre o papel das expectativas a respeito do consumo de álcool. O formato de sala de aula proporciona numerosas vantagens. Uma delas é o desenvolvimento de relações positivas entre os participantes, à medida que o grupo passa a contestar coletivamente as normas da "festa" dos outros e desenvolve normas alternativas. A influência grupal dos participantes é maximizada para se atingir este fim. Além disso, homens e mulheres jovens aprendem o que os demais acham realmente atraente em parceiras/parceiros, como forma de derrubar mitos a respeito do álcool. Como é o caso na maioria dos grupos interativos em que os participantes também aprendem a partir do conhecimento e da experiência aplicada dos outros participantes. Como resultado de todos esses fatores, os participantes desenvolvem uma variedade de informações e de habilidades mais ampla do que o fariam em sessões individuais focalizadas especificamente no que é "relevante" para eles e seus estilos de vida por ocasião da intervenção preventiva. O *The Alcohol Skills Training Manual* serve como livro de exercícios para esta modalidade.

## Diagnóstico e intervenção breves relativas ao álcool
## para estudantes universitários

Das três abordagens de treinamento de habilidades que constituem o ASTP, o *Basics* é o mais breve e o de melhor relação custo-efetividade potencial. Baseado no "Diagnóstico rápido do bebedor" (Miller & Sovereign, 1989), o *Basics* consiste em duas sessões de 50 minutos cada uma (com outros 50 minutos antes ou depois da primeira sessão para preencher um formulário de medidas de auto-relato). O objetivo da primeira sessão é avaliar o padrão de ingestão do estudante, suas atitudes relacionadas ao álcool e sua motivação para mudar seus hábitos de bebida; o objetivo da segunda sessão é devolver ao estudante a informação sobre seus fatores de risco pessoais e indicar-lhe meios de ingestão moderada. O estudante recebe também informações, sob a forma de gráficos personalizados produzidos por computador, que resumem o material revisado. Embora seja consideravelmente mais curto que as outras duas modalidades, o *Basics*, não obstante, combina a informação sobre os efeitos do álcool, a identificação dos fatores de risco pessoais, a discussão sobre estratégias cognitivo-comportamentais para a ingestão moderada e estratégias de intensificação motivacional que visa criar o interesse em modificar comportamentos de ingestão pesada (Miller & Rollnick, 1991).

Assim como para as outras modalidades de ASTP, as informações sobre o álcool e seus riscos são dadas, na intervenção breve, num contexto mais amplo sobre comportamentos e estilo de vida. Há várias razões para o exame do álcool nesse contexto mais amplo:

1 Os estudantes são mais receptivos a informações e retroalimentação sobre o álcool quando este tópico faz parte de uma discussão mais ampla sobre estilos de vida ou hábitos de saúde.

2 Há motivos para se acreditar na necessidade de uma variedade mais ampla de comportamentos relativos à saúde para predizer e prevenir o abuso de álcool em mulheres adultas jovens, dada a correlação de ingestão pesada e transtornos da alimentação e desconforto psicológico em alunas de faculdade (Perkins, 1992).

3 Como a intervenção preventiva incorpora outros comportamentos e estilos de vida, ela pode se coadunar melhor com a abordagem de outros programas de "estar em forma", atualmente popular em muitas faculdades.

Mais que as outras duas modalidades do ASTP, o *Basics* baseia-se na literatura a respeito de intervenções breves, dispõe de uma rica base de dados que demonstra sua efetividade no tratamento de problemas do álcool. A história das intervenções breves começou com os estudos iniciais de Orford et al. (1976), que demonstraram que contatos breves com um profissional de saúde respeitado (neste caso, um médico) eram tão efetivos para o tratamento do alcoolismo quanto duas semanas de internação hospitalar, principalmente para os casos com dependência menos grave. Estudos subseqüentes detectaram que as intervenções breves eram mais efetivas que qualquer tratamento, com freqüência tão efetivas quanto tratamentos mais prolongados e com probabilidades de aumentar a efetividade de tratamentos subseqüentes (veja Bien et al., 1993, e Heather, 1995, para revisões deste tema). Uma análise metodológica recente de estudos de resultados de tratamento de álcool conduzida por Miller et al. (1995, p.22) revelou que as intervenções breves tinham "uma das maiores bases de literatura e atualmente as mais positivas".

A *intervenção breve* é definida como a interação mínima com um profissional de saúde geral ou de saúde mental centrada nos riscos para a saúde associados à ingestão de álcool, cuja duração varia de alguns minutos a várias sessões. As intervenções breves são particularmente efetivas para indivíduos como a maior parte dos estudantes universitários bebedores pesados, que não têm uma grave dependência do álcool, mas que, não obstante, têm problemas relacionados ao álcool que variam de mínimos a moderados ou que bebem de maneira arriscada ou prejudicial (Institute of Medicine, 1990). Como as intervenções breves são tão efetivas quanto os tratamentos mais intensivos para indivíduos sem dependência grave do álcool, tais intervenções podem ser uma maneira realista (por exemplo, com alta relação custo-efetividade) de prover serviços a um maior número de indivíduos, ao mesmo tempo em que economizam recursos para tratamentos mais intensivos (por exemplo, tratamentos ambulatoriais e de internação) para os que necessitam de tais tratamentos.

Miller & Rollnick (1991) usaram a sigla "FRAMES"[1] [moldura, enquadramento], como num acróstico, para resumir as intervenções breves com efetividade demonstrada:

---

1 Respectivamente, em inglês: *Feedback, Responsibility, Advice, Menu, Empathy, Self-efficacy*. (N.T.)

- Informação – sobre o estado de saúde, os riscos e o comportamento normativo atuais.
- Responsabilidade – ênfase na responsabilidade do cliente pela mudança.
- Orientação – simples orientação a respeito do que mudar (por exemplo, ingestão arriscada), sugestões para a moderação.
- Escolha – provisão de várias opções de tratamento.
- Empatia – habilidade para ver a situação a partir da perspectiva do cliente, ao mesmo tempo em que se mantém fora da realidade dele.
- Auto-eficácia – a crença do cliente em sua própria habilidade para ser bem-sucedido nas mudanças.

As intervenções breves têm sido mais comumente empregadas no contexto de cuidados primários, aplicadas por enfermeiras e médicos. Inúmeros estudos constataram que as intervenções efetuadas por médicos são abordagens efetivas e de baixo custo para proceder a modificações em vários comportamentos relacionados à saúde: interrupção ou moderação da ingestão alcoólica (World Health Organization [WHO] Brief Intervention Study Group, 1996; Babor, 1990; Allen et al., 1995; Wallace et al., 1988; Anderson & Scott, 1992; Strecher et al., 1994), interrupção do fumo (Strecher et al., 1994; Manley et al., 1992; Gilpin et al., 1993; Ockene, 1987; Cohen et al., 1989), melhora do comportamento alimentar (Campbell et al., 1994; Curry et al., 1992) e maior empenho em esforços para a prevenção do câncer (Skinner et al., 1994; McPhee et al., 1991).

O mais amplo estudo sobre intervenções breves em cuidados primários até hoje realizado, o Estudo Colaborativo da OMS sobre a Identificação e o Tratamento de Pessoas com Ingestão Prejudicial de Álcool, publicou recentemente os resultados de um estudo de bebedores pesados em oito países (WHO Brief Intervention Study Group, 1996). Esse estudo comparou duas intervenções breves com um grupo de controle que apenas foi avaliado a fim de testar o máximo e o mínimo de esforço que se poderia esperar que os trabalhadores de cuidados primários dedicassem em cada consulta ao tema da ingestão pesada. Mais de 1.500 pacientes foram distribuídos aleatoriamente em grupos de avaliação: simples orientação ou aconselhamento breve. Ambas as intervenções foram ministradas em locais de cuidados primários por profissionais que incluíam enfermeiras (46,3%) e médicos (17,3%). Os pacientes em ambos os grupos de intervenção receberam um manual de solução de problemas que descrevia os benefícios da ingestão moderada ou da abstinência, meios de defrontar-se com situações de alto risco em relação à bebida e alternativas construtivas à bebida. Além disso, a simples orientação incluía uma discussão breve sobre limites razoáveis para a bebida, ao passo que os pacientes do grupo da outra intervenção breve tinham 15 minutos de aconselhamento sobre o seu uso do álcool. Embora trabalhássemos com a hipótese de que as reduções no consumo do álcool seriam proporcionais à intensidade da intervenção, não foi observada nenhuma diferença entre os dois grupo de intervenção breve numa avaliação efetuada nove meses após a intervenção. Ambas as intervenções se mostraram efetivas em homens para a redução da taxa média de consumo e da intensidade da bebida, em comparação com o grupo de controle. Para as mulheres, embora fossem observadas reduções significativas da bebida nos três grupos, não foram detectadas diferenças entre eles.

À luz do sucesso consistente das intervenções breves, o Institute of Medicine (1990) recomendou o uso de uma abordagem terapêutica gradual (*stepped-care*), segundo a qual, de início, são empregados esforços mínimos e a intensidade do tratamento é aumentada apenas se os esforços iniciais não tiverem sucesso. Utilizada originalmente como uma abordagem ao tratamento médico da hipertensão (Sobell & Sobell, 1993), o tratamento gradual requer que se inicie sempre com o tratamento menos invasivo, proporcional à gravidade do problema. Se o objetivo terapêutico não for atingido, o tratamento é intensificado gradualmente. Por exemplo, um paciente com diagnóstico de diabetes limítrofe recebe inicialmente uma prescrição de dieta para estabilizar o nível de açúcar no sangue antes de aplicar injeções de insulina. De forma semelhante, um estudante universitário com sintomas de abuso de álcool recebe inicialmente uma intervenção breve antes de se tomarem medidas mais intensas, tal como encaminhá-lo a um programa de reabilitação para alcoolistas. Se o cliente tiver dificuldade em atingir o resultado desejado, então "sobe-se um degrau", e ele passa a um grupo de terapia semanal para abusadores de álcool. Essa abordagem naturalmente requer que os clínicos[2] disponham de uma certa escolha de opções e de encaminhamento, caso o cliente queira ou necessite de um auxílio adicional.

As intervenções breves com freqüência fazem uso de resumos gráficos personalizados que ilustram os riscos para a saúde individuais, baseados em dados de auto-relato fornecidos previamente. A visualização dos resultados dos testes e de outras informações técnicas pode contribuir para aumentar a compreensão e retenção do material. Essa retroalimentação personalizada pode também proporcionar uma estrutura ou plano de discussão com os clientes sobre seus comportamentos. De uso comum em intervenções breves, os gráficos personalizados de retroalimentação com freqüência incluem um resumo dos hábitos de ingestão, uma comparação dos hábitos de ingestão com as normas gerais, fatores de risco (por exemplo, história familiar, grau de dependência do álcool), resultados de avaliações médicas ou psicológicas (por exemplo, função hepática, deficiências neuropsicológicas ou cognitivas resultantes da bebida) e fatores cognitivos (por exemplo, crenças sobre os efeitos comuns do álcool).

Na Universidade do Novo México, Agostinelli et al.(1995) conduziram recentemente um estudo-piloto de uma intervenção breve de retroalimentação motivacional para estudantes universitários bebedores pesados, baseada unicamente no envio postal aos participantes de uma retroalimentação gráfica preparada com base numa avaliação escrita também enviada pelo correio. Os estudantes que se ofereceram como voluntários para esse estudo foram colocados aleatoriamente ou em um grupo de intervenção breve ou em um grupo de controle que apenas foi avaliado. Os estudantes expostos à intervenção breve receberam

---

2  A palavra clínico (*clinician*, no original), ao longo deste manual, designa qualquer profissional que tenha um contato com um cliente para fins diagnósticos, terapêuticos ou de aconselhamento. Pode referir-se, por exemplo, tanto a médicos como a psicólogos, enfermeiras, assistentes sociais, terapeutas ocupacionais etc. (N.T.)

uma retroalimentação gráfica personalizada de conteúdo semelhante à da retroalimentação fornecida no *Basics*. A retroalimentação incluía a comparação, numa escala de 100 pontos, da posição do padrão de consumo habitual de álcool do estudante, nos últimos 60 dias, com a norma da população norte-americana, o nível estimado de álcool no sangue, e um resumo de fatores de risco pessoal, incluindo tolerância ao álcool e história familiar. Embora deficiente em termos de um controle estrito da validade interna, esse estudo demonstrou que os estudantes que receberam essa intervenção mínima pelo correio apresentaram maiores reduções no consumo semanal e nos níveis habituais de intoxicação que os controles. Os resultados desse estudo sugerem que uma intervenção muito mais breve (e mínima) que o *Basics* pode atingir reduções significativas em taxas de bebida entre estudantes universitários de alto risco.

A retroalimentação personalizada pode ser integrada a uma avaliação computadorizada à medida que o indivíduo é avaliado ou pode ser impressa ao final da avaliação (veja o Capítulo 5 e o Apêndice B deste manual). Tal retroalimentação é uma prática-padrão na terapia de intensificação motivacional (Miller et al., 1992; Miller & Rollnick, 1991). Os prestadores de cuidados podem utilizar a retroalimentação impressa como um médico utiliza os resultados de exames de laboratório, quando revisa esses resultados com o paciente.

## Visão geral dos resultados das pesquisas com o ASTP

Até agora, foram conduzidos três estudos para testar empiricamente a efetividade do ASTP. O estudo inicial (Kivlahan et al., 1990) comparou a eficácia de oito sessões de um Curso de Treinamento em Habilidades relativas ao Álcool, para bebedores de alto risco com um formato de Escola de Informações a respeito do Álcool modelado a partir do programa do Estado de Washington para infratores primários condenados por estarem dirigindo embriagados. Um grupo de controle, que apenas foi avaliado, foi também incluído. O conteúdo da Escola de Informações a respeito do Álcool era puramente informativo; não se ensinava nem praticava nenhuma habilidade de defrontação. Os temas das aulas incluíam efeitos físicos e comportamentais do álcool, desmistificação do álcool, problemas associados ao álcool e aspectos legais do alcoolismo. Os estudantes colocados no grupo de controle participaram de todos os procedimentos de avaliação no início e no seguimento, mas não receberam nenhum programa de prevenção até terem completado o período de seguimento de um ano. No início, os estudantes relataram um consumo médio de 15 doses por semana e um pico semanal de alcoolemia – álcool no sangue – estimada em 0,13% (a alcoolemia a partir de 0,10% é considerada legalmente como intoxicação para dirigir, na maioria dos Estados norte-americanos). Na avaliação de um ano, os sujeitos do ASTP relataram um consumo de 6,6 doses por semana e um pico de alcoolemia de 0,07%, em comparação com 12,7 doses por semana e um pico de alcoolemia de 0,09% para os estudantes do grupo da Escola de Informações a respeito do Álcool, e 16,8 doses por semana e um pico de alcoolemia de

0,11% para os estudantes do grupo de controle. Outras medidas mostraram que os estudantes do grupo do ASTP haviam reduzido significativamente seu padrão de ingestão mais que os sujeitos dos outros dois grupos, no seguimento de um ano.

O segundo estudo (Baer et al., 1992) replicou o primeiro e comparou a efetividade de três modalidades de ASTP: o Curso de Treinamento em Habilidades relativas ao Álcool, uma versão de uma hora de duração da intervenção breve do *Basics*, e o curso por correspondência baseado no manual. No início do estudo, os estudantes relataram beber uma média de 20 doses por semana, distribuídas em quatro ocasiões. A alcoolemia estimada foi de 0,14% e os estudantes relataram inúmeros problemas por causa da bebida. Como no primeiro trabalho, em média, os estudantes reduziram significativamente seu consumo de álcool durante o período do estudo. Os benefícios obtidos mantiveram-se ao longo do primeiro e do segundo anos de seguimento. A média de doses por semana diminuiu, em geral, de 12,5 para 8,5 doses. O pico de alcoolemia estimado também reduziu-se de 0,14% para 0,10%. Embora esses achados confirmem a eficácia das três modalidades, ficamos particularmente entusiasmados com os efeitos sobre o resultado do componente de retroalimentação do *Basics* por várias e importantes razões: esse componente parece ter a mais alta probabilidade de ser completado, tem a melhor relação custo-efetividade potencial e é mais facilmente adaptável aos riscos e grau de disponibilidade para iniciar um programa de modificação comportamental.

O Projeto sobre Estilos de Vida (Baer, 1993; Marlatt et al., 1998) foi elaborado para replicar e ampliar nossos estudos anteriores sobre programas breves de redução de danos com estudantes universitários bebedores pesados. Em resumo, 2.157 futuros calouros foram triados no último ano do colégio a fim de obter sua participação em um estudo longitudinal de quatro anos de duração. Os 508 estudantes considerados como os de maior risco para os problemas do álcool foram selecionados para participar do estudo. Os critérios de risco incluíam um padrão de consumo pesado de álcool por ocasião da triagem inicial ou uma história de problemas resultantes do uso do álcool. Destes, 366 foram finalmente recrutados e colocados aleatoriamente ou em um grupo experimental ou em um grupo de controle de alto risco. Selecionaram-se outros 150 estudantes da grande amostra inicial como outro grupo de controle que nos permitiria obter a história natural dos padrões de ingestão de álcool entre estudantes universitários. Os sujeitos colocados no grupo experimental receberam o *Basics*, além do procedimento de avaliação. Todos os outros sujeitos receberam apenas o procedimento de avaliação.

Embora os bebedores de alto risco, tanto no grupo experimental como nos grupos de controle, tivessem relatado uma diminuição da média do consumo nos seguimentos de 1 e de 2 anos, os estudantes que receberam o *Basics* tiveram reduções mais significativas ainda. Ademais, os estudantes que receberam o *Basics* relataram significativamente menos problemas relacionados ao álcool, de acordo com as medidas do Inventário de Rutgers dos Problemas do Álcool (White & Labouvie, 1989) e menos sintomas de dependência, de acordo com as medidas da Escala de Dependência do Álcool (Alcohol Dependence Scale) (Skinner & Horn, 1984), quando comparados com estudantes do grupo de controle de alto risco. Embora tivessem sido observadas reduções estatisticamente significativas tanto para o consumo de álcool como para os problemas do álcool, a magnitude do efeito do tratamento foi maior para os problemas do álcool. Isso sugere que a quantidade consumida e os problemas do álcool podem estar relacionados, mas essa relação não é causal. Esse achado tem uma importância considerável, na medida em que sugere que os programas de prevenção indicada podem ter sua eficiência mais baixa quando se concentram apenas na redução ou eliminação do hábito de beber, em contraposição a abordar os efeitos prejudiciais proximais. A Figura 2.1 resume as relações entre tratamento e evolução temporal, para taxas de bebida e problemas.

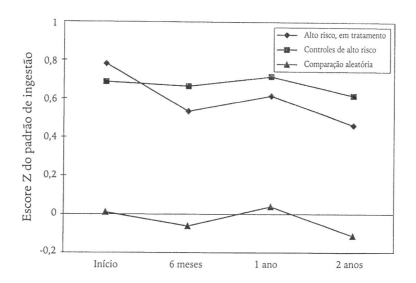

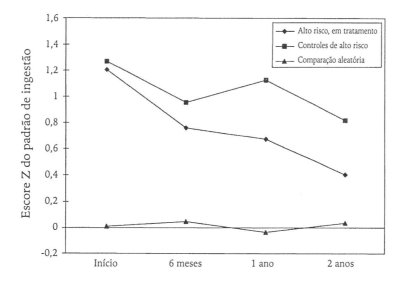

FIGURA 2.1– Taxas de problemas ao longo do tempo para grupos de alto risco em tratamento, de controles de alto risco e aleatórios, transformadas em escores Z. Fonte: Marlatt et al. (1998). Copyright 1998 da American Psychological Association. Reprodução autorizada.

Tentamos desenvolver e avaliar a exeqüibilidade de uma versão simplificada do *Basics* de Marlatt para usar em um centro de saúde do estudante e para testar sua eficácia (Dimeff & McNeely, no prelo; Dimeff, 1997). Nosso interesse nesse projeto foi desencadeado pelo reconhecimento de que a maioria das faculdades e universidades seria incapaz, do ponto de vista financeiro, de implementar uma intervenção plena do *Basics* para mais que um punhado de estudantes, diante da alta prevalência da ingestão pesada e prejudicial de álcool entre estudantes universitários. Além disso, os centros de saúde do estudante em geral prestam serviços a uma grande proporção da população de estudantes durante todo o ano acadêmico. Para atingir o objetivo de simplificar o *Basics* e adaptá-lo às necessidades pragmáticas e aos recursos de um local de cuidados primários, desenvolvemos a Avaliação Multimídia da Saúde do Estudante (MMASH) para efetuar a avaliação inicial e produzir automaticamente a retroalimentação gráfica personalizada para o prestador de cuidados primários durante a consulta do estudante. Em algum momento da consulta, o clínico de cuidados primários passaria de 3 a 5 minutos revisando, junto com o estudante, a retroalimentação gráfica produzida pelo computador e recomendando uma ingestão moderada aos estudantes que pretendessem continuar a beber.

No estudo piloto da MMASH, pediu-se aos alunos de graduação, que marcaram consulta num centro de saúde do estudante, que preenchessem a MMASH (Dimeff, 1997). Os estudantes que preencheram os critérios para o diagnóstico de ingestão pesada ou prejudicial foram convidados a participar do programa de pesquisa. Quarenta e um estudantes ofereceram-se para participar como voluntários e foram colocados aleatoriamente pela MMASH ou em um grupo experimental de intervenção breve ou em um grupo de controle ao qual se prestavam os cuidados médicos usuais. Imediatamente depois de completar a MMASH, os participantes do grupo experimental e seus clínicos de cuidados primários receberam e revisaram a retroalimentação gráfica personalizada de um computador próximo, que resumia os hábitos e os riscos relacionados à bebida e recomendava uma ingestão moderada. Foram observados efeitos de moderado a grande em favor da intervenção breve, de acordo com as medidas de auto-relato de porres e de problemas do álcool no período de 30 dias. Observaram-se benefícios estatisticamente significativos entre os participantes mais expostos à intervenção, em comparação com os que foram menos expostos.

# 3
## As bases do *Basics*

Nosso objetivo, na primeira parte deste capítulo, é familiarizar o leitor com as abordagens clínicas relevantes aos comportamentos de dependência utilizadas no *Basics*. Especificamente, examinaremos os componentes centrais da entrevista motivacional (particularmente o modelo de etapas de mudança, para entender o processo de mudança de comportamento) e do treinamento em habilidades cognitivo-comportamentais. Além de apresentar uma revisão, exploraremos as semelhanças e diferenças dessas abordagens e descreveremos como os aplicamos ao *Basics*. Após essa revisão, discutiremos as informações básicas sobre o álcool que são transmitidas aos clientes no *Basics*. Concluiremos o capítulo com uma breve revisão dos objetivos clínicos específicos do *Basics*, de tópicos relevantes para a melhor combinação de terapeuta-tratamento e o recrutamento de estudantes e o formato do *Basics*.

## Abordagens teóricas para a prevenção de danos conseqüentes ao uso de álcool

Os pressupostos teóricos do *Basics* serão revistos nesta seção. Começaremos com uma breve discussão sobre por que é necessário, do ponto de vista funcional, que os clínicos considerem suas crenças a respeito das causas das dependências. Em seguida, revisaremos os modelos de dependência predominantes nos Estados Unidos, hoje, e examinaremos algumas das pressuposições nas quais estão baseados. A seguir, analisaremos rapidamente a entrevista motivacional, uma intervenção breve que visa mover as pessoas ao longo de uma série contínua de etapas de mudança (um conceito desenvolvido por James Prochaska e Carlo DiClemente, e também discutido aqui). Finalmente, como o *Basics* adota uma abordagem de treinamento em habilidades cognitivo-comportamentais para a prevenção dos problemas do álcool de estudantes universitários, revisaremos esta abordagem e seus vínculos com a prevenção de recaídas de Marlatt & Gordon.

## O que há num modelo?

As crenças dos clínicos sobre comportamentos de alto risco ou de dependência em geral influenciam muito a abordagem do tratamento e a compreensão dos comportamentos dos clientes. Embora há muito existam vários modelos para o entendimento desses comportamentos, o campo tem sido dividido entre acadêmicos que seguem um modelo, de um lado, e provedores de cuidados que trabalham "nas trincheiras" que seguem outro modelo, de outro. Muitos vêem essas diferenças de opinião sobre as causas das dependências como uma ameaça direta ao campo como um todo. Essa divisão de fidelidades torna difícil partilhar a informação e a sabedoria como parte de um esforço para o desenvolvimento de tratamentos efetivos para a diversidade de clientes com inúmeros e variados problemas. Em razão de os modelos, como as teorias, serem tentativas conceituais de explicação da realidade, eles contêm suposições a respeito de como as coisas funcionam. Às vezes, as suposições são confirmadas pelos dados, outras vezes, não. Os problemas tendem a surgir quando os clínicos estão, num certo sentido, cegos em relação às suposições que fazem e deixam de reconhecer que algumas delas não são confirmadas pelos dados clínicos. Por esse motivo, encorajamos os terapeutas a considerarem suas suposições sobre os comportamentos de dependência e sobre como as pessoas efetuam mudanças. Isso se revela de particular importância ao trabalhar com pessoas jovens, cujas razões para beber e estilos de beber são muito diferentes dos de adultos mais velhos.

## Modelos de ajuda e defrontação

Em sua análise atributiva bifatorial sobre ajuda e defrontação, Brickman et al. (1983) examinou quatro modelos principais baseados em determinantes de etiologia e determinantes de mudança comportamental. Aplicados aos comportamentos de dependência, cada modelo é uma tentativa de responder a duas questões centrais: 1. É o dependente/alcoolista responsável pelo desenvolvimento do problema (etiologia)?, e 2. É o dependente/alcoolista responsável pela modificação do problema? Numa matriz de 2 x 2, os quatro modelos fornecem um quadro geral para o entendimento dos problemas da dependência e um ponto de partida para a consideração de abordagens para a prevenção, o tratamento e para a recaída (Dimeff & Marlatt, 1995; Marlatt & Gordon, 1985). Os quatro modelos são os seguintes: o modelo moral, o modelo de doença, o modelo espiritual (Doze Passos) e o modelo de hábito biopsicossocial (veja a Figura 3.1).

O modelo moral supõe que o indivíduo é responsável pelo desenvolvimento dos problemas de dependência, bem como pela mudança ou pela incapacidade de mudar o comportamento de dependência. De acordo com esse modelo, o fracasso em mudar ou a recaída são causados por uma falta de força de vontade. Está implícita nesse modelo a crença de que a pessoa dependente tem a capacidade de superar sua situação difícil apenas se estiver interessada em fazê-lo ou possuir suficiente fibra moral. Infelizmente, essa perspectiva com freqüência resulta numa mentalidade de "culpar a vítima".

Responsável por transformar o problema?
(A pessoa é capaz de mudar sem a ajuda de tratamento
ou de grupos de auto-ajuda?)

| | SIM | NÃO |
|---|---|---|
| **SIM** | Modelo moral<br><br>*(Recaída = Pecado)* | Modelo espiritual<br>(Doze Passos)<br><br>*(Recaída = Perda de contato<br>com um poder superior)* |
| **NÃO** | Modelo de hábito<br>biopsicossocial<br><br>*(Recaída = Erro/Equívoco)* | Modelo de doença<br><br>*(Recaída = Reativação<br>de uma doença progressiva)* |

A pessoa é responsável pelo desenvolvimento de um comportamento de dependência?

FIGURA 3.1 – Modelos de dependência e recaída: análise atributiva de Brickman et al. Adaptado de Marlatt & Gordon (1985). Copyright 1985 de The Guilford Press. Adaptação autorizada.

Em contraste com esse modelo, o modelo de doença propõe que a dependência é uma manifestação de um processo patológico subjacente que faz parte da constituição genética ou fisiológica de um indivíduo. Com freqüência, diz-se ao dependente que sua doença não tem cura e que ela é de natureza progressiva; a menos que consiga manter uma abstinência total, a pessoa vai evoluir de maneira descendente até o desespero, a morte ou até "as portas da insanidade". Assim como o diabético que deve resistir ao desejo intenso de açúcar a menos que queira ter uma convulsão ou morrer, o dependente deve evitar todo e qualquer uso da substância da qual é dependente. Em sua forma mais pura, o modelo de doença é conceituado nesses termos médicos. Esse modelo de doença também é usado para descrever uma predisposição constitucional que não tem necessariamente uma origem biológica, mas que resulta numa clara demarcação entre dependentes/alcoolistas e "normais". As pressuposições específicas do modelo de doença, e que o diferem do modelo biopsicossocial, incluem o seguinte (Mercer & Woody, 1992):

1 A dependência é uma doença crônica e progressiva, com sintomatologia e evolução previsíveis, e que tem início com o abuso da substância.

2 Os dependentes e os alcoolistas perderam definitivamente a capacidade de controle sobre o uso da substância e do álcool.

3 A dependência afeta o corpo, a mente e o espírito do dependente; dessa forma, a recuperação de uma dependência envolve um processo de cura de cada uma dessas áreas que dura por toda a vida.

4 Em razão da natureza da doença, a única opção viável para um dependente é a abstinência total por toda a vida.

5 Os dependentes e os alcoolistas têm mais probabilidades de manter a sobriedade e a abstinência se aceitarem que têm uma doença que produz perda de controle sobre as drogas e o álcool, e se se juntarem a outros dependentes e alcoolistas por intermédio de programas dos Doze Passos (veja mais adiante).

Em vários sentidos, o modelo de doença aborda algumas das limitações do modelo moral, liberando o indivíduo dependente da acusação de ter uma dependência. Infelizmente, essa vantagem tem um preço. Partindo do pressuposto de que a causa é um processo patológico e/ou que o indivíduo tem uma constituição que o leva a ter um problema de dependência, a pessoa nunca pode esperar pelo dia que estará "recuperada". Em vez disso, o dependente deverá sempre temer uma ressurgência ou ativação do estado de doença. Assim como o paciente diabético tem um certo controle pessoal sobre o estado da doença, o cliente dependente pode seguir a recomendação de abster-se feita por outros dependentes recuperados ou por profissionais. Entretanto, novamente como o paciente diabético, na realidade acredita-se que o dependente tem um controle limitado sobre a doença. Em outras palavras, considera-se que algo ou alguém, que não o paciente, tem o poder sobre a doença e sua cura. Obviamente, o retorno dessa abordagem é a diminuição do sentimento de controle pessoal ou de auto-eficácia do dependente em relação ao problema.

O modelo espiritual (Doze Passos) considera o dependente como que pessoalmente responsável por sua dependência, como resultado ou da alienação da vida espiritual ou de comportamentos pecadores (que incluem o uso excessivo de álcool ou de outras drogas que causam dependência). Embora a pessoa seja vista como responsável pela queda do estado de graça, a solução final aos problemas só pode vir de uma fonte espiritual (por exemplo, um poder superior, Deus, o grupo dos Doze Passos etc.). Como no modelo de doença, o paciente tem que "assumir sua condição", mas entende-se que as forças responsáveis pela cura espiritual estão fora do controle do paciente. Nos programas de Doze Passos, como os Alcoólicos Anônimos e os Narcóticos Anônimos, o dependente é visto como um indivíduo voltado para si mesmo que, com freqüência, tem colocado suas necessidades adiante das dos demais ou da comunidade. O dependente caminha para a recuperação quando repara o mal que fez ao demais, por seus objetivos egoístas e sua ambição, e quando entrega sua vida (incluindo o controle pessoal sobre a bebida ou as drogas) a um poder superior. Dessa perspectiva, uma recaída é entendida como uma alienação do poder superior.

## Entrevista motivacional

A entrevista motivacional parte da premissa que a motivação é dinâmica e cambiante, e não um traço de personalidade que uma pessoa tem ou deixa de ter, ou um padrão de comportamento que a pessoa ora adota, ora abandona. Considere, por exemplo, a prática das resoluções de Ano Novo. O fato de que muitos de nós esperemos até essa grande ocasião – a troca do ano – para adotar uma mudança em particular reflete a ambivalência que comumente sentimos nesse período. Apesar das boas intenções e de um início decidido, com freqüência nossa motivação se esfuma à medida que o tempo passa. A menos que algo "dê uma força" ou "ponha fogo" novamente em nossa motivação, é pouco provável que nossa meta seja atingida logo. Quando a motivação é vista como um estado, o papel do clínico é claro: ajudar a soltar a faísca original da motivação, "dar a força" que vai encorajar o esforço continuado até se atingir a meta, e ajudar o cliente a manter em plena forma sua motivação para mudar.

A entrevista motivacional foi desenvolvida especificamente para facilitar mudanças ao longo de uma série contínua e para ajudar as pessoas a elaborarem suas ambivalências a respeito da mudança de comportamentos de dependência ou de alto risco (veja Miller & Rollnick, 1991, para uma discussão completa sobre a entrevista motivacional). Ao descrever os objetivos centrais da entrevista motivacional, Rollnick et al. (1992, p.25) observam:

> Baseia-se na suposição de que a maior parte dos pacientes não entra para a consulta num estado de prontidão para mudar seus padrões de bebida, de fumo, de exercício, de alimentação ou de uso de drogas; portanto, simplesmente dar conselhos será de pouca valia e levará ao tipo de diálogo não construtivo, que com freqüência se encontra no campo das dependências: os argumentos do entrevistador em favor da mudança encontram a resistência do paciente. Em contraste, esse método almeja ajudar os pacientes a articularem para eles mesmos as razões de preocupação e os argumentos em favor da mudança. Ainda que uma decisão de mudar não seja tomada durante a consulta, esse tempo será bem empregado, uma vez que a própria mudança comportamental poderá ocorrer no futuro próximo.

A entrevista motivacional combina uma intervenção com a prontidão para mudar de um cliente, porque a introdução prematura de intervenção baseada na ação (ou seja, antes que o cliente esteja pronto para a mudança) pode produzir uma reatância psicológica (Brehm & Brehm, 1981). Tal reatância aumenta a defensiva e a resistência psicológica à mudança, e diminui, assim, a efetividade global da intervenção, à medida que o cliente busca manter uma autonomia psicológica ou liberdade pessoal. Em vez disso, o clínico é encorajado a explorar o conflito com clientes ambivalentes, e a encorajar esses mesmos clientes a exprimir seus próprios motivos de preocupação e a fornecer seus próprios motivos para mudar (Rollnick et al., 1992).

A tarefa mais abrangente do clínico numa entrevista motivacional é desenvolver e favorecer ativamente o interesse e a motivação do cliente para mudar seu comportamento numa direção em particular. Miller & Rollnick (1991) utilizam o modelo de etapas de mudança de Prochaska & DiClemente (Prochaska et al., 1992; Prochaska & DiClemente, 1984, 1986) para conceituar esse movimento. Descrevem-se cinco etapas nesse modelo: pré-contemplação, contemplação, preparação, ação e manutenção.

*Pré-contemplação* é a etapa na qual a pessoa não está consciente (ou está apenas parcialmente consciente) dos riscos ou dos problemas associados a um comportamento em particular – no caso presente, a ingestão arriscada. As pessoas nessa etapa não têm a intenção de mudar no futuro próximo. Os estudantes universitários bebedores de alto risco com freqüência encontram-se nessa etapa. Em nossa experiência, os estudantes que, por uma sanção disciplinar conseqüente ao uso de álcool, são enviados para uma avaliação ou uma intervenção breve, em geral estão na etapa de pré-contemplação. Embora admitam ter uma ingestão pesada em comparação com outros estudantes universitários de seu conhecimento, não vêem sua ingestão como algo que necessite de mudança. O fato de terem sido encaminhados para uma avaliação profissional é freqüentemente interpretado por eles como "azar", e não como um indicador de uso de álcool arriscado ou problemático.

*Contemplação* é a etapa na qual a pessoa começa a reconhecer que existe algum risco e/ou problema e considera a possibilidade de mudar seu comportamento, mas sem nenhum real compromisso com isso. Essa etapa é caracterizada basicamente por ambivalência a respeito da mudança. Embora reconheça alguns aspectos inadaptados de sua ingestão, a pessoa oscila entre o interesse em efetuar mudanças comportamentais e um desejo de imobilismo. As respostas clássicas dos estudantes nessa etapa são as seguintes:

> Não é uma boa perder todas as aulas de química da manhã porque sempre estou de ressaca; isso vai estrepar minha média. Mas eu não sou o único nessa situação.

> Não acho que tenho um problema; não sou um alcoólatra! Todo estudante universitário faz umas farras. Pode ser que eu mude, mas não estou preocupado a ponto de querer mudar logo agora.

As pessoas com freqüência ficam indecisas em razão de suas experiências positivas com o álcool, bem como com o esforço e a energia que vão ter que investir, e o que vão perder, para superar o problema (Prochaska et al., 1992).

*Preparação* é a etapa que reúne intenção com comportamento e geralmente surge quando a ambivalência é solucionada ou diminui. As pessoas nessa etapa já fizeram alguma coisa no sentido da mudança (por exemplo, redução do número de doses consumidas), mas sem um objetivo ou critério específico ligado a uma ação efetiva (por exemplo, evitar uma intoxicação ou abuso de álcool). É importante assinalar que as pessoas na etapa de preparação estão decididas a fazer alguma coisa de concreto no futuro imediato para mudar seu comportamento. Declarações comuns nessa etapa incluem: "Estou disposto a tentar uma coisa diferente para mudar o que ando fazendo" ou "Não achava que as coisas tinham chegado a esse ponto. O que me aconselha?".

*Ação* é a etapa na qual o cliente modifica seu comportamento e/ou seu ambiente para superar o problema. Por definição, os clientes que conseguiram mudar seu comportamento pelo período de um dia a seis meses são classificados nessa etapa. Prochaska et al. (1992, p.1104) advertem os clínicos contra dar uma importância excessiva à etapa de ação, sem reconhecer o processo pelo qual as pessoas têm que passar para atingir e manter um objetivo comportamental:

As mudanças do comportamento de dependência obtidas na etapa de ação tendem a ser mais visíveis e a receber o maior reconhecimento. As pessoas, incluindo os profissionais, com freqüência equiparam, erroneamente, ação a mudança. Como conseqüência, deixam de dar importância ao trabalho fundamental de preparação das pessoas para a mudança e os grandes esforços que são necessários para manter as mudanças após a ação.

*Manutenção* é a etapa na qual se envidam esforços para apoiar e manter os ganhos comportamentais conseguidos. Esse período vai dos seis meses após o início da ação em diante. Os pontos característicos dessa etapa são a consolidação dos ganhos, a estabilização das mudanças comportamentais e a prevenção de recaídas.

O modelo de etapas de mudança fornece à entrevista motivacional um mapa conceitual das vias para avaliar tanto a posição atual do cliente como sua evolução. Em vez de esperar pela "boa" ocasião ou a "banda passar" para agir, a entrevista motivacional vai ao encontro do cliente com estratégias adequadas à etapa em que se encontra. Por exemplo, um clínico que utiliza a entrevista motivacional com uma pessoa na etapa de pré-contemplação vai dedicar-se a aumentar sua percepção de riscos e de problemas, mas vai ajudar outra, que se encontra na etapa de preparação, com estratégias específicas para iniciar a ação. A resistência do cliente é utilizada como uma retroalimentação que sinaliza ao clínico que está muito adiante do cliente da série contínua motivacional. Quando isso ocorrer, o clínico deverá retornar ao ponto no qual se encontra o cliente, e começar a avançar novamente. A Tabela 3.1 descreve as tarefas motivacionais básicas com as quais um terapeuta ajuda um cliente a progredir pelas várias etapas da mudança (Miller & Rollnick, 1991).

Tabela 3.1 – Tarefas do terapeuta motivacional

| Estado de prontidão do cliente | Tarefas do terapeuta motivacional |
| --- | --- |
| Pré-contemplação | Suscitar dúvidas; aumentar a percepção que o cliente tem dos riscos e problemas dos comportamentos atuais. |
| Contemplação | Desequilibrar a balança da ambivalência no sentido da mudança desejada; eliciar as razões para mudar e identificar os riscos de não mudar; reforçar a auto-eficácia do cliente para mudar o comportamento atual. |
| Preparação | Ajudar o cliente a identificar e selecionar as melhores ações para começar; reforçar o movimento nesta direção. |
| Ação | Continuar a ajudar o cliente a mover-se na direção da mudança; encorajar e reforçar positivamente as ações (por exemplo, por meio de elogios). |
| Manutenção | Ensinar habilidades de prevenção de recaídas ao cliente. |

Nota: Adaptado, com permissão, de Miller & Rollnick (1991). Copyright 1991 de The Guilford Press.

Em nossa experiência, poucos clientes vão voluntariamente a uma consulta de saúde para discutir os possíveis riscos associados com o uso de álcool. Os estudantes com freqüência têm curiosidade a respeito dos efeitos do álcool e precisam de informação sobre o beber. Entretanto, como os bebedores em várias outras fases da vida, poucos estudantes com um padrão de ingestão arriscada estão prontos ou interessados em mudar esses padrões no início de uma intervenção preventiva. Para muitos, a idéia de mudar seu padrão de ingestão pode ser algo que lhes ocorre pela primeira vez no contexto do *Basics*. Os clínicos que trabalham com estudantes universitários bebedores de alto risco devem preparar-se para encontrar muita resistência e ambivalência relativas à mudança, em seus esforços para modificar o comportamento de beber dos estudantes. A entrevista motivacional fornece ao mesmo tempo um referencial conceitual para o tratamento e estratégias específicas para entender e trabalhar efetivamente com a resistência.

Da perspectiva da entrevista motivacional, o objetivo principal do clínico ao trabalhar com um estudante na etapa de pré-contemplação é aumentar a percepção das formas pelas quais sua ingestão pode ser arriscada ou problemática. Isso pode tomar a forma de uma comparação entre o número e a amplitude de conseqüências negativas que um estudante pode sofrer como resultado de um porre, e as normas acadêmicas em relação a tais conseqüências. Pode também implicar calcular o número de horas que o estudante gasta bebendo ou recuperando-se da bebida, ou o custo mensal da quantidade de bebida necessária para manter o atual padrão de uso. Uma vez que o estudante tenha começado a pesar os prós e os contras de seu padrão de ingestão, a tarefa de aconselhamento a seguir é ajudar o estudante a resolver sua ambivalência. O estudante tem não apenas de reconhecer que os benefícios da mudança superam os custos de manter o estado atual, mas também de *querer* mudar. A tarefa principal do clínico é ajudar a "desequilibrar a balança" da ambivalência no sentido da mudança desejada. Pela entrevista, o clínico tenta evidenciar os motivos para a mudança, ao mesmo tempo que também identifica os riscos de não mudar (por exemplo, mais tempo para estudar, o que possibilita melhorar as notas; temor de não ser aceito na pós-graduação se não tiver bom desempenho na graduação etc.). O clínico também tenta aumentar a convicção do cliente de que este pode conseguir efetuar as mudanças.

É natural que varie muito a extensão e a ambivalência dos estudantes. Estes são alguns dos fatores que podem influenciar o grau de ambivalência: 1. o quanto o estudante já pensou sobre o uso de álcool, antes de começar o *Basics* ou após a avaliação inicial; 2. na medida em que o estudante sofreu conseqüências negativas graves ou importantes associadas diretamente à bebida; 3. a duração de tais problemas; 4. os esforços anteriores para mudar a ingestão arriscada; e 5. se o estudante tem amigos ou parentes que sofreram conseqüências negativas graves ou importantes associadas diretamente à ingestão arriscada (por exemplo, violência sexual, coma alcoólico, acidente de trânsito etc.).

Uma vez que a ambivalência é abordada de maneira adequada e o cliente preparado para efetuar mudanças concretas em seu comportamento, a tarefa principal do clínico é ajudá-lo a selecionar o melhor caminho para a mudança. Isso pode incluir a atuação como um recurso educacional para o cliente quando este escolhe diferentes opções terapêuticas (por exemplo, abstinência, Alcoólicos Anônimos, Recuperação Racional (*Rational Recovery*), Controle da Moderação (*Moderation Management*) etc.). Além disso, o clínico elogia e reforça positivamente o cliente a cada passo na direção da ação. Na etapa da ação, o clínico fornece mais elogios pelos passos ativos e ajuda o cliente a manter-se avançando. Uma vez que o objetivo comportamental esteja assegurado (etapa de manutenção), a principal tarefa do clínico é ajudar o cliente a evitar uma recaída.

Consistente com a perspectiva de redução de danos, a entrevista motivacional também considera qualquer passo na direção da mudança comportamental desejada como um resultado favorável (Rollnick et al., 1992). Embora seja preferível que estudantes na fase de pré-contemplação se decidam a iniciar práticas de ingestão mais seguras após a intervenção breve, ajudar o estudante a reconhecer as maneiras pelas quais seu padrão de ingestão é arriscado já é, em si, visto como um resultado favorável. A assistência a um estudante para resolver a ambivalência a respeito da mudança de seu padrão de beber também constitui um sucesso para um terapeuta que utiliza a entrevista motivacional. Dessa perspectiva, pressupõe-se que o cliente tenha o "estofo" necessário para continuar na direção da mudança comportamental, uma vez que o problema tenha sido identificado e o conflito com a ambivalência, resolvido. Removidos estes obstáculos, a entrevista motivacional supõe que o cliente vai persistir na direção da mudança de seu comportamento até bem depois da intervenção breve ou da fase terapêutica.

## Abordagem cognitivo-comportamental dos comportamentos de alto risco

Como a prevenção de recaídas de Marlatt & Gordon (1985), o *Basics* adota uma abordagem cognitivo-comportamental de um problema biopsicossocial – a saber, a ingestão alcoólica de alto risco entre estudantes universitários. Mas, enquanto a prevenção de recaídas concentra-se basicamente na manutenção dos ganhos terapêuticos, o *Basics* concentra-se numa prevenção indicada (ou, segundo o esquema ilustrado na Figura 3.2, na prevenção secundária). Os problemas associados à ingestão pesada são entendidos como problemas a serem resolvidos. Os comportamentos incluem todas as ações e movimentos explícitos e implícitos, o pensamento, a solução de problemas, a percepção, a imaginação, a escrita, a fala, os gestos e a observação, bem como todos os comportamentos fisiológicos como o enrubescer, o chorar e as palpitações (Linehan, 1993). A essência da terapia cognitivo-comportamental consiste em (1) identificar os comportamentos a serem modificados e (2) entender as relações funcionais entre os comportamentos de um indivíduo e o contexto no qual estes estão inseridos.

O modelo original da prevenção de recaídas concentra-se em criar estratégias em três áreas: (1) antecipação dos deslizes (*lapses*) e das recaídas (*relapses*), e prevenção de sua ocorrência, (2) defrontação efetiva de um deslize ou de uma recaída a fim de minimizar suas conseqüências e seus resultados negativos e maximizar a aprendizagem a partir da experiência e (3) redução global dos riscos para a saúde e substituição dos desequilíbrios do estilo de vida por um equilíbrio e pela moderação. A abordagem cognitivo-comportamental ensina o cliente a como antecipar, identificar e manejar situações de alto risco, enquanto se preparar para o futuro batalhando por um estilo de vida equilibrado; ela busca "armar" o cliente com as "ferramentas" comportamentais necessárias quando e onde surgirem sinais de dificuldades, em vez de encorajar o cliente a confiar unicamente na "força de vontade" para manter as mudanças comportamentais.

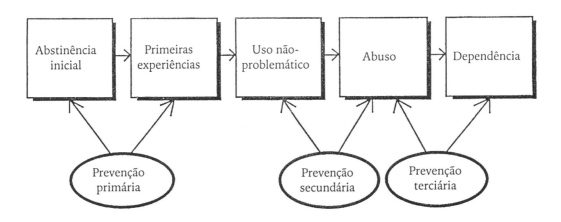

FIGURA 3.2 – Etapas do desenvolvimento de abuso e dependência de substâncias psicoativas: estratégias de prevenção.

Definida de maneira ampla, uma *situação de alto risco* é aquela na qual a percepção de controle de um indivíduo encontra-se ameaçada. Uma situação de alto risco pode ser uma ocorrência ambiental, uma interação interpessoal ou um estado interno que leva uma pessoa a envolver-se no comportamento indesejado. Se a pessoa defronta-se efetivamente com a situação de alto risco, ela vai ter um aumento da *auto-eficácia*, ou a convicção que pode no futuro responder com sucesso a outras situações de alto risco e manter seu objetivo. Tal experiência diminui a probabilidade de uma futura recaída. Entretanto, se a pessoa não for capaz de produzir uma resposta de defrontação efetiva, ela pode ter um aumento da passividade, de desamparo e uma sensação de ter perdido o controle. Essas circunstâncias contribuem para aumentar a probabilidade de que as habilidades de defrontação não serão utilizadas e que ocorrerá um deslize ou uma recaída.

Como um primeiro passo, a prevenção da recaída busca ajudar o cliente a identificar as circunstâncias nas quais a sua sensação de controle sobre a situação encontra-se ameaçada. Uma vez identificada, o terapeuta pode então concentrar-se em atividades de solução de problemas e de elaboração de habilidades projetadas para reforçar a defrontação dessas situações. Se ocorrer um deslize, ensinam-se ao cliente habilidades específicas para serem utilizadas como prevenção de futuros "escorregões". Isso inclui a discussão do *efeito de ruptura de objetivos* (*goal violation effect*), também conhecido como *efeito de ruptura da abstinência*. Esse efeito de quebra de objetivos consiste nas respostas cognitivas e afetivas vivenciadas pelo indivíduo após um deslize ou uma recaída, tais como frustração, sentimento de desmoralização ou vontade de abandonar os esforços para mudar. A preparação do cliente para tais reações inclui o desenvolvimento de um conjunto de habilidades para combater essas vivências, caso o cliente rompa seu objetivo.

Os princípios centrais da prevenção cognitivo-comportamental da recaída são adaptados para o campo da prevenção no *Basics*. Esses princípios adaptados são resumidos a seguir.

## Identificar situações de ingestão de alto risco

Poucos adultos jovens consideram o seu beber arriscado ou excessivo, e poucos tentam regular ou "gerenciar" sua ingestão. A primeira tarefa é aumentar a consciência que um estudante tem de sua ingestão individual e identificar fatores situacionais particulares que contribuem para uma ingestão arriscada. A automonitorização, descrita mais adiante, é uma técnica comportamental empregada para aumentar a consciência de um estudante sobre sua própria ingestão ao mesmo tempo que identifica as circunstâncias específicas que correspondem a ocasiões de ingestão pesada. Outra abordagem é pedir ao estudante que identifique os ambientes nos quais é provável que beba de maneira arriscada. Embora os padrões de ingestão variem muito de estudante para estudante, os padrões individuais são relativamente consistentes. Por exemplo, as mulheres dos grêmios femininos (*sororities*) da Universidade de Washington tomam bebidas alcoólicas tipicamente em festas (nas noites de fim-de-semana), durante reuniões noturnas de grêmios femininos com masculinos ou apenas femininos em dias úteis, e em bailes formais. Como o álcool não é admitido nos grêmios femininos do campus, mas é admitido em certas áreas dos grêmios masculinos, as mulheres habitualmente vão beber nos grêmios masculinos. Os estudantes em geral são capazes de descrever seus hábitos de beber, mas tendem a ter maiores dificuldades em discernir fatores situacionais mais sutis (por exemplo, quem, o que, onde, quando). O *Basics* ajuda os estudantes a identificarem esses fatores.

## Informar sobre o álcool

Embora muitos estudantes estejam familiarizados com os riscos potenciais a longo prazo da ingestão pesada, poucos consideram os resultados negativos mais imediatos da bebida (por exemplo, coma alcoólico, acidente mortal relacionado com o álcool etc.). Os estudantes recebem informações sobre as conseqüências negativas do álcool a curto prazo, de forma a estarem mais bem preparados para discutir maneiras mais seguras de beber. Como parte do *Basics*, os estudantes aprendem fatos básicos sobre o álcool tais como calcular sua alcoolemia aproximada, o que constitui uma dose padrão, como o álcool é metabolizado, o que é tolerância, qual a diferença entre o metabolismo masculino e o feminino do álcool e quais são as normas de ingestão para estudantes universitários e para a população geral ao longo da vida.

### Identificar fatores de risco pessoais

Os fatores pessoais que podem contribuir para o desenvolvimento de problemas do álcool são identificados a seguir. Os fatores pessoais incluem história familiar de problemas do álcool, história de transtornos do comportamento e história de conseqüências de ingestão pesada ou de problemas de álcool. Os estudantes recebem essa informação principalmente para ampliar seu conhecimento sobre seus riscos pessoais e para aclarar os fatores menos óbvios que contribuem para os problemas atuais ou futuros com o álcool. Ademais, esses fatores permitem ao clínico recomendar e encaminhar os clientes para os quais esteja indicada a abstinência.

### Desmistificar as expectativas positivas em relação ao álcool

Os estudantes são estimulados a examinar suas crenças sobre o que esperam sentir ou o que aconteça quando bebem. Os estudantes com muita freqüência acreditam que os efeitos farmacológicos do álcool contribuem para melhorar o funcionamento social, o que inclui sentir-se mais relaxado, mais sociável, amistoso e sexualmente atraente. Não é de surpreender que essas expectativas sejam, com freqüência, um incentivo a beber. Além disso, muitos bebedores jovens também acreditam que o prazer que esperam obter da bebida é proporcional à quantidade que consomem. A crença falsa que "quanto mais, melhor" incentiva ainda mais a ingestão pesada. Essas crenças e expectativas são questionadas por várias técnicas, incluindo a automonitorização e a informação sobre o efeito placebo.

### Definir objetivos de ingestão mais apropriados e seguros

Para as pessoas que escolherem beber, recomenda-se o objetivo de moderação. Define-se a *moderação* como a ingestão de álcool de uma maneira que evite tanto a intoxicação como os problemas. Encoraja-se a definição de limites de ingestão (por exemplo, manter a alcoolemia de 0,055% para baixo). Temos observado que poucos estudantes pensam em definir limites ou em moderação. Poucos estudantes são capazes de especificar os critérios que usam para determinar quando já beberam o suficiente.

### Manejar situações de ingestão de alto risco

Ensinam-se, então, estratégias cognitivo-comportamentais específicas para estabelecer e manter limites de ingestão seguros, que são praticadas por meio do desempenho de papéis e de exercícios em casa. As estratégias cognitivas incluem lembrar-se do objetivo estabelecido (principalmente antes de uma situação em que haverá bebida) e o uso de imagens e de conversas consigo mesmo para superar os impulsos de ultrapassar o objetivo. As técnicas comportamentais incluem a esquiva de situações de ingestão de alto risco, a prática de comportamentos assertivos (por exemplo, recusar uma bebida) e o envolvimento em outros comportamentos alternativos (por exemplo, alternar bebidas alcoólicas com não-alcoólicas, aumentar o intervalo entre duas bebidas, tomar bebidas com menor teor alcoólico).

## Errando é que se aprende

Quando um indivíduo tenta mudar um comportamento antigo, com freqüência comete erros. Infelizmente, os erros geralmente resultam em conseqüências negativas e sensações contraproducentes (por exemplo, desânimo, culpa, vergonha e, às vezes, depressão), que podem comprometer a motivação da pessoa e seu interesse em continuar tentando mudar o comportamento. Como já foi dito anteriormente, na literatura sobre prevenção de recaídas, esse conjunto de respostas é conhecido como *efeito de ruptura de objetivos*, e é ilustrado pelas seguintes frases: "Pra quê? Fiz tudo o que podia; não consigo!", "Bem, acho que ainda não é o momento de mudar essas coisas". Para evitar esse efeito, os deslizes ou recaídas na busca do objetivo comportamental são recolocados como oportunidades para que o estudante aprenda mais sobre situações de alto rico e refine o seu repertório de respostas de defrontação mais efetivas. Quando o objetivo é a moderação, um deslize pode ser beber além do limite estabelecido anteriormente, beber até ficar embriagado ou beber de maneira que resulte em problemas (por exemplo, brigas, discussões ou dirigir embriagado).

## Aumentar a auto-eficácia

Utilizando a teoria de auto-eficácia de Albert Bandura (1977), tentamos ajudar os estudantes a aumentar a crença em sua própria capacidade de adotar e manter mudanças saudáveis referentes ao consumo de bebidas. A *auto-eficácia de resistência* (capacidade de resistir às pressões para beber ou de recusar bebidas logo de saída; Hays & Ellickson, 1990) e a *auto-eficácia de redução de danos* (capacidade percebida para provar ou usar drogas de maneira a reduzir as conseqüências prejudiciais; Marlatt et al., 1993) são dois tipos aplicáveis à prevenção primária e secundária, respectivamente. A influência dos colegas desempenha um papel fundamental na iniciação de adolescentes ao uso de drogas, mas com freqüência é moderada por crenças na própria capacidade para resistir à pressão para usar drogas (Stacy et al., 1992). Supõe-se que ocorra um efeito moderador similar com estudantes que já iniciaram o uso de álcool.

## Atingir um estilo de vida equilibrado

Finalmente, os estudantes são encorajados a estabelecer e manter um estilo de vida equilibrado. Isso é atingido pela comparação entre o "dever" (coisas que acham que têm que fazer) com o "gostar" (coisas que fazem para obter prazer), e pela substituição de padrões de comportamento rígidos e inadaptados com "dependências positivas" (Glasser, 1976), tais como ginástica, meditação ou outras técnicas de relaxamento. Isso adquire uma particular importância para os estudantes pouco antes dos exames do meio e do final do ano, e por volta dos períodos de provas e de entrega de trabalhos. Muitos estudantes se refugiam em locais isolados e tranqüilos, estudam por horas a fio e se privam de sono e de diversão – tudo em nome do esforço para obter boas notas. Terminados os exames, os trabalhos e as provas, a "recompensa" pelo esforço se dá sob forma de muita festa. Uma forma de ajudar o estudante a equilibrar melhor o seu estilo de vida pode ser auxiliá-lo a organizar de maneira mais eficiente o seu tempo ao longo do semestre ou trimestre, para evitar o "porre de estudo", o "virar a noite", com o subseqüente excesso de festas. Também pode ser ultrapassar os obstáculos de forma mais humana e saudável pelo equilíbrio de horas de estudo com o descanso e as festas, de maneira a evitar o desejo de "cair na farra" causado pela privação.

## A integração da entrevista motivacional com o treinamento em habilidades cognitivo-comportamentais

Como muitos outros tratamentos cognitivo-comportamentais, o *Basics* baseia-se num modelo que combina deficiência de capacidade com aspectos motivacionais. Em outras palavras, ele pressupõe (1) que faltam aos estudantes informação e habilidades que favoreçam a ingestão moderada e 2) que eles têm deficiências motivacionais ao fazer uso das informações e dos recursos que possuem. Por esse motivo, o *Basics* depende bastante tanto do treinamento de habilidades cognitivo-comportamentais como da entrevista motivacional. Vemos essa integração de estratégias para criar habilidades e intensificar a motivação como consistentes com muitas terapias comportamentais, e como necessária e essencial no *Basics*.

Embora estejam comumente integrados na prática clínica, a entrevista motivacional e o treinamento de habilidades são com freqüência descritos em ensaios clínicos controlados de uma forma que implica uma oposição diametral e uma exclusão mútua (Kadden et al., 1994; Miller et al., 1992). A entrevista motivacional é proposta como uma intervenção para manejar a resistência e a ambivalência do cliente ante a mudança, de particular importância para clientes que se encontram nas etapas de pré-contemplação e de contemplação da mudança. A hipótese básica do treinamento de habilidades é que já existe um estado de prontidão para a mudança, mas o indivíduo não tem as habilidades para efetuá-la da forma desejada. Em contraste com o treinamento de habilidades, a abordagem da entrevista motivacional não ensina ao cliente, por exemplo, formas de mudar seu comportamento; na entrevista motivacional não existe desempenho de papéis, sessões práticas e de retroalimentação, modelagem, nem sessões de resolução de problemas. Em vez disso, vê-se o cliente como capaz de desenvolver seus próprios métodos de mudança e responsável por eles. A entrevista motivacional busca tanto eliciar como desenvolver a própria motivação intrínseca do cliente. Os objetivos e as habilidades específicos empregados para efetuar as mudanças vêm do próprio cliente (uma vez que esteja pronto para a mudança). O treinamento de habilidades, em contraste, tende a supor que já existe uma prontidão motivacional de parte do cliente e busca identificar e corrigir estratégias de defrontação cognitivas e comportamentais ineficazes. Miller & Rollnick (1991) destacaram essa dicotomia conforme se mostra na Tabela 3.2.

**Tabela 3.2 – Diferenças fundamentais entre entrevista motivacional e treinamento de habilidades**

| Abordagem do treinamento de habilidades | Abordagem da entrevista motivacional |
|---|---|
| Supõe que o cliente esteja motivado; não são utilizadas estratégias para criar a motivação. | Emprega princípios e estratégias para criar a motivação do cliente para a mudança. |
| Busca identificar e modificar cognições desadaptadas. | Explora e reflete as percepções do cliente sem rotulá-las ou corrigi-las. |
| Prescreve estratégias de defrontação específicas. | Elicia possíveis estratégias de mudança a partir do próprio cliente. |
| Ensina comportamentos de defrontação pela instrução direta, modelagem, prática direta e retroalimentação. | A responsabilidade pelos métodos de mudança é deixada para o cliente; não são empregados modelagem, treinamento e práticas diretos. |
| Ensina estratégias específicas de resolução de problemas. | Os processos naturais de resolução de problemas são eliciados a partir do próprio cliente. |

Nota: Adaptado, com permissão, de Miller & Rollnick (1991). Copyright 1991 de The Guilford Press.

Na verdade, as estratégias de intensificação motivacional (que incluem a entrevista motivacional) e o treinamento de habilidades cognitivo-comportamentais são comumente empregados conjuntamente, porque ambos são quase sempre necessários: motivação para fornecer a vontade, e treinamento de habilidades para fornecer os meios. Talvez a marca de um clínico verdadeiramente notável seja saber quando focalizar o quê, e deslocar-se ágil e elegantemente entre os dois, conforme o momento exija.

## Informações básicas sobre o álcool

A informação geral sobre o álcool está incluída na segunda sessão do *Basics*. Embora o objetivo principal da sessão inicial seja avaliar o padrão de consumo e os riscos pessoais do estudante, pode ser que surja uma oportunidade para instruir o estudante a respeito do álcool já na primeira sessão. Mais adiante forneceremos uma discussão mais aprofundada sobre como transmitir essa informação ao estudante, além de uma nota de cautela. Por ora, importa observar que o fornecimento dessa informação deve ocorrer no momento apropriado. Como regra geral, recomendamos que a informação fornecida se "encaixe" no contexto natural da discussão – em outras palavras, que sua introdução seja relevante ao tópico do momento e significativa para o estudante.

## Expectativas positivas a respeito do álcool

As seguintes perguntas são habitualmente apresentadas aos estudantes:

- Em que medida os efeitos que sentimos após beber são de natureza psicológica ou farmacológica?

- É possível ficar "alto", zonzo e "grogue" tomando apenas água tônica?
- Nossas crenças a respeito dos efeitos do álcool podem influenciar realmente o que sentimos depois de beber? Quanto de nossas experiências com o álcool não passam de "coisas que imaginamos"?

Os estudantes em geral acreditam, por exemplo, que as ações farmacológicas do álcool são responsáveis por sua desinibição social e sexual. Se isso fosse verdade, "vender" a idéia de moderar o uso de álcool para os estudantes seria um negócio mais complexo. Se, no entanto, os fatores psicológicos são realmente tão importantes quanto os fatores farmacológicos concretos (e, em alguns casos, até mais), então a intervenção preventiva pode concentrar-se em estratégias psicológicas ou comportamentos para atingir o mesmo efeito.

Uma série de experimentos realizados nos anos 70 e 80 (veja as revisões em Marlatt & Rohsenow, 1980; Hull & Bond, 1986) procurou esclarecer em que medida o que uma pessoa sente após ter tomado bebidas alcoólicas é de natureza psicológica ou farmacológica, e em que medida a expectativa que a pessoa tem sobre o que vai acontecer após ter bebido influencia o que ela realmente sente depois de ter bebido. Esses estudos demonstraram que muito do que acontece depois de se ter bebido baseia-se em efeitos de expectativas, ou no que a pessoa esperava sentir ou que acontecesse. A fim de controlar os efeitos psicológicos e farmacológicos, foi desenvolvido um projeto controlado com placebo. Ou seja, o tipo de bebida (álcool ou água tônica) variava em relação ao que se dizia aos sujeitos que eles tomariam (expectativa de álcool ou expectativa de água tônica). Como ilustra a Figura 3.3, um grupo esperava receber álcool e recebia mesmo álcool; outro grupo esperava receber água tônica e recebia mesmo água tônica; o terceiro grupo esperava álcool, mas em seu lugar recebia água tônica, perfumada com uma gota de extrato de rum (placebo); o quarto esperava água tônica, mas em vez disso recebia vodka ("batizado").

Os resultados desses estudos comparados com placebo estão resumidos na Tabela 3.3. Em linhas gerais, tanto os homens como as mulheres sentiram um efeito de desinibição decorrente da crença de que tinham consumido, ainda que pequenas quantidades, álcool. É interessante observar que, ao passo que os homens em geral relatassem menos ansiedade social quando pensavam ter consumido álcool, as mulheres tornaram-se mais ansiosas socialmente, nas mesmas circunstâncias. Os homens tipicamente sentiram uma maior excitação sexual quando pensavam ter consumido álcool; no entanto, na realidade, as respostas sexuais fisiológicas estavam atenuadas tanto nos homens como nas mulheres. Finalmente, as expectativas em relação ao álcool pareciam ser particularmente relevantes para os homens em termos de agressão, sendo esta associada fundamentalmente à sua crença de que tinham consumido doses moderadas de álcool.

Além desses estudos comparados com placebo, outros usaram questionários de autorelato para avaliar as expectativas individuais e sua relevância em relação ao álcool (Fromme et al., 1993; Leigh, 1989). Os resultados desses estudos confirmam os da pesquisa com estudos comparados com placebo.

O sujeito esperava receber

|  | Bebida alcoólica | Bebida não-alcoólica |
|---|---|---|
| **Bebida alcoólica** | Vodca e tônica | Vodca e tônica |
| **Bebida não-alcoólica** | Tônica | Tônica |

*O sujeito recebeu na realidade*

FIGURA 3.3 – O desenho de pesquisa 2 x 2 comparado com placebo.

## Tabela 3.3 – Resumo dos resultados da pesquisa comparada com placebo

| Homens | Mulheres |
|---|---|
| *Ansiedade social* | |
| Os homens ficam menos ansiosos em situações sociais quando pensam que tomaram álcool. | As mulheres ficam mais ansiosas em situações sociais quando pensam que não tomaram álcool. |
| *Agressão* | |
| Os homens tornaram-se mais agressivos quando tomaram apenas água tônica que pensavam conter álcool. Os homens tornaram-se relativamente menos agressivos quando pensavam estar tomando água-tônica, mas sua bebida na verdade continha álcool. | |
| *Excitação sexual* | |
| Os homens sentiam-se sexualmente mais excitados quando pensavam que sua bebida continha álcool, na ausência de uma excitação fisiológica objetiva. | As mulheres ficaram menos excitadas quando tomaram álcool. |

## A desmistificação do "mais é melhor": a resposta bifásica

À medida que uma pessoa consome bebidas alcoólicas em quantidades baixas ou moderadas e sua alcoolemia aumenta (isto é, durante as fases iniciais da ingestão), o álcool inicialmente produz uma leve estimulação geral, percebida pelo bebedor como excitação, aumento da energia e da confiança. Isso está ilustrado na Figura 3.4 pela ascensão inicial das curvas da "escala de sensações". Entretanto, com o passar do tempo, os efeitos tornam-se de natureza mais depressora e podem ser sentidos como fadiga, falta de coordenação e lentificação. Novamente, a fase positiva inicial está associada com alcoolemias baixas, porém ascendentes; em contraste com isso, a fase negativa que se segue está mais associada com a queda da alcoolemia, independentemente do pico da alcoolemia da pessoa ser alto ou baixo (embora a queda seja mais acentuada quando o pico é mais elevado; veja a Figura 3.4).

Em outras palavras, depois de beber durante um certo tempo, as pessoas em geral começam a sentir-se cansadas e deixam de sentir-se "altas", como no início. A essa altura, as pessoas decidem, então, tomar outra bebida para restabelecer os efeitos estimulantes iniciais do álcool. Embora isso pareça plausível, não é tão simples assim. Independentemente da dose ou da vontade, as tentativas para se conseguir mais estimulação pelo álcool na segunda fase não funcionam. Quanto mais se consome álcool, e quanto mais alta a alcoolemia, mais profunda a segunda fase. Nesse sentido, não há escapatória de uma alcoolemia descendente e da segunda fase depressora da resposta ao álcool. Continuar a beber apenas aumenta os efeitos depressores, incluindo a perda de consciência. A segunda fase pode ser minimizada por tomar quantidades baixas ou moderadas (isto é, não ultrapassar uma alcoolemia de 0,06%).

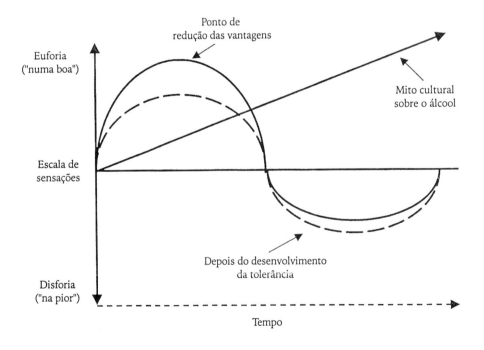

FIGURA 3.4 – A resposta bifásica ao álcool.

A tolerância ao álcool compromete ainda mais os efeitos positivos e exacerba os efeitos negativos. Utilizando modelos animais, Solomon e colaboradores (Solomon, 1977; Solomon & Corbit, 1974) descobriram que uma alta tolerância diminui os efeitos estimulantes do álcool que ocorrem na fase inicial e exacerba os efeitos depressores característicos da segunda fase. Esses achados podem proporcionar um argumento adicional para reduzir a tolerância ao álcool. Note, na Figura 3.4, a diferença entre as curvas que representam este efeito em pessoas com e sem tolerância ao álcool. A curva inferior mostra a resposta bifásica ao álcool de uma pessoa que desenvolveu uma alta tolerância ao álcool. A mensagem principal com relação a esse ponto é esta: "Quanto mais e mais depressa você beber, *menos* você vai sentir efeitos estimulantes leves, e *mais* você vai sentir os efeitos depressores".

Muitos estudantes universitários consideram a ingestão pesada muito agradável. Os estudantes, com muita freqüência, associam tomar muita bebida alcoólica com "festa" e outras atividades sociais agradáveis, como dançar, jogar e encontrar parceiros amorosos em potencial. Os estudantes raramente mencionam os efeitos colaterais negativos associados à ingestão pesada. Há várias explicações possíveis para esse fenômeno. Pode ser que as experiências positivas sejam mais salientes que as negativas. O contexto social, no qual ocorre a ingestão pesada, pode ser tão positivo que encobre os efeitos físicos e psicológicos negativos (por exemplo, sentir-se fisicamente esgotado ou mal na manhã seguinte, sentir que fez papel de palhaço). Num certo sentido, portanto, é mais provável que o estudante se lembre dos aspectos agradáveis associados à ingestão pesada do que das conseqüências negativas. Na segunda sessão do *Basics*, o terapeuta tenta aumentar a percepção do cliente desses efeitos negativos a curto prazo, associando a ressaca da "manhã seguinte" e outros efeitos negativos ao comportamento de beber da noite anterior. Isso se consegue pela exploração das vivências do cliente a fim de elucidar tanto os custos quanto os benefícios da ingestão pesada. Para estabelecer uma ponte entre a agradável ocasião da bebida e a ressaca do dia seguinte, o terapeuta poderia perguntar: "Como você se sentiu na manhã seguinte?".

## "Miopia" alcoólica

Os estudantes também aprendem como e por que o álcool pode afetar a mesma pessoa de formas diferentes em ocasiões diferentes – às vezes a pessoa fica hostil e agressiva e, em outras, amistosa e calorosa. Steele & Josephs (1990) descreveram um tipo de processo no qual a intoxicação alcoólica cria uma espécie de "miopia" cognitiva, ou seja, limita o raciocínio abstrato e o processamento de informações e de dicas (*cues*) simples, imediatas e concretas. Por exemplo, as pessoas processam tipicamente a informação de maneira rápida e eficiente, com base em inúmeras unidades (*bits*) de informação. O significado é inferido pela assimilação de uma grande massa de dicas, umas óbvias, outras sutis. Os estudos de laboratório sobre o álcool demonstraram que a intoxicação prejudica os processos cognitivos pela redução da amplitude do que as pessoas percebem e processam. De forma semelhante à miopia visual, as percepções e as emoções de uma pessoa sob a influência do álcool restringem-se às dicas imediatas e óbvias; as dicas periféricas e sutis são perdidas.

Por vezes, contamos aos estudantes uma história desenvolvida por Steele & Josephs (1990) para reforçar esse ponto:

> Imagine que você acaba de ter uma discussão com um professor por ter recebido uma nota baixa. Esse professor tem fama de "durão" nas provas e para dar notas; após ter discutido com ele depois da aula, você tem que se conformar em aceitar a nota baixa. Você sai da sala dele aparentemente tranquilo, mas por dentro ainda está furioso. Nessa noite, você vai a uma festa na casa de um amigo, esperando relaxar. Chega perto de onde estão dançando e, sem querer, esbarra numa pessoa que está atrás de você. Ao virar-se para desculpar-se, dá de cara com o professor. Em tais circunstâncias, sua presença despertaria um desejo de expulsá-lo. Se você estiver sóbrio, vai admitir rapidamente que isso, sem dúvida, só complicaria as coisas entre vocês dois, sem contar a ofensa ao seu amigo e a vergonha para você. Logo, você se contém, cumprimenta-o e pede desculpas. Agora, suponha que está intoxicado e que a "miopia" alcoólica reduziu sua habilidade de processamento apenas a reações imediatas e limitadas. A "miopia" limita sua habilidade para antecipar as consequências negativas da expressão de sua raiva. Como resultado, você manda que ele "caia fora". Antes que se dê conta, cria-se uma confusão; seus amigos ficam contra você e pedem que parta; e você é reprovado miseravelmente.

Quer o clínico use a história acima ou elicie exemplos ilustrativos do próprio estudante, a discussão sobre a "miopia" alcoólica deveria aclarar como o álcool pode fazer que a mesma pessoa sinta-se às vezes de uma maneira e, outras vezes, de maneira oposta, "sequestrado" pelo que for mais importante e saliente no ambiente, pelo que a pessoa está sentindo (por exemplo, aborrecido, triste, bravo etc.) ou por ambos.

## Riscos diferenciais para mulheres e homens

Nos últimos anos, começou-se a dar cada vez mais importância às diferenças de gênero no campo dos estudos do álcool, à medida que aumentou o conhecimento sobre as diferenças do metabolismo do álcool de homens e mulheres e sobre outros efeitos.

### Diferenças de gênero na absorção e no metabolismo do álcool

Há mais de duas décadas, os pesquisadores Jones & Jones (1976) publicaram os primeiros resultados de laboratório que mostravam as diferenças entre homens e mulheres quanto aos resultados de dose/efeito de álcool. Nesses estudos iniciais, as mulheres obtiveram alcoolemias significativamente mais elevadas que os homens ao receberem as mesmas doses de álcool (ajustadas de acordo com o peso corporal). Diante das diferenças de peso usuais entre homens e mulheres, Jones & Jones advertiram que uma mulher que tomasse a mesma quantidade de bebida que um homem provavelmente ficaria duas vezes mais intoxicada. A Figura 3.5 ilustra a diferença da alcoolemia aproximada entre um homem e uma mulher, cada qual com um peso aproximado de 70 kg, após consumir cinco doses-padrão em duas horas. Embora os dois tenham o mesmo peso, a alcoolemia dele é calculada em 0,101%, e a dela em 0,128%. Quando se leva em conta a diferença de peso habitual entre homens e mulheres em idade para estar na faculdade, a distância entre os gêneros das alcoolemias estimadas aumenta ainda mais. Um homem com a idade típica de um estudante universitário pesa cerca de 80 kg, ao passo que uma mulher da mesma idade pesa em média 60 kg. Nas mesmas situações de ingestão descritas anteriormente, a alcoolemia dele seria estimada em 0,072%, ao passo que a dela seria quase o dobro, 0,134% – consideravelmente mais do que o limite legal para dirigir no Estado de Washington que é de 0,10%. São vários os fatores responsáveis por essas diferenças de gênero quanto ao grau de intoxicação:

1 *Diferença na quantidade de água corporal entre homens e mulheres.* Enquanto o peso corporal total dos homens é composto de 55-65% de água, o peso corporal das mulheres é composto por 45-55% de água. Disso decorre que o álcool é mais diluído nos homens que nas mulheres.

2 *Diferenças nos níveis de desidrogenase do álcool gástrica entre homens e mulheres.* A desidrogenase do álcool, uma enzima do estômago que auxilia no metabolismo do álcool, é significativamente mais elevada em homens que em mulheres. Frezza et al. (1990) descobriram que as atividades da desidrogenase do álcool gástrica eram 70-80% mais intensas numa amostra de homens não-alcoolistas que numa amostra de mulheres não-alcoolistas. Essas diferenças no metabolismo de primeiro passo parecem tornar as mulheres mais vulneráveis que os homens ao desenvolvimento de cirrose do fígado, lesão cerebral e outras condições clínicas resultantes do abuso crônico do álcool (Instituto Nacional do Abuso do Álcool e do Alcoolismo [NIAAA], 1993).

3 *Alterações hormonais nas mulheres.* As alterações hormonais nas mulheres também podem afetar a alcoolemia. Especificamente, uma semana antes de começar a menstruar, as mulheres mantêm o pico mais elevado de intoxicação por períodos de tempo mais longos que as mulheres que estão menstruando ou que estão na fase pós-menstrual. Um padrão semelhante de prolongação do pico elevado de intoxicação foi observado em mulheres que tomam anticoncepcionais orais. Jones & Jones (1976) atribuíram essa prolongação do pico a um aumento de estrógenos, tido como um lentificador do metabolismo do álcool.

Apesar dos conhecimentos sobre as diferenças de gênero obtidos empiricamente no campo dos estudos do álcool, os padrões clínicos para avaliar e tratar os problemas do álcool com freqüência ignoram essas diferenças. Até recentemente, a pesquisa sobre o álcool com animais e humanos baseava-se fundamentalmente em amostras masculinas (NIAAA, 1992). Além do mais, as comparações de padrões de ingestão entre os gêneros também têm ignorado as diferenças de gênero quanto à ingestão e ao metabolismo do álcool e têm-se baseado em pesquisas de auto-relato *unissex* (Dimeff et al., 1994). Embora se considerem essas pesquisas como confiáveis, sua incapacidade de levar em conta diferenças de peso e de sexo compromete sua validade. Não é de surpreender que esses estudos tenham consistentemente encontrado menores taxas de uso de álcool por mulheres (à exceção de amostras de lésbicas), de acordo com vários tipos de medida, o que resultou numa crença de que a maioria das mulheres tem menores riscos de problemas de saúde decorrentes do álcool (Engs & Hanson, 1990; Perkins, 1992; Wechsler & Isaac, 1992; Wechsler et al., 1994).

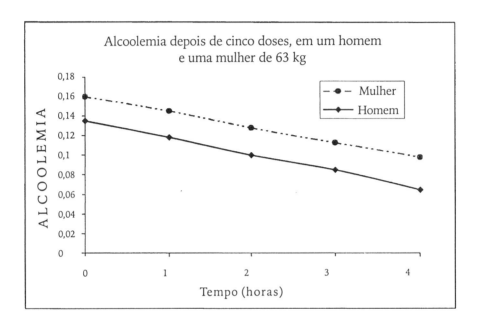

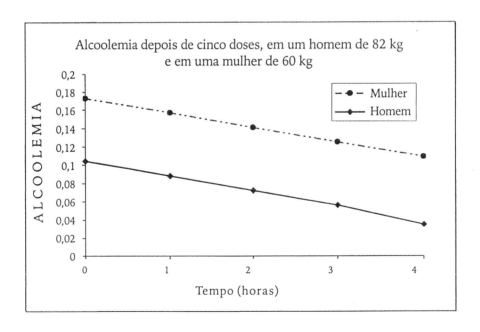

FIGURA 3.5 – Comparação de distintas alcoolemias depois de cinco doses, em um homem e uma mulher de 63 kg, e em um homem de 82 kg e uma mulher de 60 kg.

Em nosso projeto de pesquisa, estávamos interessados em examinar as diferenças de gênero quanto ao consumo de álcool. Para avaliar essas diferenças, usamos tanto as medidas de quantidade convencionais como medidas sensíveis às diferenças de gênero, que levam em conta as diferenças psicológicas e as de peso corporal (Dimeff et al., 1994).[1] Levantamos a hipótese de que as medidas de quantidade habituais indicariam taxas de bebida entre os homens significativamente mais elevadas que entre as mulheres, mas que essas diferenças desapareceriam quando os dados fossem reanalisados com uma medida multidimensional corrigida por peso e gênero. Quando foram aplicadas as medidas convencionais, os homens *pareciam* beber significativamente mais que as mulheres em todos os parâmetros, incluindo a quantidade máxima consumida, a freqüência de uso e o total de doses consumidas por semana (veja a Tabela 3.4). Com base nesses achados estatísticos, pareceria que o consumo semanal habitual de álcool dos homens universitários de nossa amostra era quase duas vezes maior que o das mulheres. Quando os dados foram reanalisados com medidas como o pico de alcoolemia semanal habitual ajustado por gênero e peso, as diferenças entre as médias grupais não estavam mais acima dos níveis do acaso. Embora não houvessem aparecido diferenças relativas à quantidade, os homens de nossa amostra relataram beber mais freqüentemente que as mulheres, o que, de fato, pode aumentar a probabilidade de problemas.

Tabela 3.4 – Médias e desvios-padrão de medidas convencionais e corrigidas a respeito do álcool

| | Homens | | Mulheres | | |
| --- | --- | --- | --- | --- | --- |
| | M | DP | M | DP | F |
| Quantidade máxima consumida | 3,74 | 1,47 | 2,96 | 1,35 | 22,67** |
| Quantidade consumida habitualmente | 2,23 | 1,5 | 1,6 | 1,04 | 17,74** |
| Total de doses por semana | 12,14 | 11,68 | 6,95 | 5,91 | 24,09** |
| Pico de alcoolemia | 0,06% | 0,05% | 0,06% | 0,06% | 1,97 |
| Alcoolemia média | 0,05% | 0,04% | 0,06% | 0,04% | 2,87 |
| Freqüência habitual | 2,75 | 1,09 | 2,42 | 1,0 | 6,94* |

Nota: Para a avaliação da freqüência de ingestão, as opções de resposta e categorias associadas foram as seguintes: 0 (menos que uma vez por mês), 1 (cerca de uma vez por mês), 2 (duas ou três vezes por mês), 3 (uma ou duas vezes por semana), 4 (três ou quatro vezes por semana) e 5 (diariamente ou quase). A avaliação da quantidade habitual e do pico de consumo mais recente foi registrada usando-se as seguintes opções de resposta e categorias associadas: 0 (nenhuma bebida), 1 (uma ou duas doses), 2 (três ou quatro doses), 3 (cinco ou seis doses), 4 (sete ou oito doses) e 5 (mais de oito doses). Fonte: Dimeff et al. (1994). *p < 0,01 **p < 0,001.

---

1 Na avaliação sensível ao gênero, os estudantes relatam o número habitual de doses que consumiram em cada dia da semana no último mês. Além disso, era-lhes pedido que indicassem o número habitual de horas que passavam consumindo bebidas alcoólicas em cada dia da semana. Foram então calculados os picos de alcoolemia para cada dia, de acordo com a fórmula desenvolvida por Matthews & Miller (1979).

## Aumento do risco de abuso sexual e/ou de estupro

Em 1987, Koss, Gidycz e Wisniewski publicaram pela primeira vez seus achados sobre um amplo estudo nacional acerca do estupro nos campus universitários norte-americanos, envolvendo 6.159 estudantes de 32 faculdades e universidades. Seus achados incluíam o seguinte:

- Uma em cada quatro das mulheres que participaram do estudo relatou ter sido vítima de estupro ou de tentativa de estupro.
- Dessas, 84% conheciam quem as agrediu, e 57% dos estupros ocorreram no contexto de um encontro amoroso.
- 12% dos homens relataram ter cometido atos que correspondem à definição legal de estupro ou de tentativa de estupro.
- 75% dos homens e 55% das mulheres relataram ter usado álcool ou outras drogas antes da agressão sexual.

Outros estudos sobre estupro cometido por conhecidos da vítima também encontraram notáveis taxas de uso de álcool, seja pela vítima, seja pelo agressor. Muehlenhard & Linton (1987) relataram estes achados:

- 26% dos estudantes universitários do sexo masculino relataram ter cometido alguma agressão sexual.
- 21% das mulheres vítimas estavam intoxicadas no momento da agressão.
- 29% dos homens e 32% das mulheres descreveram estar "ligeiramente altos" por ocasião da agressão sexual.

Numa recente pesquisa conduzida em outra grande universidade urbana, 26% dos 814 homens, cujas idades variavam de 18 a 59 anos, relataram ter cometido uma agressão sexual (Abbey et al., 1998). Das 1.160 alunas de graduação interrogadas, mais da metade relatou ter sofrido alguma forma de agressão sexual; desta, quase a metade envolveu o uso de álcool seja pelo homem, seja pela mulher ou por ambos (Abbey et al., 1996).

Como e em que medida o álcool funciona como um fator de risco de estupro e de tentativa de estupro, e quais são as implicações para a prevenção do estupro? Essas são questões importantes e que têm recebido muita atenção nos últimos anos. Se considerarmos que as mulheres na faixa etária dos 20 anos têm um risco de vitimização sexual três vezes maior que o de mulheres de outros grupos etários, esse assunto é particularmente relevante no contexto da prevenção de porres entre estudantes universitários. A partir de sua extensa revisão da literatura de pesquisa, Abbey (1991) e Abbey et al. (1998, 1996) sugerem várias explicações para as relações entre o uso de álcool e a agressão sexual:

1 *Expectativas masculinas a respeito dos efeitos do álcool.* Os homens esperam sentir-se mais sexuais, poderosos e agressivos depois de tomar bebidas alcoólicas (Brown et al., 1980). Basta atentar para a publicidade de bebidas alcoólicas dirigidas a homens em idade de fre-

qüentar a universidade, para entender como se estabelecem essas expectativas de resultados e o poder das imagens evocadas. Abbey (1991, p.166) observa: "A *crença* de que o consumo de álcool ... aumenta a excitação sexual fisiológica e psicológica. Os homens que tomaram álcool sentem-se sexualmente excitados e respondem mais aos estímulos eróticos, incluindo a possibilidade de estupro" (itálico do original).

2 *Percepções masculinas errôneas a respeito de intenções sexuais.* Abbey prossegue observando que os homens, mais que as mulheres, interpretam dicas verbais e não-verbais como indicações do interesse de uma mulher em ter um relacionamento sexual com um homem. Vários estudos demonstraram que os estudantes universitários do sexo masculino percebem as mulheres como mais sedutoras e promíscuas, e mais interessadas em ter um relacionamento sexual com um homem, do que as mulheres percebem a si mesmas (Abbey, 1982, 1987; Abbey & Melby, 1986). Abbey (1991, p.166) interpreta os resultados desses estudos como a evidência de que "os homens vêem o mundo de maneira mais sexualizada que as mulheres e, conseqüentemente, têm mais probabilidade que as mulheres de interpretar dicas ambíguas como evidência de intenção sexual" e acrescenta que a socialização das mulheres as leva a assumirem o papel de "guardiãs dos portões" que os homens assediam. Nesse contexto, o roteiro socializado das mulheres implica tanto paquerar de maneiras diretas e indiretas como resistir aos avanços para não parecer "fácil". Esse roteiro pode facilitar a um homem ignorar o "não" de uma mulher e forçá-la a uma relação sexual contra a vontade dela.

O acréscimo do álcool a essa equação pode aumentar ainda mais a probabilidade de ocorrência de uma interpretação errônea de intenção sexual. Lembremo-nos da discussão anterior sobre a "miopia" alcoólica: a intoxicação pelo álcool pode resultar em um estreitamento da capacidade de processar e analisar estímulos complexos originários do ambiente. Particularmente no contexto da ingestão pesada, um homem intoxicado pode ficar mais propenso a interpretar dicas ambíguas de maneira consistente com seus próprios sentimentos ou desejos.

3 *O consumo de álcool como justificativa para a violência sexual masculina.* Os estudantes universitários de sexo masculino, de acordo com Abbey, podem beber com a intenção deliberada de sentir os resultados positivos que eles esperam da bebida, a saber: uma sensação de desinibição, de aumento do "à vontade" sexual e de poder. No dia seguinte, no entanto, eles "apagam", descontam ou se vangloriam de qualquer ato socialmente inaceitável que porventura tenham cometido na noite anterior, usando o álcool como uma desculpa.

4 *Os efeitos do álcool sobre a habilidade das mulheres em enviar e receber dicas.* As mulheres intoxicadas são mais vulneráveis aos atos de agressão sexual, na medida em que a "miopia" alcoólica reduz sua capacidade de reconhecer sinais sutis e complexos que, em outras circunstâncias, as alertariam para as intenções sexuais de seu parceiro ou para os riscos de agressão sexual. Como a "miopia" alcoólica estreita a atenção e reduz o processamento por inferência, uma mulher pode não ser capaz de "ver" que "seu comportamento amistoso está sendo percebido como sedução" (Abbey, 1991, p.167). Isso é particularmente importante porque os ho-

mens são mais propensos a interpretar o comportamento amistoso de uma mulher num contexto amoroso como uma indicação de interesse sexual, como vimos anteriormente.

5 *O efeito do álcool na capacidade das mulheres para resistir a uma agressão sexual*. Vários estudos demonstraram que a capacidade de uma mulher para resistir verbal e fisicamente a uma agressão sexual fica prejudicada em razão do grau de intoxicação, decorrente da perturbação cognitiva e física (Koss & Dinero, 1989; Golding et al., 1989).

6 *Estereótipos de mulheres que tomam bebidas alcoólicas*. As pesquisas de George et al. (1986, 1988, 1995) demonstraram que os estudantes universitários habitualmente percebem uma mulher que toma bebidas alcoólicas como (a) mais desinibida sexualmente, (b) mais propensa a apreciar ser seduzida e (c) mais disposta a envolver-se em carícias e relações sexuais que uma mulher que toma refrigerantes. Também constataram que os homens são mais propensos a iniciar uma atividade sexual com uma mulher que bebe do que com uma que não bebe, em virtude das expectativas sobre a receptividade sexual da mulher que bebe. Isso poderia explicar por que alguns homens tentam deliberadamente intoxicar uma mulher (por exemplo, pagando-lhe bebidas, encorajando-a a participar de jogos que envolvem bebidas): para aumentar a vulnerabilidade delas.

## Aumento do risco de perturbações da alimentação

A incidência de transtornos da alimentação entre estudantes universitárias do sexo feminino varia de 4,4% (Stangler & Printz, 1980) a 10% (Rand & Kuldau, 1992). Vários estudos documentaram a relação significativa entre uma alimentação perturbada (definida como padrões alimentares ou comportamentos relacionados à alimentação que podem não preencher os critérios para um transtorno da alimentação, mas são prejudiciais do ponto de vista da saúde) e abuso de álcool em estudantes universitários do sexo feminino (Krahn, 1991; Yeary & Heck, 1989). Em uma pesquisa sobre comportamentos que refletem um estilo de vida de 200 mulheres estudantes universitárias selecionadas ao acaso, 19,7% das participantes relataram induzir o vômito (Meilman et al., 1991). Três tipos distintos de usuárias de laxantes foram identificadas neste estudo: as que tomavam laxantes depois de tomar álcool ("purgadoras de álcool"), as que tomavam laxantes depois de comer ("purgadoras de comida") e as que tomavam laxantes depois de comer e beber. É interessante notar que a taxa das que tomavam laxantes depois de beber (7,4%) era consideravelmente mais elevada que a das que tomavam laxantes depois de comer (4,7%), mas comparável à taxa das que tomavam laxantes depois de comer e beber (7,4%). O local de residência predizia as que tomavam laxantes depois de comer nessa amostra, na qual 72,2% das mulheres do segundo ano em diante moravam em repúblicas da universidade (as alunas de primeiro ano foram excluídas da análise porque as regras da universidade não permitiam às alunas de primeiro ano morar em repúblicas da própria universidade). Embora a diferença do consumo semanal médio de álcool entre as que tomavam laxantes depois de comer com muita freqüência (22,3 doses por semana) e o restante da amostra (17,2 doses por semana) não fosse estatisticamente significativa, surgiram diferenças significativas quanto à quantidade máxima consumida numa semana média: as que tomavam laxantes depois de comer tinham uma média de 36,5 doses por semana de bebida pesada, em comparação com 24,5 doses para o restante da amostra.

Mulheres jovens, particularmente as de ascendência européia, vivem sob uma enorme pressão para serem magras (Le Grange et al., 1998). Esbeltez e convenções de atratividade masculina são quase sempre sinônimos. No contexto de nossa pesquisa com as repúblicas pertencentes à universidade, as mulheres que moravam em repúblicas relataram que não era raro terem que passar por uma espécie de "trote", no qual as moradoras mais antigas da casa usam uns aros fixos para marcar áreas de gordura corporal inaceitável nos corpos das novas moradoras da casa (Luce et al., 1993). Parece também que há uma maior preocupação com a imagem e o aspecto corporal nas casas com "melhores" reputações sociais do que nas repúblicas da própria universidade.

## Efeitos da alcoolemia

Embora os efeitos da bebida, em doses leves a moderadas, sejam basicamente psicológicos, o álcool tem realmente efeitos físicos sobre o sistema nervoso central. Em doses altas, o tempo de reação, o controle motor e o processamento cognitivo ficam prejudicados, o que resulta num aumento do risco de acidentes e de riscos para a saúde. Durante a segunda sessão do *Basics*, os estudantes são informados dos tipos de experiências de pessoas não-tolerantes ao álcool em diversos níveis de alcoolemia. As experiências dos estudantes em vários níveis de alcoolemia são então comparadas com as das pessoas sem tolerância ao álcool a fim de avaliar o grau de tolerância do estudante, bem como estabelecer o vínculo entre seu comportamento de beber e o "real" impacto fisiológico deste.

Os estudantes aprendem que a alcoolemia é a proporção de álcool na corrente sanguínea, determinada calculando-se os miligramas de álcool por 100 mililitros de sangue. A alcoolemia normalmente é referida como uma porcentagem (por exemplo, 0,10% = 1 parte de álcool para cada 1.000 partes de sangue). No Estado de Washington, e em muitos outros, um indivíduo é legalmente definido como dirigindo embriagado se tiver uma alcoolemia igual ou superior a 0,10%. Em alguns Estados, o limite legal é de 0,08%.[2]

Os efeitos intoxicantes do álcool são o resultado de sua ação fisiológica sobre o cérebro. Os efeitos do álcool são aproximadamente previsíveis a partir da quantidade de álcool na corrente sanguínea para estudantes com tolerância mínima. É difícil fazer a previsão dos efeitos do álcool em indivíduos que já desenvolveram tolerância. A Tabela 3.5 indica os efeitos comuns do álcool em diferentes níveis de alcoolemia em pessoas sem uma tolerância

---

2 No Brasil, esse limite é de 0,06%. (N.T.)

acentuada. (Essa informação é fornecida em folhas de "macetes" que distribuímos aos estudantes; veja o Anexo B.) Os estudantes com tolerância ao álcool com freqüência vão relatar diferenças entre suas experiências pessoais em certos níveis de alcoolemia e os efeitos-padrão em pessoas sem tolerância, descritos durante a sessão. Essas diferenças percebidas podem abrir as portas a uma discussão sobre a tolerância fisiológica e a comportamental.

Tabela 3.5 – Efeitos comuns do álcool em pessoas sem tolerância

| Alcoolemia | Efeitos comuns do álcool |
| --- | --- |
| 0,02% | Os bebedores leves e moderados começam a sentir um certo efeito. |
| 0,04% | A maioria das pessoas começa a sentir-se relaxada. |
| 0,06% | O raciocínio fica um pouco prejudicado; as pessoas ficam menos capazes de tomar decisões racionais sobre suas capacidades (por exemplo, para dirigir). |
| 0,08% | Evidente perturbação da coordenação muscular e da capacidade para dirigir; aumento do risco de náusea e de fala pastosa. |
| 0,10% | Clara deterioração do tempo de reação. |
| 0,15% | Perturbação do equilíbrio e dos movimentos; dramático aumento do risco de apagamento, de desmaio e de acidentes. |
| 0,30% | A maioria das pessoas perde a consciência. O sistema nervoso central fica substancialmente deprimido; risco de morte. |

## Tolerância

A maioria dos estudantes universitários bebedores pesados apresenta algum grau de tolerância ao álcool, ou seja, precisa de mais bebida (mais especificamente, uma alcoolemia mais elevada) para obter o mesmo efeito que tinha antes de desenvolver a tolerância. Muitos estudantes consideram a tolerância benéfica, já que acreditam que controlarão melhor suas ações sob níveis elevados de alcoolemia. A tolerância, no entanto, pode ser uma desvantagem. Não apenas sai mais caro, mas também pode causar maior dano ao organismo e aumentar a probabilidade de desenvolver problemas de saúde a longo prazo, em razão dos altos níveis de toxina no corpo por períodos prolongados.

Felizmente, a tolerância ao álcool é, em grande medida, reversível; na realidade, pode ser rapidamente revertida com períodos curtos de abstinência ou de consumo reduzido. Muitos estudantes, intencionalmente ou não, já passaram pela experiência de reduzir sua tolerância – em geral, quando voltam para casa durante feriados ou férias. Uma estratégia comum para reduzir a tolerância consiste em estabelecer um limite de alcoolemia seguro (geralmente não superior a 0,06%) e um período (por exemplo, dois meses) durante o qual o limite não deve ser ultrapassado. Em geral, os estudantes que aplicam ativamente esse projeto descobrem que a redução da ingestão tem algumas vantagens concretas, que incluem menos ressaca no dia seguinte e mais dinheiro para outras atividades.

### Os efeitos nocivos da intoxicação alcoólica sobre o sono, a vigília e o desempenho

Os estudantes raramente percebem que o álcool que consomem em uma única noite pode comprometer seu desempenho durante muitos dias, como resultado dos efeitos da intoxicação pelo álcool sobre o sono. A extensão do comprometimento do desempenho cognitivo e físico pela privação do sono está diretamente relacionada com o grau de intoxicação no momento em que a pessoa adormece. Em termos gerais, quanto maior a intoxicação maior a perturbação do sono. Que tipo de alterações do sono pode-se esperar? Os seguintes pontos resumem os efeitos da intoxicação alcoólica aguda sobre o sono (Carskadon & Dement, 1989; Kay & Samiuddin, 1988):

- O tempo total de sono aumenta na primeira metade da noite; no entanto, diminui durante a segunda metade da noite.
- A facilidade para despertar após o início do sono diminui na primeira metade da noite; entretanto, aumenta durante a segunda metade da noite.
- O sono REM (*Rapid Eye Movement* – movimento rápido dos olhos) diminui na primeira metade da noite, mas existe um rebote do sono REM nas porções subseqüentes da noite, seguindo o metabolismo do álcool. Altos níveis de intoxicação podem suprimir completamente o sono REM e impedir o rebote até a noite seguinte, em razão do metabolismo fixo do álcool (aproximadamente de uma dose por hora).
- O sono delta diminui.

Que efeitos o estudante pode esperar no dia seguinte, como resultado dessa perturbação do sono induzida pelo álcool? De uma perspectiva psicológica, não é incomum uma sensação de cansaço, exaustão, fadiga, cabeça zonza e uma irritação maior que a habitual. Também é bastante comum um borramento cognitivo, classicamente sentido como uma "falta de foco" ou da rapidez habituais. Finalmente, a energia mental (por exemplo, a capacidade de manter a atenção focalizada e concentrada por um período prolongado) também diminui.

Os efeitos da privação do sono sobre o desempenho físico são comparáveis aos efeitos psicológicos descritos anteriormente (Mougin et al., 1989; Radomski et al., 1992; VanHelder & Radomski, 1989). Do ponto de vista fisiológico, a privação de sono resulta na supressão dos níveis normais de prolactina, cortisol e hormônio de crescimento. O consumo de oxigênio também diminui com a carga máxima de trabalho; em outras palavras, o desempenho da resistência física fica substancialmente prejudicado como resultado da perturbação temporária das vias aeróbicas.

### Objetivos clínicos, tópicos sobre terapeuta/cliente e formato do *Basics*

Tendo revisado as bases teóricas do *Basics* e equipado nossos leitores com a informação psicoeducacional necessária, normalmente utilizada em nosso trabalho com estudantes universitários, podemos agora passar aos "comos" e aos "quês" do *Basics*.

## Objetivos do *Basics*

O *Basics* foi projetado como um programa de prevenção indicada flexível, de baixo custo, de fácil aceitação para o usuário e efetivo, da ingestão arriscada em estudantes universitários. Para uma flexibilidade máxima, cada sessão é adaptada aos fatores de risco e às circunstâncias pessoais de cada cliente, bem como à gravidade do abuso ou da dependência do cliente. Em segundo lugar, para reduzir os custos, a intervenção pode ser facilmente modificada para ser implementado por uma ampla variedade de prestadores de cuidados com níveis variados de experiência clínica. Sempre é mais fácil fazer mais quando se dispõe de mais recursos e fundos. De nossa perspectiva, o desafio era desenvolver uma abordagem rápida e direta que pudesse ser facilmente adaptada para ser usada com estudantes universitários, tanto pelo pessoal profissional (com diploma universitário) como pelo não-profissional (sem diploma de curso superior). Obviamente, o segredo do sucesso é a efetividade. Queríamos desenvolver um programa que não apenas reduzisse diretamente as taxas de ingestão de álcool e de problemas associados, mas que também promovesse a utilização apropriada de outros serviços, caso os estudantes continuassem a beber de maneira prejudicial.

## Abordagem clínica no *Basics*

Em vez de uma abordagem didática que acentua a clivagem entre "profissionais" e "pacientes", o *Basics* emprega uma abordagem interativa na qual o cliente se engaja no processo como um parceiro de aprendizagem. Ao construir essa aliança de trabalho com o estudante, o terapeuta pode imaginar que ele e o cliente estão examinando juntos a informação e colaborando para identificar qual é a melhor linha de ação, se for o caso. Usando técnicas derivadas da entrevista motivacional, o terapeuta tenta evitar as armadilhas habituais que podem comprometer o sucesso do *Basics*. Por exemplo, rotular um jovem de "alcoolista" ou de "bebedor problemático" em geral coloca o cliente na defensiva. Isso com freqüência resulta na perda da credibilidade do terapeuta. (Outras armadilhas específicas a evitar no trabalho com jovens adultos são descritas no Capítulo 6 deste manual.)

## A adaptação do terapeuta ao *Basics*

Em geral, não é necessário que o clínico que vai usar o *Basics* tenha muita experiência no tratamento de comportamentos de dependência nem com abordagens terapêuticas cognitivo-comportamentais. Recomenda-se que ele tenha alguma familiaridade com as técnicas básicas de aconselhamento (tais como a escuta empática e ativa, a expressão de uma preocupação positiva com o cliente, a manutenção da defensiva e da reatância do cliente no nível mais baixo possível) e sinta-se à vontade com elas. Além disso, o clínico deve ser capaz de assumir tranqüilamente um papel de "profissional". Nossa experiência tem mostrado que o processo, o conteúdo e o tom do *Basics* são mais importantes que o nível de treinamento, o grau do diploma e a experiência clínica de quem o aplica. Até agora não encontramos nenhuma diferença na efetividade terapêutica resultante de diferenças de títulos, experiência ou treinamento dos aplicadores do *Basics*. Esses resultados são consistentes com os achados de muitos outros (Christensen & Jacobson, 1994).

Os clínicos com bastante confiança em seu conhecimento do que é melhor para cada cliente e com uma firme convicção de que devem ativamente persuadir cada cliente a aceitar um ponto de vista em particular, poderão ter dificuldades em adaptar-se a essa abordagem não-autoritária e não-confrontadora. Outros estilos clínicos que entram em conflito com essa abordagem incluem a insistência em fornecer diretrizes inequívocas para a mudança, em vez de fazer perguntas e destacar a ambivalência, e uma preferência por utilizar expressões como "Você deveria...".

## Como recrutar estudantes

Os estudantes que participaram da pesquisa do *Basics* eram voluntários que não tinham nenhuma obrigação nem exigência de participar. Antes de entrar na universidade, os alunos de último ano do colegial já aceitos pela Universidade de Washington[3] foram convidados a responder a um questionário postal sobre seu uso de álcool. Os bebedores de alto risco foram selecionados do conjunto de indivíduos que havia completado a triagem inicial e foram convidados a participar no Projeto de Estilos de Vida (veja o Capítulo 2 para maiores informações). Os participantes do estudo eram livres para abandoná-lo, ou recusar os serviços oferecidos como parte do estudo de intervenção, a qualquer momento.

Que saibamos, até hoje nenhum estudo sobre a eficácia de um programa de prevenção indicada relacionado ao álcool foi conduzido com estudantes "obrigados". Tentamos, com sucesso limitado, conduzir tais estudos, porque é legítimo supor que possam existir diferenças de efetividade quando os estudantes são obrigados a participar de um tratamento por haver infringido as regras relativas ao álcool de um campus universitário. Em nossa experiência, os estudantes obrigados pela administração acadêmica são muito relutantes em participar de pesquisas que exigem a coleta de dados exatamente sobre o comportamento responsável por sua necessidade de obter serviços profissionais de nosso grupo. Na ausência de dados clínicos sobre a efetividade do *Basics* com estudantes obrigados, simplesmente não sabemos qual seria o rendimento do *Basics* neste contexto.

## O formato do *Basics*

No *Basics,* um terapeuta entrevista um estudante em duas sessões de 50 minutos cada uma. A informação para a avaliação básica é obtida na primeira entrevista, e essa informa-

---

3 Não existe exame vestibular aberto para admissão nas universidades norte-americanas. A seleção é feita com base no currículo do candidato (fundamentalmente, o nível do colégio e as notas obtidas durante todo o curso colegial, mas também desempenho esportivo), cartas de recomendação e entrevistas pessoais. (N.T.)

ção servirá como material de "retroalimentação" durante a sessão subseqüente. Depois da entrevista inicial (ou antes, menos freqüentemente), pede-se ao estudante que responda a uma série de questionários de auto-relato sobre medidas relevantes de comportamentos de estilo de vida e de riscos; prevê-se um período adicional de 50 minutos para essa atividade. Antes de sair da entrevista inicial, o estudante recebe uma tarefa de casa que consiste em monitorizar a sua ingestão de álcool. Marca-se então a segunda sessão para daí a 1-2 semanas, o que proporciona um tempo suficiente para que o estudante obtenha uma boa "amostra" de seus episódios de ingestão monitorizados. Durante a segunda sessão, o estudante recebe uma retroalimentação sobre seu padrão de ingestão e seus riscos, bem como uma informação básica sobre o álcool e seus efeitos. Quando for apropriado, o estudante recebe também "macetes" e é aconselhado sobre como reduzir os riscos. Programam-se sessões adicionais de reforço segundo as necessidades.

## Os componentes básicos das sessões 1 e 2

A Tabela 3.6 resume os componentes básicos de cada sessão e do que cada uma delas necessita. Os vários componentes são descritos pormenorizadamente nos Capítulos 4 e 5. Recomendamos que as entrevistas transcorram num ambiente tranqüilo e reservado, que proporcione o máximo de conforto tanto para o clínico como para o estudante. Em razão da natureza interativa das sessões, recomendamos que os dois se sentem de maneira a poder examinar juntos os gráficos e outros recursos visuais. Idealmente, as cadeiras deveriam estar próximas e meio de lado uma da outra; insistimos em evitar colocar as cadeiras de maneira que o clínico e o estudante fiquem de frente um para o outro. Pode ser que se necessite ainda de uma sala tranqüila com uma mesa e uma cadeira para que o estudante responda aos questionários de auto-relato antes (ou depois) da primeira entrevista.

Tabela 3.6 – Rol do *Basics*

| | *Primeira sessão* |
|---|---|
| Componentes | • Entrevista clínica estruturada |
| | • Conjunto de questionários de auto-relato |
| Tempo necessário | • 100 minutos no total, sendo 50 para cada componente |
| Material necessário | • Sala tranqüila, reservada para a entrevista clínica |
| | • Sala tranqüila, com mesa e cadeira para o estudante responder ao conjunto de questionários de auto-relato |
| | • Conjunto de Entrevista Clínica Estruturada (para o clínico) |
| | • Conjunto de questionários de auto-relato, lápis e borracha (para o estudante) |
| | • Instruções e cartões de monitorização |

*continuação*

|  | *Segunda sessão* |
| --- | --- |
| Componentes | • Retroalimentação e aconselhamento |
| Tempo necessário | • Aproximadamente 50 minutos |
| Material necessário | • Folha de retroalimentação gráfica personalizada |
|  | • Sala tranqüila e reservada |
|  | • Gráfico personalizado de alcoolemia |
|  | • Gráfico personalizado de alcoolemia, plastificado em tamanho de bolso |
|  | • Folha de "macetes" |

# 4
# A entrevista de avaliação inicial

Tendo revisado as bases teóricas e práticas do *Basics*, podemos agora entrar diretamente na discussão das entrevistas clínicas. Este capítulo é inteiramente dedicado à entrevista inicial, desde a orientação ao estudante quanto aos objetivos da intervenção breve até a elaboração do que perguntar durante a avaliação. Também revisaremos as medidas utilizadas durante a avaliação inicial e anteciparemos as medidas que foram pedidas aos estudantes nos questionários de auto-relato (preenchidos antes ou depois da entrevista inicial) em nossa pesquisa. A lista completa dessas várias medidas encontra-se no Apêndice A.

## Objetivos e visão geral da primeira sessão

São duas as tarefas básicas da primeira sessão: 1. reunir informações sobre o uso de álcool e outros comportamentos do estudante e 2. identificar estudantes dependentes de álcool em grau moderado ou grave, que já foram aconselhados por um médico a não beber ou que apresentam problemas de saúde (por exemplo, possível gravidez, úlceras, diabetes) nos quais o uso de qualquer quantidade de álcool está contra-indicado.

Embora tecnicamente a retroalimentação e o aconselhamento só sejam fornecidos na segunda sessão, o desenvolvimento do enquadramento clínico tem seu início no momento em que o estudante entra na sala de entrevista e é saudado pelo terapeuta. Por esse motivo, é importante que este tente criar um vínculo com o estudante, ao mesmo tempo em que dele obtém as informações necessárias, pelos procedimentos da entrevista. Por exemplo, tranqüilizar o estudante para que se sinta não apenas seguro, mas também à vontade para falar de suas experiências, e que é "ouvido", aumenta muito a qualidade dos dados obtidos. É importante lembrar que, embora o terapeuta possa considerar-se "aberto", "liberal", "não-acusador", e assim por diante, experiências prévias do estudante podem levá-lo a pensar que o terapeuta "está escondendo o jogo" ou vai propor uma abstinência total, como ele ouviu em mensagens de prevenção.

A abordagem dessa primeira sessão é consistente com a de uma entrevista clínica estruturada típica. Pensamos nessa primeira sessão como de uma viagem de carro: começamos com um destino preciso na cabeça, e seguimos os caminhos básicos indicados no mapa. Entretanto, podemos escolher ir mais devagar em determinados trechos da estrada, ou fazer umas paradas para admirar a paisagem. Também podemos optar por uns desvios ou escolher outra estrada que não constava dos planos anteriores, porque descobrimos algo interessante que queremos ver de perto. Nesse sentido, a entrevista e as medidas de avaliação, como um mapa, fornecem a estrutura básica. No entanto, não deveriam ser usadas como um projeto a ser seguido ao pé da letra. São fortemente recomendados desvios, paradas e lentificações para observar melhor algo de interesse clínico.

Como muitos fatores contribuem para a ingestão pesada e arriscada de estudantes universitários – desde expectativas até local de residência –, é importante ouvir atentamente a narrativa apresentada pelo estudante, particularmente no que diz respeito à informação sobre o contexto no qual ocorre a ingestão. Isso inclui a informação sobre como o estudante interage com seu ambiente, seja quando bebe, seja quando não bebe. O terapeuta deve tentar entender o mundo do estudante (incluindo aspectos de sua vida fora das atividades ligadas à bebida), especialmente os fatores que podem contribuir para a ingestão pesada e os obstáculos que podem dificultar os esforços para um uso moderado.

Como parte da tarefa de entender quem o estudante é, o terapeuta deve tentar identificar quais poderiam ser os "incentivos motivacionais" para beber moderadamente. Os incentivos genéricos incluem, por exemplo, gastar menos dinheiro com bebida, tirar melhores notas e querer evitar situações sociais humilhantes (por exemplo, vomitar em frente de uma possível futura namorada etc.). O terapeuta não precisa abordar esses incentivos a esta altura, mas apenas ouvir atentamente em busca da informação que possa ser relevante durante a próxima sessão, quando o objetivo do terapeuta for aumentar o interesse do estudante em reduzir as situações de risco. *De maneira simplificada, o terapeuta deve estar bem alerta e atento durante a primeira sessão, em busca de dicas para um "gancho" motivacional a ser usado na proposição de mudança na sessão seguinte.*

De que forma o terapeuta pode eliciar esse tipo de informação? Embora o objetivo principal da sessão seja obter informação sobre o nível de risco e o padrão de consumo do estudante, ocasionalmente surgem oportunidades para fornece-lhe alguma informação sobre o álcool e/ou seus efeitos. Não recomendamos que isso se torne o foco dominante da primeira sessão. Em vez disso, se surgir uma oportunidade, o terapeuta não deverá hesitar em utilizar alguns minutos para responder a alguma pergunta do estudante sobre o álcool ou dar alguma informação, assegurando-lhe que disporão de mais tempo para isso na segunda sessão. A informação fornecida nessa ocasião deveria "encaixar-se" no contexto da discussão da avaliação, em lugar de criar-se uma oportunidade para inserir esta informação (como fazemos intencionalmente na segunda sessão).

## Preparação para a primeira sessão

Dependendo do objetivo da intervenção breve, a entrevista inicial pode focalizar especificamente os comportamentos ligados à bebida (por exemplo, padrão habitual e ocasional de ingestão ou ocasiões de ingestão episódica), riscos relacionados ao álcool e conseqüências negativas que ocorrem como resultado da ingestão alcoólica. Em outras situações e com outros objetivos, essa entrevista pode cobrir uma variedade mais ampla de comportamentos de estilo de vida (por exemplo, uso do fumo, uso de outras substâncias, transtornos da alimentação, uso de álcool no contexto de encontros amorosos etc.). Ao utilizar o *Basics* em nosso próprio trabalho clínico, tendemos a usar a abordagem mais simples. Nossa decisão de limitar a avaliação, na maioria dos casos, a perguntas relacionadas apenas ao álcool decorre basicamente de restrições de tempo e dinheiro. Quando o tempo e demais recursos permitem, incorporamos uma ampla variedade de comportamentos de estilo de vida na avaliação inicial. Encorajamos os usuários deste manual a dirigir a entrevista ou aos objetivos de seus próprios projetos específicos ou às necessidades específicas dos estudantes.

Como nossos principais interesses de pesquisa envolvem a redução dos efeitos prejudiciais da ingestão pesada, naturalmente concentramos nossa atenção no uso do álcool, ao longo da intervenção breve. Para as finalidades de nossa pesquisa sobre estilos de vida, a entrevista individual inicial com os estudantes incluía uma avaliação do seguinte:

- Padrão de ingestão habitual – e atípico, ou ocasiões esporádicas de ingestão – nos últimos 30 dias.
- Sintomas de dependência de álcool.
- História de transtornos do comportamento.
- História de problemas com o álcool e/ou de saúde mental.
- História familiar de problemas com o uso de álcool ou de outras substâncias e/ou problemas de saúde mental.

O conjunto de questionários de auto-relato respondido inicialmente pelos estudantes participantes do Projeto Estilos de Vida após a entrevista individual avaliava os fatores mencionados a seguir. (Embora esse conjunto deva idealmente ser respondido após a entrevista inicial, uma vez que o vínculo tenha sido estabelecido, as medidas de auto-relato também podem ser fornecidas aos estudantes antes do início da entrevista.)

- Diversas variáveis relacionadas à bebida (freqüência, quantidade etc.).
- Conseqüências negativas resultantes do uso de álcool, nos últimos seis meses.
- Uso de outras substâncias psicoativas, nos últimos seis meses.
- Comportamentos sexuais, inclusive comportamentos sexuais de risco envolvendo o uso de álcool e outras drogas.

- Expectativas do efeito do álcool.
- Percepções dos riscos comportamentais e para a saúde devidos ao álcool.
- Interesse em mudar os hábitos relacionados ao álcool, e grau de prontidão para a mudança.
- Percepção das normas acadêmicas relativas ao álcool.
- Sintomas de desconforto psicológico.
- Sintomas de dependência de álcool.

A comparação das duas listas deixa claro que as avaliações do uso de álcool e de dependência de álcool foram incluídas tanto na entrevista individual como na triagem por auto-relato escrito. Nosso objetivo original, ao utilizar medidas que se sobrepõem, foi o de aumentar a confiabilidade dos dados para fins de pesquisa. Também consideramos que essas abordagens se complementam mutuamente. Por exemplo, o procedimento de entrevista usado para avaliar o padrão de consumo habitual presta-se maravilhosamente para obter dados mais precisos, uma vez que o entrevistador pode assegurar que o estudante está usando a mesma definição de *dose padrão* ao calcular seu consumo. Entretanto, alguns estudantes, que poderiam ficar pouco à vontade ao ter que admitir abertamente uma ingestão pesada para um entrevistador, podem preferir registrar sua estimativa de consumo no contexto de um questionário "privado".

## A entrevista

### O estabelecimento de uma relação, a orientação e a obtenção de um compromisso inicial

As outras três metas da entrevista inicial, além da de obter informações sobre o estudante, são: (1) estabelecer uma relação com o estudante, (2) orientar o estudante quanto à estrutura das reuniões e (3) obter um compromisso inicial do estudante em participar da intervenção. Com relação ao estabelecimento de uma relação com o estudante, é útil lembrar que muitos estudantes nunca se encontraram anteriormente com um clínico de saúde mental ou de saúde pública e podem estar muito inseguros quanto ao que podem esperar. Em alguns de nossos casos de estudantes que já haviam recebido aconselhamento prévio, estes descreveram suas experiências em termos um tanto negativos, por conta de "não saber muito bem o que dizer ou fazer" durante a sessão. Não é incomum que cheguem estudantes à entrevista inicial esperando ouvir uma arenga em favor da abstinência, algo do tipo "apenas diga não", ou uma repetição da matéria já dada nas aulas do curso colegial. Nossos estudantes ocasionalmente comentaram, por exemplo: "Já ouvi esse negócio no colégio. Por que tenho que passar por isso de novo?". Embora isso seja de relevância particular para a segunda sessão, acreditamos ser imperativo para o terapeuta abordar esse assunto desde cedo, direta ou indiretamente, se isso estiver na cabeça do estudante. Uma estratégia é convidar o estudante a identificar o que há de "novo" e de "velho" na informação.

A entrevista de avaliação inicial 87

Dentro do espírito de estabelecer uma relação e orientar o estudante quanto ao objetivo e interesse básicos no *Basics*, temos considerado útil definir de alguma forma, e na primeira oportunidade, que nossa intenção não é forçá-lo a *fazer* nada. Em vez disso, acentuamos os seguintes dois pontos:

- Embora apresentemos a cada estudante uma estratégia para beber de maneira mais segura, cabe ao próprio estudante decidir se quer ou não mudar ou até mesmo se quer examinar a possibilidade de mudar.
- A decisão sobre o que fazer com a informação fornecida pertence inteiramente ao estudante.

Insistimos em que os estudantes freqüentemente aprendem a beber por acaso, em geral experimentando sozinhos ou observando os demais. Enquanto a maioria dos estudantes aprende regras de segurança para evitar acidentes e problemas de trânsito, poucos na verdade aprendem a beber de maneira segura. Não lhes dizemos, por exemplo, o que devem fazer ou deixar de fazer, mas procuramos dar-lhes as informações nas quais basear suas decisões.

Em aplicações recentes do *Basics*, temo-nos baseado no trabalho de Marsha Linehan (1993), uma colega nossa da Universidade de Washington, que destaca a importância da orientação e das estratégias de compromisso ao longo de toda a intervenção. Embora orientação e compromisso sejam procedimentos distintos, em geral eles ocorrem concomitantemente. A orientação implica fornecer ao estudante os truques básicos, uma certa idéia do que esperar, e o que se espera dele a fim de aumentar a probabilidade de que o estudante será capaz de receber e aproveitar a intervenção breve. Linehan (1993, p.283) observou que "muitos fracassos aparentes em aprender decorrem mais de fracassos em entender o que deve ser aprendido do que de problemas de aquisição ou de memória". Antes que o estudante possa ficar motivado para usar o álcool moderadamente, ele terá que entender algo sobre o procedimento da intervenção breve.

Obter um compromisso inicial do estudante em colaborar com a intervenção é a terceira meta do terapeuta durante a parte inicial da primeira sessão. Esse compromisso pode incluir responder honestamente, acompanhar o terapeuta no processo de pesar a evidência sobre os riscos e/ou avaliar os prós e os contras de pensar em mudar seu padrão de beber. Para estudantes que desejam aprender novas habilidades ou estratégias comportamentais, o compromisso pode também incluir aceitar esforçar-se para aprender e aplicar as novas habilidades. Comprometer-se com algo aumenta a probabilidade de que o comportamento vá ser efetivamente desempenhado no futuro (por exemplo, Wang & Katzev, 1990; Hall et al., 1990). Dito de maneira simples, as pessoas têm mais probabilidade de fazer aquilo a que se propuseram (Linehan, 1993). Por isso, é importante que os estudantes realmente possam optar por participar ou não – e, caso se decidam pelo sim, como querem participar. No caso de estudantes encaminhados a tratamento, um compromisso genuíno torna-se difícil pela falta de opção; de qualquer forma, não é impossível, mesmo nessa situação, e deve ser buscado. No nível mais fundamental, as opções existem – seja quanto a participar do *Basics* como uma sanção (em contraposição a, por exemplo, ser expulso do alojamento universitário), seja quanto ao grau de participação. Eis algumas estratégias que empregamos em tais casos:[1]

## Primeiro passo

O terapeuta, de maneira simples e casual, lembra ao estudante que, embora a conseqüência (participar do tratamento) não seja o que ele mais quer na vida, sempre existe uma escolha; ao mesmo tempo, o terapeuta está do lado das limitações impostas, o que leva o estudante a questionar se tem ou não escolha quanto a participar.

*Terapeuta*: Quer dizer que você não está morrendo de vontade de participar disto. Você sabe que pode escolher. Provavelmente não a escolha de que gostaria, mas você sempre pode escolher. A realidade é que você terá que encontrar outro lugar para morar, e que até pode ser melhor que o atual.

*Estudante*: É isso aí, mas seria uma complicação. E eu teria que contar aos meus pais sobre isto e tudo o mais.

*Terapeuta*: Pode ser, mas, dos males, este aqui me parece o menor.

*Estudante*: Isto aqui é muito mais fácil e menos encheção que ter que mudar e explicar tudo aos meus pais.

## Segundo passo

O terapeuta então garante o acordo do estudante em seguir a intervenção.

*Terapeuta*: Certo! É esse o caminho. Umas duas horas, e acabou. Eu mando uma carta para o responsável pelo alojamento e já era. E já que você escolheu esse caminho – embora não morra de amores por ele –, acho que poderíamos estabelecer um acordo que vamos trabalhar seriamente.

*Estudante*: É, acho que sim. Quero dizer que pelo menos não vou dormir durante a entrevista.

*Terapeuta*: Bem, se quiser, pode. O negócio é o seguinte: o seu caso é diferente do dos estudantes que vêm me ver porque querem, as suas circunstâncias são outras, como já falamos. O que você vai levar disto depende do que você investir. Embora eu também quisesse que você estivesse morrendo de vontade de estar aqui; aceito que não esteja, mas vou me empenhar da mesma maneira para ajudá-lo. Gostaria que você fizesse a

---

1 A primeira autora gostaria de agradecer a contribuição significante das estratégias de compromisso de Linehan, apresentadas em *Dialectical Behavior Therapy* (Terapia comportamental dialética), e sua influência em nosso trabalho sobre a garantia de um compromisso comportamental no *Basics*. Os leitores interessados em aprender mais sobre a obtenção de um compromisso com populações difíceis de tratar devem ler a discussão de Linehan (1993) sobre essas estratégias em seu manual de tratamento *Cognitive-Behavioral Treatment of Borderline Personality Disorder* (Tratamento comportamental do tratamento de personalidade limítrofe).

A entrevista de avaliação inicial 89

mesma coisa. Então, em vez de imaginar que sim, gostaria que estabelecêssemos claramente um acordo para aproveitar ao máximo este tempo.

## Terceiro passo

O terapeuta verifica se o estudante tem perguntas ou dúvidas que possam ser esclarecidas durante a intervenção breve.

*Terapeuta*: Você tem alguma pergunta ou dúvida sobre o uso do álcool? Se tiver, gostaria que dissesse, para que possamos esclarecê-las.

Como parte da elaboração do compromisso, devem-se envidar esforços para eliciar a cooperação do estudante na implementação das soluções comportamentais discutidas como parte da intervenção. De maneira bem simples: o terapeuta busca o acordo explícito do estudante tentando um novo comportamento ou trabalhando sobre um problema específico, em vez de supor que ele está de acordo. Em razão do tempo limitado e da intervenção mínima do *Basics*, são limitadas as possibilidades para criar e testar soluções comportamentais específicas durante o tempo de trabalho conjunto do terapeuta e do estudante. Portanto, solicita-se ao estudante um compromisso mais amplo para testar e burilar estratégias comportamentais até que se encontre uma abordagem que funcione bem para ele. Esse nível do compromisso é normalmente solicitado durante a segunda entrevista, quando o estudante recebe a retroalimentação e o aconselhamento; o estudante concorda em tentar modificações específicas da maneira que bebe.

Um diálogo simples (Diálogo 4.1) ilustra o processo geral de estabelecer uma relação, orientar e tentar obter um compromisso.

---

Diálogo 4.1 Estabelecer uma relação, orientar e tentar obter um compromisso

*Terapeuta*: Uma razão importante de nossa entrevista é discutirmos sobre os riscos associados à bebida e sobre a sua maneira de beber que ou já resultou ou poderá resultar, no futuro, em experiências desagradáveis ou prejudiciais a você. Se estiver interessado, poderíamos pensar juntos em maneiras que poderiam minimizar a probabilidade de conseqüências desagradáveis da bebida. Em nossa experiência, as pessoas com freqüência aprendem a beber experimentando sozinhas ou observando os demais – uma espécie de tentativa e erro, infelizmente com muitos erros. Como foi com você? Como aprendeu a tomar bebidas alcoólicas?

*Estudante*: Sei lá. Acho que aprendi andando com uma turma que bebia. Vi como eles faziam e fiz igual.

*Terapeuta*: É o que mais acontece. Na maioria das vezes, observar os demais é uma boa maneira de aprender algo de novo. No entanto, com o álcool, isso nem sempre ensina como evitar conseqüências desagradáveis. Beber pode ser como dirigir um bom carro. É excitante e bom, mas acidentes e outras coisas ruins podem acontecer se as pessoas ficarem tão entusiasmadas a ponto de esquecer os princípios de segurança. Nós gostamos de dar aos estudantes que bebem um treino básico sobre como beber com segurança, do mesmo jeito que você aprendeu a dirigir com segurança. O objetivo, é óbvio, é concentrar-se nas maneiras que lhe permitem desfrutar da bebida sem ter que encarar com seus efeitos indesejáveis ou suas conseqüências prejudiciais. O que acha disso?

*Estudante*: Eu não me preocupo com isso. Já aprendi uns truques sobre o álcool, quando estava no colégio. Eles disseram pra gente não beber, pelo menos que não se deve dirigir depois de beber. Já estou preparado e não preciso de mais informações sobre o que devo fazer. Eu nunca bebi e dirigi, porque moro numa república perto de muitas outras e sempre dá pra voltar a pé pra casa depois das festas.

*Terapeuta*: É ótimo que você não dirija depois de beber. Muitos estudantes acham que o que dizemos aqui é bem diferente do que ouviram no colégio. Por exemplo, não vou lhe dizer o que deve e o que não deve fazer. O que você vai fazer com a informação que vai receber aqui é problema seu.

*Estudante*: Essa é uma boa. Eu detestava aquelas aulas do colégio e quando me diziam o que eu devia fazer.

*Terapeuta*: Se você estiver interessado, minha proposta é que a gente dê uma olhada na maneira pela qual seu padrão de beber resulta tanto em coisas boas como em conseqüências desagradáveis ou prejudiciais, e daí ver se podemos sacar uns jeitos de aumentar os benefícios e diminuir os prejuízos da bebida. Para que eu possa ajudá-lo ao máximo, é importante que eu tenha uma idéia muito mais clara das perdas e ganhos do seu estilo de beber e algumas informações adicionais que são úteis com relação aos riscos de estudantes. O que lhe parece?

*Estudante*: Tô entendendo. Acho uma boa.

## A avaliação de estilos de vida de alto risco e de comportamentos saudáveis

Como já foi mencionado, os componentes exatos da avaliação variam, dado o escopo e o conteúdo da intervenção e o tempo disponível para aplicar o *Basics*. As medidas de avaliação revistas neste manual estão entre as que foram utilizadas em nossa pesquisa e em nosso trabalho clínico. As medidas foram selecionadas com base em suas poderosas propriedades psicométricas. Uma lista completa das medidas disponíveis encontra-se no Anexo A; a revisão seguinte concentra-se apenas nas medidas que requerem um processo de entrevista relativamente detalhado.

## Avaliação do padrão de ingestão habitual e das ocasiões esporádicas de ingestão

Há vários métodos para a avaliação do consumo de álcool, cada um com vantagens e desvantagens (veja NIAAA, 1995, para uma revisão desta literatura). A escolha, em geral, depende de uma escolha entre o grau de especificidade que o pesquisador ou o clínico deseja obter e o tempo e recursos disponíveis. A pergunta óbvia ao se decidir que caminho tomar é bem simples: "Qual é o uso que quero fazer dessa informação?". Recomendamos um método que esclareça como o estudante bebe, além do quanto bebe. Freqüentemente, utilizamos as medidas de ingestão habitual e ocasional do Perfil Rápido do Bebedor (*Brief Drinker Profile* – BDP; Miller & Marlatt, 1984), cada uma das quais leva em média 5-7 minutos para ser completada.

A primeira tarefa é utilizar a parte do Gráfico de Padrão Estável do BPD (veja a Figura 4.1) para mapear o padrão de ingestão habitual do estudante, nos últimos 30 dias, utilizando medidas de dose padronizadas (por exemplo, uma *dose padrão* corresponde a 340 ml de cerveja, 95 ml de vinho, 35 ml de bebida destilada (40° de gradação alcoólica) ou 285 ml de coquetel à base de vinho [2]). Como indica a Figura 4.1, o terapeuta registra o tipo de bebida consumida (por exemplo, destilada, cerveja, vinho etc.), a quantidade consumida (em mililitros) e os intervalos de tempo entre uma bebida e outra (por exemplo, desde o momento em que habitualmente a pessoa toma a primeira bebida até consumir a última dose, numa ocasião típica).

Uma forma de utilizar essa porção do BDP é conduzir o estudante ao longo de uma série de perguntas para cada um dos 21 intervalos (3 intervalos por dia vezes sete dias) de uma semana típica indicada na Figura 4.1, começando com o quadrinho superior à esquerda, completando esse dia, aí passando para a manhã do dia seguinte, e assim por diante. Como os estudantes universitários habitualmente bebem de uma maneira bastante padronizada e previsível (por exemplo, noites de fins de semana, depois de provas e exames, antes de eventos esportivos importantes), pode ser mais eficiente por começar a fazer ao estudante uma pergunta genérica sobre quando ele bebe habitualmente, para "pegar a mão". O terapeuta pode então preencher os quadrinhos relevantes e concluir perguntando ao estudante se há muitas outras ocasiões em que toma habitualmente bebidas alcoólicas, as quais não tenham sido discutidas.

Como é sempre o caso ao começar uma nova série de perguntas durante uma entrevista, recomendamos orientar o estudante em relação à tarefa de avaliação oferecendo-lhe uma breve visão geral da tarefa e seu motivo. A explicação do BDP deveria incluir também uma definição operacional de *dose padrão* (como já foi definida anteriormente), de *padrão habitual* e de *ingestão ocasional*, para reforçar a precisão dos dados. Por *padrão habitual*, queremos significar o uso de álcool de maneira bastante constante em mais da metade do tempo nos últimos 30 dias. Assim, se um estudante informa que usou álcool de maneira razoavelmente constante em três das últimas sextas-feiras, isso seria registrado como habitual. Entretanto, se o estudante informa consumir a mesma quantidade em sextas-feiras alternadas, não consideraríamos isso como habitual, mas como duas ocasiões de ingestão ocasional (veja a Figura 4.2).

---

2 Por exemplo, *sangría*, ponches, vinho quente. (N.T.)

## Perfil Rápido do Bebedor (BDP modificado)

### 1. Diagrama do Padrão Estável

Se o cliente bebe pelo menos uma vez por semana, preencha o Diagrama do Padrão Estável; depois, complete o resumo dos dados de Q/F. Para cada período, escreva o tipo de bebida, teor alcoólico, quantidade consumida e tempo aproximado durante o qual a bebida foi consumida.

Sujeito Nº ☐

Grupo Nº ☐

Peso: ☐

| Período do dia | Segunda-feira | Terça-feira | Quarta-feira | Quinta-feira | Sexta-feira | Sábado | Domingo |
|---|---|---|---|---|---|---|---|
| Manhã | | | | | | | |
| Tarde | | | | | | | |
| Noite | | | | | | | |
| Noite diário de CPE | | | | | | | |

Fórmula para calcular o CPE: mililitros multiplicados pelo teor alcoólico dividido por 15 igual ao CPE (ml x % alcoólico / 15 = CPE)

A. Total de CPE por semana

| |
|---|
| Segunda-feira |
| Terça-feira |
| Quarta-feira |
| Quinta-feira |
| Sexta-feira |
| Sábado |
| Domingo |
| Total |

A. TOTAL de CPE por semana: ............... ☐

B. TOTAL de dias de bebida (não abstinentes) relatados: ............ ☐

C. MÉDIA de CPE por dia de bebida (A dividido por B): ............. ☐

FIGURA 4.1 – Perfil Rápido do Bebedor (BDP), Diagrama do Padrão Estável. Q/F; quantidade/freqüência; CPE, consumo padrão de etanol. Adaptação e reprodução autorizadas pela Editora Psychological Assessment Resources, Inc., 16204 North Florida Avenue, Lutz, Florida 33549, do *Comprehensive Drinker Profile*. Copyright 1984. Reproduções ulteriores proibidas exceto com autorização da editora (com exceção dos direitos de fotocopiar outorgados aos compradores). Reproduzido em *Brief Alcohol Screening and Intervention for College Students (Basics): a Harm Reduction Approach*, de Linda A. Dimeff, John S. Baer, Daniel R. Kivlahan e G. Alan Marlatt. Copyright 1999 de The Guilford Press. Os compradores do *Basics* ficam autorizados a fotocopiar este folheto apenas para uso pessoal (veja os pormenores na página do Copyrigth).

**Diagrama da Ingestão Episódica**
**(Ingestão periódica e mista)**

Sujeito Nº [＿＿＿＿＿＿]

2. Quantidade/Freqüência da Ingestão Episódica

Grupo Nº [＿＿＿＿＿＿]

   (Multiplique a Quantidade (CPE por episódio) pela Freqüência (episódios em cada 3 meses) para cada tipo de episódio.

   CPE é o número de mililitros multiplicado pelo teor alcoólico dividido por 15 (ml x % alcoólico / 15 = CPE).
   ALC (alcoolemia) é a concentração de álcool no sangue (Peso / Sexo / CPEs / Horas).

EPISÓDIO TIPO 1:

| | | | |
|---|---|---|---|
| Breve descrição do episódio: | | | |
| Tipo de bebida consumida: | | Duração do episódio (*horas*): | |
| Número de doses consumidas: | Número de CPE por dose: | Número total de *CPE consumido por episódio*: | |
| | | *Pico de ALC durante o episódio*: | |
| | | *Número de vezes* em que ocorreu este tipo de episódio, *nos últimos três meses*: | |

EPISÓDIO TIPO 2:

| | | | |
|---|---|---|---|
| Breve descrição do episódio: | | | |
| Tipo de bebida consumida: | | Duração do episódio (*horas*): | |
| Número de doses consumidas: | Número de CPEs por dose: | Número total de *CPE consumido por episódio*: | |
| | | *Pico de ALC durante o episódio*: | |
| | | *Número de vezes* em que ocorreu este tipo de episódio, *nos últimos três meses*: | |

EPISÓDIO TIPO 3:

| | | | |
|---|---|---|---|
| Breve descrição do episódio: | | | |
| Tipo de bebida consumida: | | Duração do episódio (*horas*): | |
| Número de doses consumidas: | Número de CPE por dose: | Número total de *CPE consumido por episódio*: | |
| | | *Pico de ALC durante o episódio*: | |
| | | *Número de vezes* em que ocorreu este tipo de episódio, *nos últimos três meses*: | |

FIGURA 4.2 – Perfil Rápido do Bebedor (BDP), Diagrama da Ingestão Episódica. Fonte: Miller & Marlatt (1984). Adaptação e reprodução autorizadas pela Editora Psychological Assessment Resources, Inc., 16204 North Florida Avenue, Lutz, Florida 33549, do *Comprehensive Drinker Profile*. Copyright 1984. Reproduções ulteriores proibidas exceto com autorização da Editora (com exceção dos direitos de fotocopiar outorgados aos compradores). Reproduzido em *Brief Alcohol Screening and Intervention for College Students (Basics): a Harm Reduction Approach*, de Linda A. Dimeff, John S. Baer, Daniel R. Kivlahan e G. Alan Marlatt. Copyright 1999 de The Guilford Press. Os compradores do *Basics* ficam autorizados a fotocopiar este folheto apenas para uso pessoal (veja os pormenores na página do Copyrigth).

Definimos a *ingestão ocasional* como qualquer ocasião que envolva ou (1) a ingestão de qualquer quantidade de álcool durante um período não habitual ou (2) a ingestão de uma quantidade maior que a habitualmente consumida (segundo o registro prévio do padrão habitual), nos últimos 30 dias. Os estudantes em geral relatam fragmentos de uso episódico de álcool ao descrever seu padrão habitual de uso de álcool. O Diálogo 4. 2 ilustra como se guia um estudante ao longo da primeira parte do BDP (o Gráfico de Padrão Estável – Figura 4.1).

---

Diálogo 4.2 A obtenção do padrão habitual de uso de álcool com o BDP

*Terapeuta*: Agora gostaria de fazer uma série de perguntas que me ajudarão a ter uma idéia melhor de como e quando você usa álcool. Primeiro, vou perguntar sobre seu padrão habitual de ingestão. Por "habitual", quero dizer o que tem sido o mais freqüente, o que mais acontece. Eu gostaria que você utilizasse os últimos 30 dias como prazo de referência. Sempre é bom ter um referencial no tempo. Em nosso caso, 30 dias lembra *Halloween*, certo?

*Estudante*: Certo.

*Terapeuta*: Aconteceu alguma coisa nesse período que ajudaria a lembrar o que você bebeu nos últimos 30 dias?

*Estudante*: Claro! Férias! Tivemos uma baita festa de despedida no fim de semana. Hmm... ah, sim, um tremendo exame de geografia.

*Terapeuta*: Muito bem. Vamos usar esses dois acontecimentos para mapear seu padrão habitual de ingestão. Depois, vou fazer umas perguntas adicionais sobre outras ocasiões nas quais você poderia ter bebido mais que o seu habitual, nos últimos 30 dias. Finalmente, vou fazer umas perguntas a mais sobre o que e quanto você bebeu, em todos esses dias. Vou registrar o que você bebeu em termos de "dose-padrão". Com isso quero me referir a 340 ml de cerveja, 95 ml de vinho, 35 ml de bebida destilada (40° de gradação alcoólica) ou 285 ml de coquetel à base de vinho. Tudo bem? Alguma pergunta?

*Estudante*: Não. Parece claro.

*Terapeuta*: Muito bem. Considerando os últimos 30 dias como referência, em que dias você bebe, habitualmente?

*Estudante*: Principalmente nas noites de sexta e de sábado. Às vezes nas quartas, mas aí depende do que pintar.

*Terapeuta*: Bem, vamos começar com a sexta. Quantas doses você toma nas sextas-feiras, habitualmente?

*Estudante*: Umas oito cervejas.

*Terapeuta*: De lata ou de garrafa?

*Estudante*: De lata.

*Terapeuta*: De que horas a que horas você toma as cervejas, habitualmente, nas sextas-feiras?

*Estudante*: Das nove da noite até lá pela uma da manhã.

*Terapeuta*: Quer dizer que durante umas quatro horas, certo?

*Estudante*: Certo.

*Terapeuta*: E aos sábados?

*Estudante*: A mesma coisa. Talvez uma ou duas cervejas a mais.

*Terapeuta*: Quer dizer: umas dez cervejas durante as mesmas quatro horas, das nove à uma?

*Estudante*: É isso aí.

*Terapeuta*: Você disse que às vezes também bebe às quartas-feiras. Considerando os últimos 30 dias, você bebeu em todas as quartas-feiras?

*Estudante*: Não. Acho que só em duas.

*Terapeuta*: Bem, então isso a gente não registra agora, mas voltaremos ao assunto mais tarde. Agora, houve alguma outra ocasião, nos últimos 30 dias, em que você consumiu bebidas alcoólicas e de que ainda não falamos?

*Estudante*: Não. Isso é tudo.

*Terapeuta*: Muito bem.

---

Uma vez obtido o padrão habitual, o terapeuta dirige sua atenção a todas as outras ocasiões de ingestão que não se encaixam no padrão habitual durante o mesmo período de 30 dias. Em outras palavras, quando o estudante tomou mais que a quantidade habitual. Para orientar o estudante a identificar o que distingue o padrão habitual das ingestões ocasionais, o terapeuta pode dizer o seguinte:

> Agora que revisamos o seu padrão de ingestão habitual durante os últimos 30 dias, eu gostaria de recomeçar e registrar todas as ocasiões em que você bebeu mais que o padrão habitual. Isso pode incluir tanto as vezes em que você bebeu mais que a quantidade habitual num dado dia, ou as ocasiões em que você bebeu que não fazem parte de seu padrão habitual.

Utilizando-se da parte do BPD ilustrada na Figura 4.2, o terapeuta registra a informação sobre as circunstâncias de cada evento (por exemplo, "Era o jogo decisivo e demos uma festa para todo o edifício."), bem como a informação sobre que tipos de bebida e que quantidades foram consumidas em quantas horas. O Diálogo 4.3 registra o encaminhamento do estudante ao longo dessa parte do BDP.

## Diálogo 4.3 A avaliação da ingestão ocasional com o BDP

*Terapeuta*: Agora que já registramos o seu padrão habitual nos últimos 30 dias, gostaria de voltar ao início desse período de 90 dias e registrar as ocasiões em que você bebeu mais que o habitual. Isso pode incluir tanto as vezes em que você bebeu mais que a quantidade habitual num dia típico, ou outras vezes em que você bebeu e que não era um dos dias em que você habitualmente bebe.

*Estudante*: Deixe-me ver. Teve uma festa na minha casa para um amigo que fez 21 anos. Foi uma loucura! Acho que tomei umas 12 a 15 cervejas, naquela noite.

*Terapeuta*: Mais para 12 ou mais para 15?

*Estudante*: Provavelmente 15.

*Terapeuta*: Bem, houve outra ocasião em que tomou cerveja em lata?

*Estudante*: Sim.

*Terapeuta*: Em que período você bebeu?

*Estudante*: Das 21 horas até as 2h30.

*Terapeuta*: Houve alguma outra ocasião, nos últimos 90 dias, em que você bebeu mais que o habitual?

*Estudante*: Não, acho que não.

## Avaliação da dependência de álcool

Embora seja importante avaliar a dependência de álcool, a avaliação em estudantes universitários não é nada simples. Os adultos mais jovens podem preencher os critérios do DSM-IV para esse transtorno, mas não o "espírito" ou a "intenção" dessa categoria diagnóstica. Ao contrário, a aceitação pelos jovens de medidas de dependência de álcool às vezes é um tanto idiossincrásica, e, por isso mesmo, merece uma avaliação mais rígida quando se tenta fazer um diagnóstico preciso. A seguir, encontram-se vários excertos de entrevistas clínicas nas quais empregamos perguntas da *Versão para Pacientes da Entrevista Clínica Estruturada para Transtornos do Eixo I do DSM-IV* (SCID, First et al., 1995) relativas à dependência do álcool:

- *Alguma vez já aconteceu de, depois de começar a beber, ter bebido muito mais do que havia planejado?*

  Eu quase nunca penso antes o quando vou beber. Depende do que rola na festa e de quanto tenho no bolso para pagar a bebida.

- *Você já passou muito tempo bebendo, bêbado ou de ressaca?*

  O que você quer dizer com "muito tempo"? Em geral, umas semanas antes das férias, minha república organiza uma série de atividades com uma república de meninas vizinhas. Em geral, a gente começa a beber no meio da semana e bebe até a semana acabar!

A entrevista de avaliação inicial | 97

- *Já aconteceu de você beber tanto que parou de trabalhar, de se dedicar aos seus "hobbies", à sua família ou aos seus amigos?*

  Em geral, perco a primeira aula da manhã (porque estou de ressaca), mas empresto as anotações de alguém que foi à aula.

- *Alguma vez você já percebeu que precisou de mais bebida para ficar "alto" em comparação com quando começou a beber?*

  Comparado com quando comecei a beber? Mas, claro! No começo eu só tomava uma ou duas, mas agora preciso de umas quatro para começar a ficar "no ponto".

Quando um estudante preenche os critérios do DSM-IV para dependência do álcool, de acordo com uma entrevista padronizada como a do SCID, recomendamos que se preste atenção a se o estudante realmente se encaixa no "espírito" desse transtorno (ou seja, dependência física e/ou psicológica).

## História familiar de álcool/problemas relacionados ao uso de outras substâncias e/ou psicopatalogia

O objetivo principal da avaliação da história de problemas relacionados ao álcool em familiares do estudante, de problemas de uso de outras substâncias ou de problemas de saúde mental é a identificação de quaisquer influências biológicas e sociais que criem riscos adicionais de problemas de álcool. Para os fins de nossa pesquisa, usamos o bem descrito "Questionário da árvore familiar", desenvolvido por Mann et al. (1985). Em resumo, esse questionário obtém informação atual e sobre o passado de parentes biológicos em relação ao seu uso de álcool, uso de outras substâncias e sua história psicopatológica. Para cada parente identificado com um problema relacionado ao álcool, ou ao uso de outras substâncias ou a dificuldades psicológicas, há uma série de questões separadas e mais detalhadas que esclarece a natureza específica dos problemas dessa pessoa.

Depois de orientar o estudante quanto à pesquisa sobre a história familiar de uso inadequado de substâncias e/ou dificuldades psicológicas, fornecemos a ele algumas definições operacionais do que queremos dizer com esses termos. Achamos que isso é útil para melhorar a qualidade das informações que os estudantes fornecem sobre a família, em vista do uso variado desses termos. As definições que damos comumente, em nosso trabalho clínico, estão ilustradas no Diálogo 4.4 (adiante). Também é útil fornecer ao estudante um entendimento de *família* (por exemplo, adotiva, biológica etc.).

Uma vez fornecidas as definições operacionais, a tarefa passa a ser a história dos membros da família do estudante. Essa informação poder ser obtida de maneira rápida e eficiente se agruparmos os membros da família (por exemplo, todos os avós, os pais, tios e tias e, finalmente, os irmãos), independentemente (num primeiro momento) do lado que estão. Pode-se fazer uma pergunta genérica, que cubra o problema de uso de substâncias e de saúde mental, para cada agrupamento (por exemplo, "Algum deles já teve dificuldades com álcool ou outras substâncias, ou algum de seus avós já teve dificuldades psicológicas que comprometeram algum aspecto de seu desempenho?"). A menos que o estudante identifique um dos avós envolvido com um ou mais desses problemas, o entrevistador faz a mesma pergunta em relação aos pais, seguidos por tios e tias e, finalmente, pelos irmãos. Sempre que um membro da família for identificado como portador de uma das três dificuldades específicas, o entrevistador pode se deter para indagar mais a respeito das dificuldades e sobre se o próprio estudante teve essas dificuldades ou se foi afetado por elas.

Quanta informação deve-se colher sobre a natureza das problemas dos parentes do estudante? O terapeuta não precisa saber tudo a respeito dos problemas dos parentes, nem fazer um diagnóstico, mas deve fazer perguntas suficientes para esclarecer se algum parente teve realmente algum problema, e em que medida isso afetou a vida do parente e a do estudante. Uma maneira simples de determinar se a informação já é suficiente é lembrar-se do objetivo clínico principal ao obtê-la: desenvolver um "gancho" motivacional para ser utilizado na segunda sessão, que aumente o interesse do estudante em modificar seu padrão de ingestão.

Ocasionalmente, um estudante demonstrará um grande interesse em falar sobre um problema de um parente em particular e de como isso afetou a vida dele. Levando em consideração o tempo e o objetivo do *Basics*, desaconselhamos os terapeutas a fazerem perguntas que estimulem uma "catarse" ou reviver "como foi" a situação. Ao mesmo tempo, encorajamos os terapeutas a reconhecerem e a respeitarem o fato que, para alguns estudantes, discutir a história familiar de dificuldades comportamentais e emocionais pode ser trazer à tona sentimentos desagradáveis e, talvez, dolorosos. Num caso desses, recomendamos que o terapeuta faça um pausa para ouvir o estudante, contendo-se, no entanto, de aprofundar a discussão com perguntas adicionais ou comentários que exijam que o estudante expresse ou revele algo mais. Em tais casos, é provável que esse conteúdo seja um "gancho" importante na próxima sessão.

O Diálogo 4.4 ilustra o processo de avaliação da história familiar do estudante a respeito de problemas com o uso do álcool ou de outra substância e/ou problemas psicopatológicos.

---

Diálogo 4.4. Avaliação da história familiar do estudante a respeito de problemas com o uso do álcool ou de outra substância e/ou dificuldades de funcionamento psicológico

*Terapeuta*: Agora, eu gostaria de fazer algumas perguntas sobre sua família biológica para saber se alguém em sua família já teve dificuldades com o álcool ou com outra droga, ou se alguém já teve uma história de dificuldades psicológicas. Quando digo "família", estou me referindo a seus parentes de sangue. Está claro?

*Estudante*: Acho que sim.

*Terapeuta*: Bom. As pessoas, quando falam de problemas de álcool e de drogas, podem se referir a muitas coisas diferentes. Para o nosso objetivo aqui, estou definindo "problemas" como comportamentos que causam dificuldades na vida da pessoa, ou que, de alguma maneira, comprometem a capacidade dessa pessoa para funcionar plenamente, como seria o caso, em outras circunstâncias. Isso pode incluir dificuldades familiares ou conjugais, problemas no serviço, problemas legais, e assim por diante. Então, segundo essa definição, os problemas do álcool poderiam incluir, por exemplo, um divórcio, se a bebida foi o motivo. Os problemas psicológicos poderiam incluir faltar ao serviço por um certo período, por causa de uma depressão. Alguma pergunta?

*Estudante*: Não. Está claro.

*Terapeuta*: Muito bem. Mais algumas coisas e podemos começar. Primeiro, em "drogas" estou incluindo todo tipo de droga, legal, receitada ou ilegal. E, se você tiver alguma dúvida, não hesite e pergunte. E se você não tiver certeza, sempre podemos parar e resolver a questão. Certo?

*Estudante*: Certo.

*Terapeuta*: Então, vamos lá. Vamos começar com seus avós. Algum dos seus avós teve dificuldades ou problemas com o álcool ou com outra droga, ou problemas psicológicos, que você saiba?

*Estudante*: Hmm. Minha mãe me contou que o pai dela era alcoolista. Ela sempre falou para eu tomar cuidado para não acabar como ele.

*Terapeuta*: Esse era o seu avô materno?

*Estudante*: Isso mesmo.

*Terapeuta*: Qual era o problema que ele tinha com o álcool, você sabe?

*Estudante*: Na verdade, eu não o conheci. Ele morreu antes de eu nascer.

*Terapeuta*: Alguma vez sua mãe falou por que ela achava que ele tinha um problema com o álcool?

*Estudante*: Ela diz que ele bebia o tempo todo e se acabou cedo. Ela diz que quando ele bebia, às vezes, era muito ruim para a minha avó.

*Terapeuta*: Ah, sei. E seus outros avós?

*Estudante*: Nada. Nenhum problema com os outros. Só o pai da minha mãe.

*Terapeuta*: E seus pais? Alguma vez seus pais tiveram dificuldades com problemas psicológicos ou dificuldades com álcool ou drogas?

*Estudante*: Não. Minha mãe não bebia de medo de ficar como o pai.

*Terapeuta* Muito bem. E seus tios e tias?

*Estudante*: Nada que eu saiba.

*Terapeuta*: Não sabe porque não tem muito contato com eles ou os conhece bem para dizer que nenhum deles tem esse tipo de dificuldades?

*Estudante*: Eu os conheço bem, mas nunca ouvi nem vi nada que sugerisse que eles tivessem esse tipo de problema.

*Terapeuta*: Muito bem. Finalmente, e seus irmãos?

*Estudante*: Bem, o meu irmão foi a um psicólogo por uns tempos. Não sei bem por quê. Acho que tinha a ver com uns ataques de ansiedade ou algo do gênero. Ele entrava em parafuso cada vez que tinha um exame.

*Terapeuta*: Esses ataques de ansiedade impediam que ele saísse de casa ou atrapalhavam muito a sua vida, ou era mais que ele se sentia incomodado mas era capaz de superar o problema com a ajuda do médico?

*Estudante*: Não era lá essas coisas. Acho que ele foi a esse psicólogo por uns três ou quatro meses, por aí. Mas ele sempre se saiu muito bem na escola, mesmo no tempo em que ele tinha os ataques.

*Terapeuta*: Melhor assim. Faltou alguém?

*Estudante*: Não. Acho que falamos de todos.

---

## Cartões de monitorização

Uma vez completada a coleta de informações sobre o uso de álcool do próprio estudante e sobre a história familiar, o terapeuta pede que o estudante monitorize diariamente a sua ingestão a partir da sessão inicial até o próximo encontro. O estudante recebe uns vinte cartões de monitorização em tamanho de bolso. Cada cartão de monitorização, conforme ilustra a Figura 4.3, contém colunas para inúmeros fatores situacionais que facilitam a documentação do contexto específico no qual ocorre a ingestão. O estudante é instruído a fazer pelo menos uma anotação por dia, indicando "nada" para os dias em que não beber e preenchendo toda uma linha de respostas por ocasião em que beber, indicando o que bebeu, onde estava, com quem estava, e qual era seu estado de espírito enquanto bebia. No verso do cartão existe um código de respostas comuns para facilitar o preenchimento.

O objetivo de fazer que o próprio estudante monitorize seu consumo é duplo. Em primeiro lugar, a simples tarefa de registrar um comportamento aumenta a percepção de si mesmo, o que já pode ser suficiente para modificar o comportamento. O termo *reatividade* (Watson & Tharp, 1993; Mace & Kratochwill, 1985) designa especificamente uma redução de comportamentos indesejados e/ou um aumento de comportamentos desejados como resultado de sua observação e registro. Por esse motivo, pedir aos estudantes que monitorizem seu comportamento de ingestão pode ser um dos mais importantes componentes da intervenção breve. Em segundo lugar, os cartões de monitorização devidamente preenchidos constituem um trampolim útil para a sessão de aconselhamento, ao criar um caminho para discutir a ingestão e fornecer dados adicionais específicos ao contexto dos hábitos de ingestão.

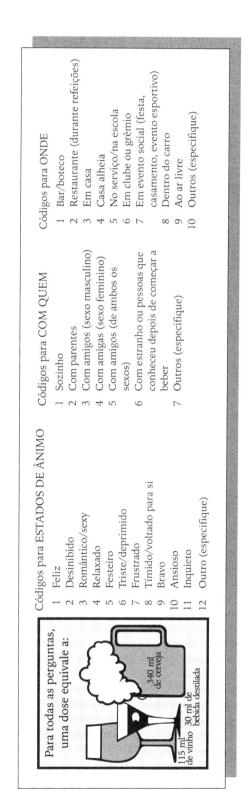

FIGURA 4.3 – Frente e verso do cartão de monitorização para registrar o comportamento diário de beber. Fonte: *Brief Alcohol Screening and Intervention for College Students (Basics): a Harm Reduction Approach*, de Linda A. Dimeff, John S. Baer, Daniel R. Kivlahan e G. Alan Marlatt. Copyright 1999 de The Guilford Press. Os compradores do *Basics* ficam autorizados a fotocopiar este folheto apenas para uso pessoal (veja os pormenores na página do Copyrigth).

A bem dizer, os cartões só têm sentido na medida em que os estudantes os utilizem. Infelizmente, os estudantes podem tender a deixar os cartões completamente de lado até pouco antes da segunda sessão. Em outras terapias comportamentais, o terapeuta pode ter outras oportunidades de trabalhar com o cliente sobre a observância de exercícios de casa; no *Basics*, em contraste, o terapeuta só tem uma oportunidade de "passar" a lição e abordar os obstáculos que poderiam interferir com o cumprimento da tarefa. Utilizamos a seguinte abordagem: depois de revisar as instruções e as bases da automonitorização, o terapeuta elicia as reações do estudante a respeito da tarefa. Prestando bastante atenção ao conteúdo das reações do estudante, o terapeuta busca identificar possíveis obstáculos que poderiam interferir no preenchimento dos cartões. Discutem-se, então, soluções para resolver e superar os obstáculos. Nos casos em que o estudante continue a resistir a preencher os cartões, o terapeuta tenta fazer um acordo de meio-termo entre não monitorizar de jeito nenhum e monitorizar da maneira ideal. Uma vez estabelecidos os termos, o terapeuta novamente tenta obter o compromisso do estudante em fazer um esforço para monitorizar seu padrão de ingestão.

Durante o processo de identificação de obstáculos, de solução de problemas e de negociação, é importante que o terapeuta entenda claramente as preocupações do estudante e transmita-lhe isso. O objetivo é equilibrar a empatia e o entendimento das preocupações expressadas com uma sensação de que se podem encontrar soluções e colocá-las em prática. Como certos obstáculos permanecerão ocultos até que a situação real apareça, o estudante é estimulado a experimentar resolver *in vivo* os problemas, o melhor que puder, a fim de desenvolver soluções alternativas. O compromisso assumido pelo estudante pode incluir as tentativas de "remendar" o plano para melhorar a monitorização.

Os obstáculos freqüentes descritos pelos estudantes incluem objeções relativas ao tempo que imagina ser necessário para completar a tarefa ou o embaraço quanto a ter que registrar o seu consumo em público. Embora seja importante acentuar os benefícios decorrentes desse exercício, o terapeuta sempre deve mostrar empatia para com a dificuldade imaginada para completar a tarefa e ajudar o estudante a resolver qualquer problema. Ocasionalmente, pode ser necessário negociar objeções específicas com um cliente mais resistente. Veja a seguir algumas respostas a preocupações freqüentes dos estudantes.

- *Quanto tempo vai ser preciso?*

  Em nossa experiência, só são necessários um ou dois minutos para completar a informação de cada dia em que beber. À medida que você se familiarizar com os códigos, talvez leve menos que isso.

- *Acho meio chato ter que anotar na frente dos outros o que estou bebendo. Não dá pra fazer no dia seguinte?*

  Você quer dizer que pode ser embaraçoso ter que fazer isso em público, certo?

- *É isso aí.*

  Você poderia anotar no dia seguinte. Não vai sair muito bem-feito; essa é a minha maior preocupação. Será que não há um jeito de anotar que não seja embaraçoso?

- *Bem, talvez durante uma festa eu possa dar uma escapada, me esconder no banheiro e anotar o que acabei de beber. Acho que assim é melhor.*

  Acho uma solução excelente!

No Diálogo 4.5, o terapeuta valida as preocupações e apreensões do estudante a respeito da monitorização, e trata de encontrar uma solução que seja aceitável para ambos. O terapeuta adota uma postura de "mutirão de dois", ou seja, trabalhar em estreita colaboração com o estudante para a construção de um plano. Se perceber que o estudante está se sentindo pressionado ou forçado a aceitar prematuramente o plano, o terapeuta dá-lhe outra oportunidade de modificar o plano ou de exprimir suas preocupações adicionais. Finalmente, o terapeuta trata de obter um compromisso do estudante tanto de completar a tarefa como de entrar em contato com ele, caso surjam problemas. O compromisso é obtido "numa boa" (por exemplo, "Dá para concordar com isso?"), sem forçar, num esforço de minimizar a reatância psicológica.

---

Diálogo 4.5 Automonitorização: descrição da tarefa e obtenção do compromisso

*Terapeuta*: Muito bem, estamos quase no fim, por hoje. Há mais um assunto que gostaria de discutir. Eu gostaria que você monitorizasse e anotasse o seu consumo entre hoje e o nosso próximo encontro. Há várias e boas razões para explicar por que isso é útil. A primeira e mais importante, é que vai nos dar uma melhor idéia de como você bebe. Essa informação será útil para saber quando nos veremos a próxima vez. Além disso, as pessoas aprendem bastante sobre si mesmas quando anotam concretamente um comportamento em particular dessa maneira. Você poderá saber de coisas que ainda desconhece, ou pode esclarecer outras coisas sobre as quais já pensou. O que você pensou quando eu lhe fiz esse pedido?

*Estudante*: Não sei. Não sei o que pensei. O que isso implica?

*Terapeuta*: Boa pergunta. Basicamente, eu gostaria que você usasse estes cartões (*o terapeuta mostra os cartões de monitorização*) para registrar a sua ingestão. A tarefa consiste, essencialmente, em completar uma linha para cada bebida que tomar, anotando aqui a data e a hora, o tipo e a quantidade de bebida consumida, onde estava, com quem estava e qual era o seu estado de espírito. Para facilitar, temos uma lista de descrições codificadas no verso do cartão (*o terapeuta mostra os códigos*) para simplificar o registro. Nos dias em que não tomar nada, apenas anote a data e escreva "não bebi". Outras perguntas ou idéias antes de prosseguirmos?

*Estudante*: Nenhuma sobre o preenchimento. Parece simples.

*Terapeuta*: Muito bem. O ideal é que você possa registrar o mais perto possível do momento em que beber.

*Estudante*: Você quer dizer que no meio da festa eu puxo o cartão e anoto?

*Terapeuta*: O ideal seria isso mesmo. O que você acha? Acha que vai dar para fazer?

*Estudante*: Bem, parece um pouco esquisito. Não tenho muita certeza de que seja uma boa. Não tem outro jeito de fazer isso?

*Terapeuta*: Claro. O que eu descrevi é a circunstância ideal, em termos de precisão. Quanto mais tempo passar entre o momento em que bebeu e o momento em que anotar, mais difícil fica lembrar exatamente como você se sentia quando bebeu etc. Entretanto, estou entendendo que você acha que isso estragaria um pouco a festa, ou que você se sentiria meio esquisito. Eu quero descobrir um jeito de fazer isso sem atrapalhá-lo. Se isso acontecesse, toda a tarefa ficaria meio sem sentido e inútil. Então, vamos ver. Há pelos menos duas possibilidades. A primeira é que ter que interromper o que estiver fazendo e se afastar para registrar acaba com a graça da festa. A segunda é que você ficaria meio sem jeito se tiver que anotar o cartão na frente de todos. Confere?

*Estudante*: É bem isso aí. Mas acho que o problema é mais a primeira possibilidade. Não me importo com o que os outros vão pensar. Provavelmente vão dizer algo tipo: "Ei, que negócio é esse?". Eu poderia contar; eles nem ligariam. Mas eu não gostaria de interromper o que estivesse fazendo para realizar as anotações. Sabe como é?

*Terapeuta*: Sim, acho que sim. Parece que você aceita registrar sua ingestão, em geral, mas não bem no momento em que estiver bebendo, certo?

*Estudante*: Exato.

*Terapeuta*: Bem, então o que temos que fazer é descobrir um jeito para que você não tenha que sair nem se "desligar" mentalmente da festa para anotar. Ao mesmo tempo, temos que pensar em como "colher os dados", por assim dizer, da forma mais precisa possível. O que você acha? Alguma sugestão sobre como você poderia fazer as duas coisas?

*Estudante*: Não sei. Ah ... talvez eu possa fazer isso na manhã seguinte. Ainda vai dar para lembrar bem o que se passou.

*Terapeuta*: É uma possibilidade. Minha única preocupação é que as coisas parecem um pouco diferentes na manhã seguinte, quando a pessoa está sóbria. Com freqüência, as pessoas se lembram das coisas da noite anterior de maneira bem diferente de como elas aconteceram. Outra possibilidade seria anotar só uma vez, durante a festa, e novamente na manhã seguinte. Você poderia, por exemplo, achar um canto tranqüilo depois da metade da festa e anotar tudo o que bebeu até aquele momento. Na manhã seguinte, você acaba de anotar o que bebeu daquele momento até o fim da festa. Dessa maneira, você minimiza consideravelmente o aspecto perturbador, mas ainda fica suficientemente próximo dos acontecimentos para garantir a precisão. O que acha disso?

*Estudante*: Faz sentido. Eu poderia ir ao banheiro ou a outro canto qualquer e anotar. É, acho que assim dá.

*Terapeuta*: Bom, muito bem. Você acha que dá para assumir o compromisso de fazer isso daqui até o nosso próximo encontro? Se você ainda tiver alguma dúvida, podemos examiná-la e tratar de facilitar as coisas para você.

*Estudante*: Não, acho que está tudo certo. É, acho que dá para assumir o compromisso.

*Terapeuta*: Ótimo! Muito bem, mais uma palavrinha sobre a monitorização. Pode ser que, quando você comece realmente a fazer a coisa, descubra que não funciona como você previu. Eu gostaria que você continuasse tentando melhorar o plano até que ele funcione bem. Pode ser que você tenha que usar sua criatividade. Se você tiver dificuldades, ligue para mim que juntos poderemos resolver o problema. Podemos concordar também quanto a isso?

*Estudante*: Sim, mas não acho que vou ter problemas.

*Terapeuta*: Certo. Eu acho que esse plano que bolamos parece bem razoável, e você parece estar bem consciente das dificuldades que podem surgir. Estou confiante nesse plano. Mas também quero ter um plano alternativo, caso não tenhamos previsto alguma coisa.

*Estudante*: Entendi.

## A conclusão da entrevista inicial

Antes de encerrar a entrevista inicial, o terapeuta deve marcar a segunda entrevista. A fim de obter uma boa amostra do comportamento de ingestão para a monitorização, recomendamos que a segunda sessão seja marcada para 10 dias depois da primeira entrevista, no mínimo. Preferimos deixar duas semanas entre as duas sessões, para que a monitorização inclua dois fins de semana, já que os fins de semana são, tipicamente, os dias de maior consumo de bebidas para os estudantes universitários. Também recomendamos que o terapeuta dê uma oportunidade adicional ao estudante para que ele expresse dúvidas ou preocupações que porventura tenha. O terapeuta pode encerrar dizendo o seguinte:

> Bem, chegamos ao final do nosso primeiro encontro. Tive muito prazer em conhecê-lo e gostei de sua franqueza comigo. Cobrimos um bom terreno hoje. Antes que eu lhe peça para responder a alguns questionários, gostaria de saber se você tem alguma dúvida ou questões sobre algo de que falamos mas que não tivemos a oportunidade de aprofundar.

Ao convidar o estudante a falar livremente sobre o processo e o conteúdo da sessão, e ao introduzir outros assuntos, o terapeuta cria outra oportunidade tanto para estabelecer um vínculo com o estudante quanto para obter informações adicionais sobre o estudante que poderiam ser importantes para a sessão final de retroalimentação e de aconselhamento.

## O conjunto de questionários de auto-relato sobre medidas de estilo de vida

É importante que exista uma sala ou área tranqüila e reservada para que o estudante possa preencher os formulários adicionais de medidas de auto-relato. O conjunto de questionários utilizado em nossa pesquisa (veja a Tabela 4.1) era bastante abrangente e levava cerca de 45 minutos para ser respondido. Embora isso fosse necessário para os fins da pesquisa, é bom produzir um conjunto que exija menos tempo. Como sempre, a decisão sobre o que incluir nesse conjunto deve ser consentânea com os objetivos da intervenção e com os recursos disponíveis. Como já foi dito, todas as nossas medidas de avaliação serão revistas no Anexo A, juntamente com uma breve explicação das razões da inclusão das medidas que utilizamos em nossa pesquisa.

## A retroalimentação do estudante sobre os procedimentos de avaliação

Quando fazemos pesquisas com estudantes universitários, sempre tentamos saber como os participantes vêem o projeto e se têm sugestões para futuros estudos. Em nossa pesquisa sobre Estilos de Vida ligada ao *Basics*, cerca de 15 estudantes deram-nos suas impressões quanto aos procedimentos de avaliação. Vários dos comentários mais freqüentes são descritos a seguir. É importante lembrar que esses comentários foram feitos pelos participantes da pesquisa que responderam a inúmeras medidas. Como os participantes da pesquisa tiveram que responder a medidas de avaliação muito mais extensas que os estudantes que recebem o *Basics* por motivos clínicos ou de pesquisa, esses comentários sobre as avaliações devem ser examinados levando-se isso em conta.

1 *"O conjunto de questionários me deu a sensação de que vocês pensaram que nós tínhamos um enorme problema."* Muitos estudantes indicaram que o excesso de atenção dada aos comportamentos problemáticos "patológicos" no conjunto de avaliação transmitiu a mensagem de que estávamos supondo que eles tinham um problema sério. Ironicamente, dedicamos um grande esforço a *não dar* uma excessiva atenção aos problemas; preferimos falar de riscos (e de estratégias para reduzir os riscos) e não empregar rótulos. Ademais, havíamos incluído deliberadamente a avaliação do comportamento de ingestão e de suas conseqüências negativas num contexto de comportamentos de estilo de vida. Os estudantes que tiveram essa preocupação sugeriram que também incluíssemos itens "positivos" que lhes permitissem falar das coisas que estavam "fazendo direitinho". Um estudante sugeriu que a avaliação poderia ter incluído um item sobre ingestão responsável.

## Tabela 4.1 – Resumo de instrumentos auto-administrados na pesquisa do *Basics*

| Instrumento | Variáveis avaliadas | Descrição | Tempo necessário estimado | Comentários |
|---|---|---|---|---|
| Questionário de Bebida Diária (Collins et al., 1985) | Variáveis de bebida (freqüência, quantidade etc.). | O estudante indica o padrão de uso de álcool habitual para cada dia da semana, nos últimos 30 dias. | 3 minutos | Foi modificado para incluir o número habitual de horas passadas bebendo álcool em cada dia indicado, para poder calcular a alcoolemia. |
| Questionário de Freqüência-Quantidade (Cahalan & Cisin, 1968) | Variáveis de bebida. | O respondente confirma uma freqüência e uma quantidade de uso habituais, num período de tempo específico (por exemplo, mês típico, fim de semana típico). | 2 minutos | Considerado como um meio altamente confiável e eficiente para obter informações sobre padrões brutos de uso. |
| Inventário de Rutgers de Problemas de Álcool (White & Labouvie, 1989) | Problemas que os estudantes comumente vivenciam quando bebem. | Instrumento de 23 itens desenvolvido especificamente para estudantes que bebem, para avaliar os problemas do álcool mais comuns. Inclui avaliação da dependência de álcool, preocupações com a bebida, irresponsabilidade e/ou negligência e conflitos interpessoais. | 5 minutos | Excelente instrumento para pesquisa e uso clínico. Como foi desenvolvido para jovens, os itens são mais relevantes ao seu estilo de vida que em muitos outros instrumentos de medida de problemas. |
| Escala de Dependência de Álcool (Skinner & Horn, 1984) | Dependência de álcool. | Instrumento de 25 itens dirigido a vários comportamentos e experiências associados com a dependência de álcool. Pede-se aos respondentes que escolham uma entre várias respostas que melhor representem sua experiência. | 5 minutos | Instrumento amplamente utilizado, com sólidas propriedades psicométricas. Enquanto muitas das questões investigam experiências recentes, várias não indicam parâmetros temporais específicos. |
| Questionário de Prontidão para a Mudança (Rollnick et al., 1992) | Motivação para a mudança Hábitos de ingestão. | Instrumento de 12 itens baseado nas etapas de mudança de Prochaska & DiClemente. | 3 minutos | Informação importante para o clínico antes do encontro com o estudante; capacita o clínico a determinar rapidamente onde focalizar a intervenção clínica, de forma a obter o máximo da intervenção. |

*continua*

| Instrumento | Variáveis avaliadas | Descrição | Tempo necessário estimado | Comentários |
|---|---|---|---|---|
| Formulário de Avaliação de Normas de Ingestão (Baer et al., 1991) | Percepção do estudante a respeito do uso normativo de álcool por outros estudantes. | Instrumento de 10 itens que avalia a percepção do estudante a respeito dos hábitos de ingestão típicos (por exemplo, freqüência e quantidade) de estudantes do mesmo sexo ao longo de várias dimensões (por exemplo, aluno do último ano do colegial, residente em república, residente em alojamento universitário, os amigos mais próximos do respondente). O estudante também especifica o seu local de residência. | 5 minutos | Excelente fonte de retroalimentação para o estudante, particularmente quando o respondente escolhe níveis normativos de estudantes universitários mais elevados que os reais. |
| Efeitos Abrangentes do Álcool (Fromme et al., 1993) | Expectativas a respeito do álcool. | Instrumento de 38 itens que cobre oito diferentes expectativas positivas e negativas dos efeitos do álcool. | 10 minutos | Embora seja um instrumento sólido e abrangente, é muito demorado para intervenções breves. Pode ser mais útil para pesquisas ou como parte de avaliações clínicas exaustivas. |
| Riscos de Problemas do Álcool Percebidos (Duthie et al., 1991) | Auto-avaliação do estudante dos riscos de desenvolver problemas do álcool. | Instrumento de 16 itens que pede ao estudante que avalie sua probabilidade de ter problemas específicos decorrentes de bebidas alcoólicas durante a faculdade. | 4 minutos | Dá aos profissionais uma visão rápida da percepção do estudante de seus próprios riscos de problemas decorrentes da ingestão pesada. |
| Inventário Breve de Sintomas (Derogatis & Spencer, 1982) | Desconforto psicológico. | Instrumento de 49 itens que cobre oito domínios clínicos, incluindo depressão, ansiedade, hostilidade, somatização. Inclui vários indicadores normatizados. | 8 minutos | Excelente instrumento para avaliar sintomas globais e específicos auto-avaliados de desconforto psicológico. Pode ser muito longo para intervenções breves. Pode acoplar-se ao uso de subescalas específicas para problemas mais comuns como depressão e ansiedade. |

2 *"O conjunto de questionários era muito repetitivo."* Vários estudantes questionaram o porquê de fazermos a mesma pergunta duas vezes. Era porque não acreditávamos neles? Era uma "pegada"? Ou era para garantir que eles estavam prestando atenção e que ficariam firmes? Na verdade, não fizemos exatamente a mesma pergunta duas vezes. Mas também é verdade que fizemos os mesmos *tipos* de perguntas de maneiras diferentes. Embora fizéssemos isso pelas necessidades da pesquisa (a fim de manter as propriedades psicométricas de cada instrumento que estávamos utilizando), alguns de nossos participantes acharam o procedimento aborrecido. Quando explicamos as razões das repetições, alguns participantes recomendaram que informássemos de saída que o conjunto de questionários era repetitivo e que explicássemos as razões, mais ou menos da maneira seguinte:

> Cada página desse conjunto contém uma medida diferente. Admitimos que algumas perguntas podem parecer "repetições". A fim de preservar a integridade de cada medida, precisamos incluir a medida toda, como ela foi desenvolvida originalmente. Agradecemos antecipadamente por sua paciência.

3 *"Suas perguntas não me deram chance de explicar o que eu queria dizer!"* Alguns estudantes exprimiram sua insatisfação porque as perguntas tinham um foco muito limitado e não permitiam um melhor entendimento do comportamento em questão. Um estudante, por exemplo, indicou que "a pesquisa não me perguntou sobre os tipos de situações nas quais eu bebo". A inclusão de perguntas com respostas abertas que permitissem "explicações" de suas respostas poderia resolver essa preocupação.

# 5
# A entrevista de retroalimentação

Vamos agora dedicar nossa atenção à segunda sessão, na qual o terapeuta fornece ao estudante a informação e o aconselhamento sobre a sua ingestão, conforme foi avaliada no encontro anterior. Após uma revisão dos objetivos e uma visão geral desta sessão, vamos nos concentrar na preparação do terapeuta para esse encontro. A terceira seção revisa o desenrolar do encontro, e cobre desde o conteúdo até exemplos de como frasear uma passagem da retroalimentação, em particular.

## Objetivos e visão geral da segunda sessão

Denominamos a segunda sessão do *Basics* de *sessão de retroalimentação*, a fim de destacar um de seus objetivos primários. Nessa sessão tentamos atingir quatro objetivos:

1 Fornecer aos estudantes uma retroalimentação personalizada sobre seus padrões de uso de álcool e dos riscos associados a ele. Isso inclui uma comparação entre a quantidade e a freqüência do estudante com as de uma amostra representativa de estudantes universitários, além da revisão dos fatores de risco individuais (por exemplo, expectativas positivas a respeito do álcool, história familiar de problemas associados ao álcool, história pessoal de conseqüências negativas ou indesejáveis da bebida etc.).

2 Desmistificar informações errôneas sobre o álcool e seu efeitos, fornecendo informações corretas ao estudante.

3 Proporcionar estratégias específicas para reduzir os riscos atuais e futuros relacionados ao uso de álcool.

4 Aumentar a motivação do estudante para modificar comportamentos de risco atuais, e desenvolver uma estratégia de resolução de problemas a respeito de obstáculos potenciais que poderiam comprometer o início ou a manutenção das modificações.

A sessão de retroalimentação é idiográfica, ou, em outras palavras, dirigida às necessidades particulares de cada estudante. Os terapeutas em geral mesclam retroalimentação e aconselhamento durante a segunda sessão, juntando um toque de retroalimentação com pitadas de aconselhamento. Em geral, a primeira parte da entrevista contém mais retroalimentação. O aconselhamento e o desenvolvimento de planos para depois do *Basics* aparecem mais no fim da entrevista. Durante toda a sessão são inseridas informações sobre o álcool e seus efeitos, técnicas de entrevista motivacional e estratégias para remover obstáculos. Embora este capítulo sirva como um guia básico da entrevista, os terapeutas são novamente encorajados a se afastarem da estrutura sugerida aqui sempre que acharem apropriado, a fim de responder às características ou necessidades de cada estudante.

Sob muitos aspectos, esta segunda sessão é comparável à retroalimentação que o estudante receberia de um profissional de cuidados de saúde a respeito de uma preocupação de saúde em particular, tal como hipertensão. Dessa perspectiva, inicialmente, o profissional de cuidados de saúde informa ao paciente que sua pressão arterial está anormalmente elevada e passa então a explicar os riscos médicos específicos decorrentes dessa condição. O profissional revisa os fatores que explicam a condição atual (por exemplo, história familiar de hipertensão, estilo de vida atual muito apressado, dieta inadequada etc.). Uma vez fornecida essa retroalimentação, o profissional identifica uma série de opções de intervenções cada vez mais invasivas (por exemplo, redução da ingestão de sal, perda de peso, dietas muito restritas, medicação anti-hipertensiva, cirurgia); discute e negocia, então, um plano de ação adequado para reduzir a pressão arterial; finalmente, continua a monitorizar e a acompanhar a evolução do cliente. A "Avaliação rápida do bebedor de Miller" segue esse padrão geral (veja Sobell & Sobell, 1993; Miller et al., 1988).

## Preparação para a segunda sessão

### A revisão do material de avaliação e a formulação de hipóteses

Além de revisar os hábitos e os riscos do consumo de álcool, o terapeuta deveria também revisar sistematicamente todas as demais informações obtidas do estudante, e que contribuirão para ter uma impressão adicional sobre ele, ou aprofundar o entendimento do terapeuta sobre o papel que o álcool tem na vida do estudante ou no contexto em que ocorre a ingestão pesada. Às vezes, em nosso trabalho com bebedores de alto risco, notamos que os estudantes aparentemente haviam reduzido sua ingestão antes de nosso primeiro encontro. Na superfície, pareceria que os estudantes haviam "crescido" através da janela do risco e teriam um menor risco. Uma revisão dos questionários "secundários", entretanto, pode revelar informações que levam a suspeitar que a ingestão leve está relacionada não a um padrão de mudança persistente, mas a fatores temporários. Esse é um achado particularmente comum entre estudantes atletas, que tipicamente são encorajados a se abster de bebidas durante o período de competições.

## Diretrizes para a seleção de metas de ingestão

A meta de um treinamento de moderação é uma ingestão não-problemática e não-prejudicial. Obviamente, nem todos os estudantes com problemas de álcool são capazes de moderar o seu consumo, apesar de querer fazê-lo. Como regra geral, os estudantes universitários que bebem não estão interessados na abstinência de álcool e preferem a moderação, se puderem escolher entre os dois. A grande questão do problema é quando recomendar a abstinência. As diretrizes apresentadas a seguir representam os critérios que usamos para decidir quando aconselhar a abstinência. Recomendamos que o terapeuta consulte um colega ou um médico quando estiver em dúvida, especialmente nos casos em que houver problemas físicos complicando o quadro.

- Um estudante apresenta dependência de álcool moderada ou grave.
- Uma estudante está grávida ou tem boas razões para acreditar que esteja grávida.
- Um estudante já foi previamente aconselhado por um médico a reduzir a ingestão ou a parar de beber.
- Um estudante tem, atualmente, um problema físico que é exacerbado pelo álcool (por exemplo, úlcera péptica, diabetes).

Nos dois últimos casos, sempre encaminhamos a especialistas para determinar se, diante da história médica do estudante, alguma quantidade de álcool é recomendável ou não. Recomenda-se aos estudantes que se abstenham até que consigam uma consulta com o seu médico.

## O uso de gráficos de retroalimentação produzidos por computador

Preconizamos que os componentes relevantes da retroalimentação sejam resumidos para cada estudante por meio de gráficos. Um exemplo de uma folha de retroalimentação gráfica que temos usado encontra-se no Anexo B deste manual (veja ali a Figura B.3). Esse gráfico proporciona ao estudante uma retroalimentação personalizada sobre seu padrão de uso de álcool comparado com as normas reais de outros estudantes universitários, e dá uma visão geral dos riscos desse estudante em relação ao problemas do álcool. O gráfico foi projetado de maneira a ser evidente por si só, embora recomendemos que o terapeuta revise com o estudante todas as categorias que nele aparecem.

Há vários benefícios decorrentes da utilização da retroalimentação gráfica. Em primeiro lugar, uma folha de retroalimentação gráfica pode servir como roteiro da sessão, particularmente em vista da extensão da informação a ser coberta. Em segundo, o uso do gráfico pode ajudar a estabelecer um vínculo, na medida em que o terapeuta e o estudante "examinam" juntos o conteúdo do gráfico. A intenção é fazer que o terapeuta e o estudante se sentem lado a lado (tanto no sentido literal como no figurado), analisando e entendendo os dados conjuntamente. Isso pode ser semelhante ao exame que um viajante e seu guia fazem de um mapa a fim de determinar o roteiro a seguir. Em terceiro, em nossa experiência, os estudantes gostam de receber gráficos visuais. Um estudante, geralmente, "se liga" e fica mais interessado quando o terapeuta puxa uma folha de retroalimentação gráfica que resume a informação fornecida durante a avaliação. Finalmente, o estudante pode levar o gráfico para casa para consultá-lo e usá-lo como referência, no futuro.

A produção de gráficos para a retroalimentação pode sair cara e pode exigir computadores e competência em computação. Existem várias opções para se produzir esse nível de retroalimentação gráfica personalizada. A informação da avaliação pode ser inserida num programa de base de dados como o Microsoft Access (seja manualmente, seja com um *escaner*) e depois transformado por um programa de gráficos num gabarito gráfico para produzir a retroalimentação personalizada real. Esse é o tipo de sistema que usamos para produzir a retroalimentação gráfica mostrada na Figura 3.B do Anexo B. A maior limitação dessa abordagem é a impossibilidade de programar regras complexas de decisão sobre os dados e incorporar um algoritmo complexo para mensagens personalizadas.

Um segundo método para a produção de retroalimentação personalizada implica o uso de programas sofisticados de computação capazes de regras de decisão ilimitadas do tipo *if-then*[1] a respeito dos dados, bem como mensagens personalizadas. Desenvolvemos recentemente um programa de avaliação computadorizada multimídia que produz automaticamente uma retroalimentação gráfica personalizada com capacidade para 2.443.000 respostas diferentes. Esse programa, chamado Avaliação Multimídia da Saúde do Estudante (*Multi-Media Assessment of Student Health* – MMASH; veja Dimeff, 1996), foi desenvolvido originalmente para ser usado em locais de cuidados primários de saúde por médicos e enfermeiras de centros de saúde do estudante que proporcionavam uma intervenção breve auxiliados pela retroalimentação gráfica personalizada do MMASH. Com o auxílio de fones de ouvido, os estudantes recebem instruções faladas sobre como utilizar o programa, depois inserem suas respostas diretamente no computador por meio do teclado e do *mouse*. Uma vez terminado, a retroalimentação personalizada é impressa automaticamente por uma impressora conectada ao computador.

## O desenvolvimento de gráficos e de cartões de níveis de alcoolemia personalizados

Depois da entrevista inicial, elaboramos um gráfico personalizado do nível de alcoolemia e um cartão menor plastificado, de bolso, com a mesma informação, para cada estudante. O gráfico dá uma aproximação da variação temporal do nível de alcoolemia do estudante, depois de ter tomado bebidas alcoólicas, e é corrigido de acordo com o peso e o sexo do indivíduo. A Figura 5.1 é um exemplo de um gráfico de nível de alcoolemia. Os cálculos dos níveis de alcoolemia para homens e mulheres de pesos variados podem ser encontrados em Matthews & Miller (1979).

---

1 "Se-então": termo de informática que representa modelos decisionais. (N.T.)

A entrevista de retroalimentação

| Número de doses | Número de horas | | | | | | | | | | |
|---|---|---|---|---|---|---|---|---|---|---|---|
| | 0 hora | 1 hora | 2 horas | 3 horas | 4 horas | 5 horas | 6 horas | 7 horas | 8 horas | 9 horas | 10 horas |
| 1 | 0,025 | 0,009 | 0 | 0 | 0 | 0 | 0 | 0 | 0 | 0 | 0 |
| 2 | 0,051 | 0,035 | 0,019 | 0,003 | 0 | 0 | 0 | 0 | 0 | 0 | 0 |
| 3 | 0,077 | 0,061 | 0,045 | 0,029 | 0,013 | 0 | 0 | 0 | 0 | 0 | 0 |
| 4 | 0,103 | 0,087 | 0,071 | 0,055 | 0,039 | 0,023 | 0,007 | 0 | 0 | 0 | 0 |
| 5 | 0,129 | 0,113 | 0,097 | 0,081 | 0,065 | 0,049 | 0,033 | 0,017 | 0,001 | 0 | 0 |
| 6 | 0,155 | 0,139 | 0,123 | 0,107 | 0,091 | 0,075 | 0,059 | 0,043 | 0,027 | 0,011 | 0 |
| 7 | 0,181 | 0,165 | 0,149 | 0,133 | 0,117 | 0,101 | 0,085 | 0,069 | 0,053 | 0,037 | 0,021 |
| 8 | 0,206 | 0,190 | 0,174 | 0,158 | 0,142 | 0,126 | 0,110 | 0,094 | 0,078 | 0,062 | 0,046 |
| 9 | 0,232 | 0,216 | 0,200 | 0,184 | 0,168 | 0,152 | 0,136 | 0,120 | 0,104 | 0,088 | 0,072 |
| 10 | 0,258 | 0,242 | 0,226 | 0,210 | 0,194 | 0,178 | 0,162 | 0,146 | 0,130 | 0,114 | 0,098 |
| 11 | 0,284 | 0,268 | 0,252 | 0,236 | 0,220 | 0,204 | 0,188 | 0,172 | 0,156 | 0,140 | 0,124 |
| 12 | 0,310 | 0,294 | 0,278 | 0,262 | 0,246 | 0,230 | 0,214 | 0,198 | 0,182 | 0,166 | 0,150 |
| 13 | 0,336 | 0,320 | 0,304 | 0,288 | 0,272 | 0,256 | 0,240 | 0,224 | 0,208 | 0,192 | 0,176 |
| 14 | 0,362 | 0,346 | 0,330 | 0,314 | 0,298 | 0,282 | 0,266 | 0,250 | 0,234 | 0,218 | 0,202 |
| 15 | 0,387 | 0,371 | 0,355 | 0,339 | 0,323 | 0,307 | 0,291 | 0,275 | 0,259 | 0,243 | 0,227 |
| 16 | 0,413 | 0,397 | 0,381 | 0,365 | 0,349 | 0,333 | 0,317 | 0,301 | 0,285 | 0,269 | 0,253 |
| 17 | 0,439 | 0,423 | 0,407 | 0,391 | 0,375 | 0,359 | 0,343 | 0,327 | 0,311 | 0,295 | 0,279 |
| 18 | 0,465 | 0,449 | 0,433 | 0,417 | 0,401 | 0,385 | 0,369 | 0,353 | 0,337 | 0,321 | 0,305 |
| 19 | 0,491 | 0,475 | 0,459 | 0,443 | 0,427 | 0,411 | 0,395 | 0,379 | 0,363 | 0,347 | 0,331 |
| 20 | 0,517 | 0,501 | 0,485 | 0,469 | 0,453 | 0,437 | 0,421 | 0,405 | 0,389 | 0,373 | 0,357 |

FIGURA 5.1 – Tabela de nível de álcool no sangue (alcoolemia), em razão do número de doses e do tempo gasto bebendo, para um homem com peso corporal de cerca de 65 kg. Uma dose é qualquer bebida que contenha 15 g de álcool etílico.

## O fornecimento de uma folha de "macetes"

Além da folha de retroalimentação gráfica personalizada e do gráfico e do cartão do nível de alcoolemia, os estudantes recebem uma folha de "macetes" genéricos que resume informações sobre o álcool e seus efeitos, destacando os pontos principais que foram discutidos na segunda sessão. São utilizadas listas e gráficos para ilustrar vários conceitos (por exemplo, efeitos em pessoas sem tolerância ao álcool de vários níveis de alcoolemia, a resposta bifásica ao álcool). A folha de "macetes" também inclui informações básicas sobre treinamento de habilidades relacionadas ao álcool e estratégias de moderação, tais como espaçamento das doses, tomar qualidade em vez de quantidade, alternância de bebidas alcoólicas e não-alcoólicas, tomar cerveja em vez de destilados e definir limites de bebida. Finalmente, a folha pode incluir informações adicionais que atraem a atenção do estudante, tal como a quantidade de dinheiro gasto pela indústria de bebidas em publicidade para promover seus produtos nos campus universitários. As Figuras B.5 e B.7 no Apêndice B são exemplos de folhas de "macetes" que temos utilizado.

## O desenrolar do encontro

Esta seção revisa todo o conteúdo da segunda sessão do *Basics*. A descrição do conteúdo feita aqui baseia-se em nosso protocolo de pesquisa. Nosso relato do processo clínico, nossas notas cautelares e nossos comentários são o produto de centenas dessas intervenções breves no contexto de nosso trabalho clínico, e de ter passado muitas outras horas treinando pessoas para ministrarem essa intervenção. Começaremos com algumas observações preliminares sobre como orientar bem o estudante nesta segunda sessão e alguns comentários gerais sobre o processo clínico.

### A orientação, o reestabelecimento do vínculo e o fortalecimento do compromisso

O objetivo maior dessa segunda sessão é fornecer ao estudante a motivação e as habilidades para reduzir as conseqüências negativas derivadas do uso do álcool, dando-lhe uma retroalimentação, baseada na sessão inicial e em outras informações, que o impulsionará na direção da mudança. Aspectos mais específicos desse amplo objetivo incluem os seguintes componentes:

1 Fornecer ao estudante uma retroalimentação específica sobre seu padrão de ingestão e seus riscos associados à bebida.

2 Prover informação psicoeducacional sobre o álcool que ajude o estudante a tomar decisões mais bem informadas e menos arriscadas sobre como tomar bebidas alcoólicas.

3 Fornecer conselho e recomendações sobre modificações do padrão atual de uso, em nível consentâneo com a etapa atual de prontidão para mudar do estudante.

4 Criar a motivação do estudante e seu compromisso com a mudança.

5 Ajudar na remoção ou redução das barreiras ou obstáculos à mudança.

Embora o terapeuta já tenha dado ao estudante um panorama geral da intervenção breve no início da primeira sessão, sempre é importante que o terapeuta gaste uns minutos para orientar o estudante no terreno da segunda sessão, bem como para permitir que ambos restabeleçam o contato. O Diálogo 5.1 exemplifica como o terapeuta pode orientar o estudante com relação a essa sessão. Note que, além de orientar o estudante, o terapeuta também atua para restabelecer o compromisso do estudante com a intervenção breve, pela solicitação de sua opinião sobre a agenda ("O que você acha disso?") e de um convite para que ele acrescente outros tópicos à agenda da sessão.

---

Diálogo 5.1. A orientação do estudante para a segunda sessão

*Terapeuta*: Bem-vindo, outra vez! Como você sabe, esta provavelmente é a nossa última sessão, a menos que, por alguma razão, decidamos nos encontrar de novo. Mas podemos falar disso mais tarde. Agora, gostaria de usar um minuto para dar-lhe uma idéia do que eu havia planejado para esta sessão e ver se há algo mais que você queira discutir hoje.

*Estudante*: Tudo bem.

*Terapeuta*: Depois do nosso último encontro, reuni a informação que você me deu neste gráfico, que nos permite dar uma olhada mais de perto em como você bebe, em comparação com seus colegas, e em alguns riscos que podem estar associados com a sua ingestão. Vamos começar dando uma olhada nos seus cartões de monitorização, depois daremos uma olhada mais detalhada nesta informação gráfica. A seguir falaremos um pouco sobre como você poderia utilizar esta informação no futuro. Devo dizer que ao longo desta sessão vou discutir alguns pontos básicos a respeito do álcool – alguns que talvez você já conheça e outros novos. O que você acha disso?

*Estudante*: Legal. Esse gráfico parece interessante.

*Terapeuta*: Bom. O gráfico é bem interessante, porque resume uma porção de informações numa só olhada. Além disso, existe alguma outra coisa que você gostaria de incluir para ser discutido hoje?

*Estudante*: Não, na verdade, não. Ah sim, eu gostaria de saber se tem problema beber e puxar fumo ao mesmo tempo.

*Terapeuta*: Boa pergunta. Bem, vamos acrescentar isso à nossa lista de assuntos. Algo mais que você queira discutir?

*Estudante*: Não. É só isso.

*Terapeuta*: Muito bem. Podemos começar? Eu gostaria que você ficasse bem à vontade para interromper e fazer perguntas ou esclarecer algo. Eu gostaria que esta sessão fosse a mais interativa e útil possível para você.

*Estudante*: Tudo bem.

Gostaríamos de destacar os seguintes pontos adicionais sobre a estrutura da segunda sessão, antes de começar a revisão. A Tabela 5.1 lista os principais tópicos da sessão 2 na ordem em que mais ou menos os utilizamos, bem como uma idéia aproximada do tempo que dedicamos a cada componente, com base em uma sessão de 50 minutos. Insistimos em que não há nada de "mágico" em relação a essa ordem em particular, embora a consideremos útil e conveniente. Além disso, podem-se inserir materiais psicoeducacionais e conselhos e recomendações específicos a cada tópico em qualquer momento, quando forem clinicamente relevantes à discussão em curso. Como a Tabela 5.1 indica, é necessário percorrer rapidamente os tópicos da segunda sessão para poder cobrir adequadamente os componentes básicos desta sessão no tempo alocado.

Tabela 5.1 – Componentes da segunda sessão e duração aproximada

| Tópico básico para a sessão de retroalimentação e aconselhamento (em ordem geral de utilização) | Duração aproximada |
| --- | --- |
| Orientação e reafirmação do compromisso | 3-5 minutos |
| Revisão e discussão dos cartões de monitorização | 5-7 minutos |
| Revisão do padrão de ingestão e comparação com as normas | 7-10 minutos |
| Revisão dos riscos pessoais e das conseqüências negativas | 7-10 minutos |
| Aconselhamento e recomendações | 7-10 minutos |
| Generalização do uso de estratégias além da intervenção breve | 3-8 minutos |

## O processo e a abordagem clínicos do fornecimento da retroalimentação e do aconselhamento

Diferentemente da primeira sessão, que era bem estruturada, a segunda sessão requer muito mais flexibilidade. O terapeuta deve ser rápido e ágil – num certo sentido, "puxando" o estudante o suficiente para acentuar a motivação, mas não tanto que ele fique aborrecido ou resistente. Embora a experiência seja um mestra maravilhosa, achamos que certas estratégias são úteis para nossa efetividade total. Consideramos útil manter as seguintes "regras de bolso" na cabeça, durante a abordagem da intervenção breve:

- Adote uma postura pragmática e realista.
- Evite "você deveria".
- Nem sempre motivação e *insight* são necessários para mudar um comportamento.
- É possível haver mudanças "quânticas". [2]
- Sempre que possível, obtenha um compromisso *específico* do estudante em relação a *ações comportamentais* progressivas.

A primeira regra é tentar encontrar uma síntese entre *realismo pragmático* [3] e *mudança quântica*. Por mais que queiramos erradicar todos os riscos, deveríamos, primeiro, ter expectativas realistas a respeito do que é possível obter como resultado de uma intervenção breve e, a partir daí, tentar maximizar o seu impacto e esforçar-se por uma mudança quântica. Uma postura de pragmático realista inclui não supor que o estudante estará interessado em mudar seus hábitos de ingestão ao final da intervenção breve e lembrar que, afinal, é o estudante quem tem que tomar a decisão. Quanto mais o terapeuta forçar a sua posição, mais provavelmente o estudante vai-se fechar e não "ouvir" a mensagem que o terapeuta está tentando transmitir. Em nossa experiência, a capacidade de engendrar soluções e conselhos criativos que sejam adaptados aos objetivos ou às necessidades do estudante é diretamente relacionada à capacidade de ouvir as descrições que os estudantes fazem do que é importante para eles. Consideramos que pensar como um realista pragmático firmemente ancorado nos princípios da redução de danos abre portas e cria opções, em contraste com enfiar todos os estudantes no mesmo saco, na mesma direção e na mesma rota.

Embora uma postura realista seja, em muitos sentidos, efetiva, também é igualmente importante ter "altas expectativas" de que grandes mudanças podem ser facilitadas no contexto de uma intervenção breve. É importante esforçar-se para obter metas elevadas, em oposição a baixar a expectativa em relação a um estudante com base no que ele diz ou informa sobre seu interesse em mudar, a fim de obter um efeito terapêutico máximo. Nesse sentido, é particularmente útil admitir que mudanças quânticas podem efetivamente acontecer. A posição dialética, que mantém duas proposições aparentemente opostas ao mesmo tempo, contribuirá ainda mais para aumentar a velocidade e a eficiência global da intervenção breve.

---

2 O conceito de mudança quântica foi desenvolvido recentemente por William Miller, PhD, para descrever uma vivência não muito incomum relatada por indivíduos que sofreram uma importante mudança súbita e profunda. Em contraste com os princípios da modelagem, no qual um indivíduo progride gradualmente na direção de um comportamento em particular, a mudança quântica refere-se a mudanças comportamentais radicais semelhantes a uma metamorfose súbita. Embora exemplos cicunstanciais não sejam raros (por exemplo, o fumante que, depois de fumar por 30 anos, subitamente deixou de fumar no dia em que nasceu um filho; o indivíduo obeso que quase nunca na vida fizera exercício algum, e que um dia passou a seguir um programa rigoroso e regular de exercícios diários pelo resto da vida; o indivíduo que um dia abandonou todos os comportamentos suicidas e de autodestruição a partir de uma profunda experiência religiosa), apenas recentemente a literatura científica sobre mudança de comportamento passou a interessar-se por esses fenômenos.

3 A primeira autora gostaria de agradecer a contribuição de Marsha Lineham e de sua teoria da Terapia Comportamental Dialética (DBT) por terem proporcionado uma abordagem de terapia comportamental que transforma posições polares antagônicas (tese = realismo pragmático; antítese = realismo quântico) numa síntese coerente composta do espírito de cada posição, bem como da tensão e do conflito que existe entre elas.

A segunda regra é evitar o "você deveria", ao se dirigir ao estudante. Como os jovens adultos já foram, com freqüência, criticados por adultos mais velhos por decisões anteriores sobre estilos de vida (ou acham que foram criticados), atuar num registro que transmite crítica pode resultar em que o estudante "se feche", ou que simplesmente cumpra o programa e diga estar interessado, quando não tem nenhuma intenção de pensar no conteúdo da intervenção, e muito menos de utilizá-lo. Quanto mais o estudante estiver disposto e for capaz de transmitir suas reações à retroalimentação e ao aconselhamento, de maneira aberta e honesta, mais o terapeuta será capaz de integrar essa informação num plano razoável, aumentando, dessa maneira, a probabilidade de que o estudante teste novos comportamentos de redução de dano.

Em terceiro lugar, é importante saber que nem sempre a motivação ou o *insight* são uma condição necessária à mudança de um comportamento. Um exemplo disso, discutido no Capítulo 4, é o efeito reativo da monitorização do próprio comportamento. Quando uma pessoa monitoriza um comportamento em particular, esse comportamento, com freqüência, modifica-se – não como o resultado de uma maior motivação para mudar, mas como resultado do aumento da percepção de um hábito em particular. Um estudante universitário que bebe menos em um dado contexto não o faz, necessariamente, porque está motivado a beber menos. Em vez disso, as dicas situacionais (por exemplo, jogar futebol num sábado à noite com um grupo de colegas do colégio) podem simplesmente resultar em beber menos. De fato, a maioria dos comportamentos é aprendida, reforçada e modificada sem que a pessoa tenha a mínima percepção ou intenção consciente de mudar. Isso é particularmente importante no trabalho com estudantes difíceis (e, às vezes, aparentemente impossíveis) de motivar. Embora muito do *Basics* baseie-se na criação de interesse e intenção de mudar, isso não significa que não devamos aplicar princípios comportamentais (por exemplo, modelando ou modificando o contexto) que podem resultar em mudanças comportamentais sem motivação.

A regra final diz respeito à obtenção de um compromisso específico por parte de um estudante. Como já foi descrito anteriormente, se os próprios clientes assumem um compromisso com uma dada atividade, isso aumenta a probabilidade de ocorrência desse comportamento. A obtenção do compromisso poderia (e, neste contexto, deveria) ser conduzida "na maciota", e é muito diferente de se exigir um compromisso.

## O fornecimento da retroalimentação e do aconselhamento

Descreveremos a seguir o fornecimento concreto de retroalimentação e de aconselhamento. Ao longo da discussão, serão incorporadas várias "regras" gerais, estratégias para introduzir comentários em particular e conselhos, bem como destaques clínicos.

### A revisão dos cartões de monitorização

A segunda sessão começa tipicamente com uma revisão dos cartões de monitorização que o estudante preencheu em casa. Recomendamos que o terapeuta comece pela monitorização dos cartões por vários motivos. Em primeiro lugar, ao fazer isso, reconhece os esforços ou interesse do estudante em honrar seu compromisso com o terapeuta, de participar ativamente do *Basics* e cumprir com suas obrigações de casa. Em segundo, o estudante tem tanto interesse em receber a retroalimentação de um terapeuta como de um professor. Num certo sentido, o estudante entra para a sessão esperando receber algo do terapeuta (por exemplo, elogios, retroalimentação etc.) pelo que fez. Finalmente, começar pela revisão dos cartões de monitorização cria uma tarefa estruturada e razoavelmente segura, e funciona, por conseguinte, como uma maneira adicional de restabelecer o vínculo.

Antes de tentar extrair a rica informação contida nos cartões de monitorização, o terapeuta deveria primeiro dar uma oportunidade ao estudante para comentar suas impressões sobre a tarefa de casa. Geralmente começamos com uma pergunta aberta como: "Como foi a monitorização nas duas últimas semanas?".

Isso também serve para dar ao terapeuta uma indicação da (im)precisão dos dados e de quanto o estudante dedicou ao preenchimento dos cartões. A seguir, o terapeuta faz outra pergunta aberta para eliciar o impacto percebido pelo estudante por ter que monitorizar seu consumo, e para determinar quanto o estudante pensou sobre o que estava observando e anotando. Em geral, fazemos uma pergunta como esta: "Agora que você já anotou o seu comportamento de beber das duas últimas semanas, o que foi que você notou ou aprendeu de novo?".

Estamos particularmente interessados em saber o que os estudantes aprenderam com a monitorização de sua ingestão. O que notaram? O que aprenderam? O que concluíram? Tiveram alguma surpresa? Encontraram algum obstáculo para monitorizar a ingestão? Qual? Foram capazes de encontrar soluções aos problemas que se apresentaram?

Depois de o estudante ter tido a oportunidade de falar sobre suas impressões a respeito da monitorização, o terapeuta começa por focalizar sua atenção no conteúdo dos dados. Primeiro, pede-se ao estudante que descreva o que anotou. Em geral, o estudante orienta o terapeuta quanto aos cartões, no mais das vezes assinalando os dias em que mais bebeu. Recomendamos que o terapeuta adote uma postura de colaboração e de investigação junto ao estudante. Ou seja, o terapeuta e o estudante examinam juntos os cartões, tratando de entender os dados e a informação neles contida sobre o padrão de ingestão. O foco então se fecha na freqüência e na quantidade da ingestão, em geral com uma pergunta do seguinte tipo: "Vamos ver. Em quantos dias você efetivamente bebeu? Qual foi a quantidade média que você tomou nesses dias?".

Uma vez obtidas as quantidade e freqüências máxima e habitual, o terapeuta fornece ao estudante um gráfico personalizado de alcoolemia e ensina-o a calcular aproximadamente a alcoolemia habitual e a máxima durante o período de monitorização.

Para avaliar a alcoolemia máxima, o terapeuta pode pedir ao estudante para lembrar-se da ocasião na qual esteve mais intoxicado, durante esse período. Essa ocasião lembrada é então comparada com a alcoolemia aproximada. Esse processo permite discutir como calcular a alcoolemia, quanto de álcool corresponde a uma dose-padrão, os efeitos do álcool em diferentes níveis de alcoolemia e identificar riscos.

Dependendo do que surgir durante a discussão, o terapeuta pode iniciar a informação psicoeducacional adicional sobre o álcool. Por exemplo, uma revisão da informação sobre os efeitos do álcool em diferentes níveis de alcoolemia em pessoas sem tolerância normalmente se encaixa na discussão geral dos cartões de monitorização. O terapeuta pode pedir ao estudante que descreva como sentiu os efeitos do álcool em uma das ocasiões anotadas. O terapeuta e o estudante podem então comparar os efeitos do álcool sobre o estudante naquela ocasião em particular, com o efeito que sentem geralmente as pessoas sem tolerância ao álcool. Se o estudante relatar que não "sentiu" os efeitos do álcool, ou que teve efeitos muito atenuados, isso pode abrir as portas para uma discussão sobre a tolerância. *Por mais tentador que possa ser fornecer todo tipo de informações ao estudante a esta altura, o terapeuta deve evitar "dar uma conferência" ou bombardear o estudante com informações sobre o álcool. O fornecimento de treinamento de habilidades e de informação deve ser sempre equilibrado com o objetivo de aumentar a motivação do estudante para mudar.*

Alguns dos dados mais ricos contidos nos cartões dizem respeito aos fatores situacionais específicos associados à ingestão do estudante. Embora em geral tenhamos preferência por adiar a discussão do papel desses fatores contextuais sobre a ingestão pesada para mais tarde durante a sessão, o terapeuta pode, não obstante, começar a destacar e a nomear os fatores associados à ingestão pesada enquanto discute com o estudante sobre os cartões. Por exemplo, o terapeuta pode comentar:

> Parece que você bebeu mais aos sábados, quando foi ao bar com os amigos tomar cachaça. Fecha com a sua impressão? (*Estudante*: É isso mesmo.) E parece que nas duas vezes você estava numa boa, relaxado e feliz.

Em termos gerais, a informação sobre os fatores situacionais associados à ingestão normalmente é precisa, mesmo quando os dados sobre a quantidade consumida são questionáveis. Os estudantes em geral se lembram com quem estavam e onde estavam bebendo, mesmo que o cartão só tenha sido preenchido muitos dias depois da ingestão.

## O fornecimento da retroalimentação sobre o padrão e as normas de ingestão do estudante

Após revisar os cartões de monitorização e de apresentar o gráfico de alcoolemia, o terapeuta começa com a retroalimentação e o aconselhamento. Em primeiro lugar, o terapeuta orienta o estudante quanto à folha de retroalimentação gráfica personalizada que resume o material de avaliação. Recomendamos que o terapeuta aguarde alguns momentos antes de passar à retroalimentação propriamente dita. O terapeuta pode dizer uma frase transicional para orientar o estudante na passagem da revisão dos cartões de monitorização ao fornecimento da retroalimentação, como no seguinte exemplo:

> Vamos comparar a informação que você reuniu nos cartões de monitorização com as outras informações que você me havia dado na outra vez em que nos encontramos. Esta folha de retro-

alimentação resume um pouco da informação que discutimos na última vez. Também inclui alguma informação dos questionários a que você respondeu depois da reunião. (*O terapeuta apresenta ao estudante a folha de retroalimentação gráfica.*) Observe que os seus hábitos de ingestão estão resumidos aqui à esquerda, e os riscos pessoais associados com sua ingestão de álcool estão indicados de maneira genérica aqui à direita. Agora, gostaria de revisar essa informação com você. O que você acha? (*Estudante*: Tudo bem.) À medida que eu for avançando, por favor, me interrrompa se tiver alguma pergunta ou comentário que queira fazer sobre o material. Certo?

O terapeuta começa então pelo alto do gráfico e vai descendo, parando para eliciar as reações do estudante ao material, para destacar expressões e/ou preocupações expressadas pelo estudante e para responder a questões que possam surgir durante a apresentação do material. Primeiro, fornece-se a informação sobre o padrão habitual de ingestão, seguido por uma comparação entre esse padrão e o normativo dos estudantes em geral. Apresenta-se então a retroalimentação relativa à percepção que o estudante tem das normas e ingestão típicas de estudantes universitários.

## O padrão atual de uso

O objetivo primário do fornecimento da retroalimentação pela apresentação de padrões de consumo é o de aumentar a percepção que o estudante tem sobre o quanto e com que freqüência consome bebidas alcoólicas. A informação classicamente revisada para esses fins é derivada dos cartões de monitorização e das partes episódicas do Perfil Rápido do Bebedor (BDP). Os tópicos específicos ao estudante incluem a freqüência de uso, as quantidades média e máxima consumidas por semana, os níveis de alcoolemia atingidos numa ocasião de ingestão média e a alcoolemia máxima (ou pico) atingida durante a avaliação.

Como já foi mencionado anteriormente, recomendamos que o terapeuta compare as respostas dadas às questões durante a entrevista com as respostas aos itens sobre bebida do conjunto de questionários a fim de garantir a precisão dos dados. A comparação final é feita com os dados obtidos pelos cartões de monitorização. A informação que aparece na retroalimentação gráfica é derivada das partes habitual e episódica do BDP. Quando surgem discrepâncias importantes quanto a aspectos relevantes (por exemplo, padrão de ingestão, dependência de álcool, grau de problemas resultantes do uso do álcool), pedimos ao estudante que esclareça suas respostas durante a segunda entrevista. Habitualmente fazemos isso de maneira discreta, como o detetive Columbo da série de televisão (coçando a cabeça e pensando em voz alta num esforço para considerar como verdadeiros os dois conjuntos de dados), num esforço para evitar colocar o estudante na berlinda e para obter um quadro mais claro do comportamento e dos riscos do estudante.

O Diálogo 5.2 ilustra uma interação terapeuta-estudante típica que implica essa retroalimentação. Note que a informação é apresentada de maneira clara e direta; em alguns casos, é lida diretamente da folha de retroalimentação gráfica personalizada. A informação que pode ser confusa – ou seja, a apresentação da classificação em percentil – é descrita pelo terapeuta de maneiras diferentes para esclarecer e acentuar o ponto em questão. Sempre que possível, o comportamento do estudante é comparado com outros marcadores comuns, tais como o limite legal para dirigir alcoolizado (no caso da retroalimentação sobre a alcoolemia) e as regras atuais da faculdade (no caso do padrão de ingestão e da percepção que tem o estudante das normas da faculdade). De maneira consistente com as estratégias da entrevista motivacional, o terapeuta acentua as reações ou preocupações do estudante sobre a retroalimentação, num esforço para aumentar a percepção ou interesse do próprio estudante em mudar.

---

Diálogo 5.2. A revisão dos hábitos de ingestão do estudante e sua comparação com as normas da faculdade

*Terapeuta*: Muito bem, começando aqui no canto superior esquerdo da folha, você disse que habitualmente bebe de três a quatro vezes por semana, e a cada vez toma de cinco a seis bebidas.

*Estudante*: É, a média é por aí.

*Terapeuta*: Se compararmos a freqüência e a quantidade do seu consumo de bebidas alcoólicas com a de outros estudantes universitários de graduação, você está no 97º percentil. Isso significa que só 3% de todos os estudantes universitários de graduação bebem mais que você, e que 97% bebem menos que você.

*Estudante*: Nunca! 97%?! Uau! (*Pausa*)

*Terapeuta*: Você parece surpreso, como se não esperasse isso.

*Estudante*: Pô, meu, assim é demais.

*Terapeuta*: Agora, vamos ver a alcoolemia que você atinge quando bebe habitualmente, além da alcoolemia máxima durante o período que estamos examinando. Essas alcoolemias valem para o seu sexo e seu peso. Sua alcoolemia habitual foi calculada em 0,17% e a sua alcoolemia máxima em 0,295%. Para dar uma idéia, o limite legal neste Estado é de 0,08%.

*Estudante*: Uau! É alto pacas. (*Pausa*) Assim não dá. Tem certeza que o cálculo está certo? Estou achando alto demais.

*Terapeuta*: Isso é uma estimativa do que seria sua alcoolemia com o que você bebeu na noite do jogo antes de ir para casa de férias. Mas você tem razão: é mesmo muito alto. (*Pausa*) É difícil encontrar uma alcoolemia tão alta assim.

*Estudante*: Assim não dá para continuar. Com quanto de alcoolemia a gente morre?

*Terapeuta*: Boa pergunta. Normalmente as coisas ficam cada vez mais perigosas a partir de uma alcoolemia de 0,30%. Você chegou bem perto.

*Estudante*: Assim não dá para continuar. O meu padrão habitual é quase duas vezes o limite legal, não é?

*Terapeuta*: Certo, bem perto. Vamos ver a próxima área. Você disse que acha que um estudante universitário típico bebe mais ou menos o mesmo que você – umas três ou quatro vezes por semana, cinco a seis doses de cada vez. Como pode ver, um estudante típico desta universidade bebe muito menos: uma a duas vezes por semana, num total de seis a oito doses por semana.

*Estudante*: Passei longe.

*Terapeuta*: Isso mesmo. Isso explica a sua surpresa diante do seu percentil, não é?

*Estudante*: É isso aí. Eu achei que a maioria era mais ou menos como eu e meus amigos, sabe?

*Terapeuta*: Esse é um erro comum. A gente acha que os outros são como a gente, em relação a certos hábitos. Se você e seus amigos bebem muito, acabam achando que a média é aquilo que não é.

---

### Fatores situacionais

Depois de revisar o padrão de ingestão do estudante, identificam-se os fatores situacionais que determinam os contextos nos quais ocorre a ingestão pesada. As fontes para essa informação incluem a entrevista (discussões sobre as ocasiões nas quais o indivíduo bebeu mais que o padrão típico) e os cartões de monitorização. O objetivo primário da discussão dos fatores contextuais a esta altura é simplesmente a sua identificação, sem que se faça nada com eles, por ora. O terapeuta pode dar uma explicação do porquê de se identificar esses fatores, se for apropriado:

> A decisão de beber – ou de beber pesadamente, no caso – raramente acontece no vácuo, mas em geral é influenciada por fatores externos ou situacionais. Se pensar nisso por um instante, verá que há certas semelhanças entre as diversas ocasiões em que bebeu pesadamente. Por exemplo, você estava com um grupo de amigos em especial, ou era um dia ou uma noite especial. Talvez estivesse numa atividade em particular, como uma festa.

O terapeuta pode, a seguir, eliciar essa informação do estudante, antes de passar às fontes escritas de informação: "De maneira geral, onde é que acontece a maioria de sua ingestão pesada, e na companhia de quem?".

O terapeuta pode destacar os fatores contextuais específicos indicados pela parte episódica do BDP e dos cartões de monitorização. O terapeuta pode então perguntar ao estudante se ele acha que ainda existem outros fatores que não foram revisados. Consideramos que o local onde se bebe e a presença de certos "amigos que bebem" com freqüência são os fatores mais salientes. Outros fatores que podem não ser reconhecidos incluem os seguintes:

126 Alcoolismo entre estudantes universitários: uma abordagem da redução de danos

- Período escolar[4] (bebe-se mais nos períodos do outono e da primavera).
- Provas e exames finais.
- Eventos acadêmicos ou esportivos especiais (por exemplo, campeonatos etc.).

Embora, a essa altura da sessão, geralmente não se explicitem as razões da discussão dessa informação, a razão óbvia é proporcionar uma base para fazer recomendações especiais de moderação. Na medida em que o comportamento de beber é determinado pela situação, os indivíduos podem decidir "podar" alguns aspectos de seu comportamento numa situação particular para impedir a ingestão pesada. Mais tarde voltaremos a esse ponto, quando discutiremos estratégias específicas de moderação.

### A percepção das normas e da classificação em percentil

O objetivo primário da retroalimentação de normas e de classificação em percentil é o de colocar a ingestão do estudante no contexto mais amplo dos hábitos de ingestão de estudantes universitários – tanto para estabelecer uma base de comparação como para aumentar a percepção do estudante sobre o que é na realidade um padrão típico de ingestão de estudantes. Em nossa pesquisa original, fornecíamos três tipos de retroalimentação:

1 Comparávamos a freqüência e a quantidade de bebida habituais de cada estudante com as normas típicas de estudantes.

2 Cada padrão de ingestão do estudante era então convertido numa classificação em percentil, o que dava outro meio de comparação.

3 Comparávamos as percepções que cada estudante tinha a respeito das normas de estudantes universitários com as normas reais. (Recentemente incorporamos uma comparação adicional em nosso trabalho clínico com estudantes: as normas de homens e mulheres adultos residentes nos Estados Unidos. Isso demonstra que o que é "normal" ou "médio" para estudantes universitários ultrapassa em muito o que é típico para adultos, em geral. Os padrões de estudantes que parecem estar na faixa de "típicos" ou "abaixo da média" para estudantes universitários acabam sendo muito superiores à média, quando comparados com essas amostras de adultos.)

Os dados normativos utilizados em nossa pesquisa original foram derivados de estudos prévios conduzidos pelo nosso centro de estudos sobre padrões de ingestão de alunos de graduação da Universidade de Washington. Em média, os alunos dessa universidade tipicamente tomam bebidas alcoólicas uma ou duas vezes por semana, e em cada uma des-

---

4 O ano acadêmico nos Estados Unidos segue as estações do ano, havendo, em geral, um período por estação. O período acadêmico de verão (julho-setembro) coincide com as férias mais longas, e é a época em que a maioria dos estudantes não permanence no campus. O período de outono (outubro-dezembro) corresponde à volta às aulas e o de primavera (abril-junho) antecede as férias mais longas.

sas ocasiões, consomem de três a quatro doses. Os estudantes que consomem entre seis e oito doses por semana encontram-se no 50º percentil, o que sugere que há o mesmo número de estudantes que consomem mais e que consomem menos que isso.

O Diálogo 5.3 ilustra como o terapeuta fornece a retroalimentação a um estudante do sexo masculino que claramente excede a norma de ingestão da faculdade (por 16 doses), mas que crê que seu nível de ingestão está um pouco abaixo da média da faculdade. O terapeuta, inicialmente, nota o padrão habitual do estudante e a sua percepção das normas de ingestão da faculdade, e depois fornece a retroalimentação sobre o percentil. Observe como o terapeuta acentua os números relevantes de distintas maneiras, destacando os mesmo pontos. Observe também que o terapeuta nem exagera nem atenua o impacto dos dados, mas apenas destaca os dados e amplifica as reações demonstradas pelo estudante.

---

Diálogo 5.3. O fornecimento da retroalimentação sobre o padrão de ingestão, a percepção das normas e a classificação em percentil

*Terapeuta*: Como já discutimos, você em geral consome um total de umas 24 cervejas em três ocasiões, numa semana média. Antes, havíamos pedido que você calculasse quanto um estudante universitário típico bebe por semana. Você calculou que umas 28 doses por semana. Isso faria o seu padrão de ingestão ligeiramente inferior ao padrão típico da faculdade. Acontece que, na realidade, a média dos estudantes universitários é muito mais baixa do que você calculou, e também muito mais baixa que a sua média. A média da faculdade é de duas a três vezes por semana, e três a quatro doses por ocasião, o que dá uma média total de seis a oito doses por semana. (*Pausa*) Como pode ver, isso é muito menos do que você havia suspeitado de início. Você está bebendo 16 doses a mais por semana do que um estudante típico. E isso representa uma média de 64 doses por mês.

*Estudante*: Uau. Isso parece muito.

*Terapeuta*: Bem, na verdade, é mesmo muito. Você parece surpreso com esses números. Não é o que esperava, é?

*Estudante*: Não, de jeito nenhum. A maioria dos meus amigos pega no meu pé porque sou um "peso-leve". Puxa...

*Terapeuta*: Parece que seus amigos bebem muito mais que você, certo?

*Estudante*: Não sei se "muito mais", mas, certamente, mais que eu. Isso, sim.

*Terapeuta*: Não é raro que grupos de amigos tenham hábitos de ingestão semelhantes. Se os amigos de uma pessoa bebem muito, o mais provável é que ela também beba muito. Por isso, não é raro que as pessoas que na realidade são as que mais bebem numa faculdade tenham uma idéia de que a maioria dos outros estudantes bebe como eles, quando, na verdade, bebem muito menos.

*Estudante*: É, tem razão.

*Terapeuta*: Este número aqui é o seu percentil, o do seu padrão de ingestão habitual, novamente comparado com outros estudantes universitários. É um jeito rápido de dar uma idéia da informação que colhemos sobre a quantidade e a freqüência com que você bebe. Se olharmos o número total de doses que você consome por semana, comparado com outros estudantes, o seu padrão está no 96º percentil. Isso significa que só 4% dos estudantes universitários bebem mais que você, e que 96% bebem menos que você. (*Pausa para a resposta do estudante.*)

*Estudante*: Sem essa! (*O estudante examina atentamente os números do gráfico.*)

*Terapeuta*: Novamente, parece que os números são muito mais altos do que você suspeitava, não é?

*Estudante*: É. Bem altos... bem mais altos, mesmo. A gente parece um punhado de fracassados ou algo do gênero.

*Terapeuta*: É realmente uma surpresa para você descobrir como o seu padrão de ingestão é diferente do dos demais estudantes?

*Estudante*: É. Pô, não consigo tirar esse 96 da cabeça!

---

Os estudantes bebedores pesados, em geral, reagem com mais surpresa e preocupação diante desses dados do que do resto da retroalimentação apresentada. Embora alguns questionem a exatidão das normas que usamos para essa comparação, outros dão explicações específicas do porquê eles (e seus amigos) podem beber mais que os demais e não serem afetados por problemas do álcool. Outros, ainda, respondem com espanto e descrença, incapazes de se dar conta que seu padrão de ingestão é tão fora da faixa "normal".

Ocasionalmente, alguns estudantes tentaram questionar a validade dos dados normativos, alegando que a maioria dos estudantes universitários subestimaria a quantidade de álcool que consome, ao responder aos questionários de pesquisadores da universidade. Esses estudantes normalmente dizem:

> Não acho que esses dados sejam precisos. Parecem baixos demais. Quase todas as pessoas que eu conheço bebem bem mais que a média da faculdade. O mais provável é que os estudantes que responderam aos seus questionários não contaram a verdade.

Nessas circunstâncias, habitualmente respondemos que, embora alguns estudantes possam tentar falsear suas respostas, os dados de nossos estudos (veja a Tabela 5.2) no geral são consistentes com dados nacionais. Essa discussão também cria uma oportunidade para discutir como os estudantes universitários habitualmente se ligam a pessoas que têm estilos de vida parecidos aos seus, e como isso, às vezes, torna difícil para o estudante ter uma boa idéia do que constitui um comportamento "típico" ou "médio" de todos os estudantes universitários.

A entrevista de retroalimentação

Tabela 5.2 – Classificação em percentil por quantidade de álcool consumido por semana: dados referentes aos alunos de graduação da Universidade de Washington

| Número de doses consumidas por semana | % de estudantes que tomam pelo menos esta quantidade |
|---|---|
| < 1 dose por semana | 90% |
| 1 dose por semana | 82% |
| 2 doses por semana | 75% |
| 3 doses por semana | 65% |
| 6 doses por semana | 55% |
| 8 doses por semana | 46% |
| 10 doses por semana | 33% |
| 13 doses por semana | 20% |
| 17 doses por semana | 12% |
| 20 doses por semana | 9% |
| 30 doses por semana | 2% |

## O fornecimento da retroalimentação sobre os riscos e as conseqüências associadas ao uso do álcool

Uma vez revisada a retroalimentação sobre os hábitos de ingestão do estudante, a direção da sessão passa a revisar as conseqüências negativas da bebida. A maioria dos estudantes, que bebem pesadamente, espera "amadurecer" e abandonar os seus hábitos de bebida depois de sair da faculdade, e demonstra pouca preocupação com os efeitos a longo prazo para a saúde. Nessa retroalimentação está incluída uma revisão das conseqüências negativas específicas do uso do álcool que o estudante já tenha sofrido, bem como uma avaliação da vulnerabilidade aos problemas do álcool segundo a sua história familiar de alcoolismo, história de dependência da álcool, expectativas positivas em relação ao álcool e percepção dos riscos. Nosso objetivo ao fornecer essa informação é torná-la significativa e relevante. Embora a retroalimentação aqui se concentre fundamentalmente nos riscos imediatos e a curto prazo, incluímos uma discussão sobre os riscos potenciais a longo prazo.

### Problemas comportamentais relacionados ao álcool

O objetivo fundamental de fornecer uma retroalimentação sobre as conseqüências é ajudar o estudante a associar comportamentos e vivências indesejados, embaraçosos ou terrivelmente problemáticos que ocorreram durante ou após ter bebido pesadamente com a própria ingestão pesada. Na medida em que o melhor preditor do comportamento futuro é o comportamento passado, o terapeuta revisa essas vivências passadas com o estudante e tenta ligá-las diretamente ao grau de intoxicação. Em alguns casos, os resultados negativos acontecem quando o estudante está moderadamente "chumbado". Na maioria das vezes, os problemas ocorrem em condições de extrema intoxicação. Essa abordagem transmite a mensagem de que o que é problemático é a intoxicação alcoólica, e não necessariamente tomar bebidas alcoólicas em geral. Consideramos que os estudantes, geralmente, são mais receptivos a essa abordagem, que para alguns contrasta com as mensagens que receberam no passado de profissionais da saúde, que preferem a abordagem "apenas diga não" a uma mensagem de moderação.

O primeiro passo ao abordar a associação entre as conseqüências negativas e a ingestão pesada é entrar numa discussão com o estudante das idéias que ele tem sobre as maneiras pelas quais o álcool afetou negativamente sua vida ou resultou em problemas específicos. O terapeuta pode perguntar o seguinte ao estudante: "Do seu ponto de vista, de que maneira o álcool atrapalhou sua vida ou resultou em experiências desagradáveis?".

O terapeuta segue essa pergunta obtendo uma descrição geral do grau de intoxicação do estudante (por exemplo, "bem chumbado", "acabado" etc.) quando ocorreram os resultados negativos. O terapeuta pode perguntar:

> Em termos gerais, qual era o seu grau de intoxicação quando teve esses resultados indesejados? Você diria que estava, por exemplo, não muito bêbado ou completamente bêbado?
>
> Às vezes, os estudantes relatam tipos diferentes de experiências negativas em diferentes estágios ou graus de intoxicação. Se se lembrar de suas próprias experiências, será que nota um padrão relacionado à diferença entre os tipos de experiência que você teve quando estava, digamos, levemente alto, em comparação com completamente bêbado?

No contexto de nossas pesquisas, os estudantes recebiam então uma retroalimentação sobre as conseqüências negativas que haviam relatado no Inventário de Rutgers sobre os Problemas do Álcool (RAPI); (White & Labouvie, 1989). Os itens resumidos na retroalimentação gráfica incluem todos os itens indicadores de dependência de álcool do RAPI (independentemente da freqüência de ocasiões que o estudante indicou) e os cinco primeiros itens do RAPI indicados pelo estudante.

> Um dos questionários fazia uma série de perguntas sobre conseqüências negativas que você havia tido nos últimos seis meses. Resumi algumas das que você havia mencionado aqui no gráfico. Você havia notado com freqüência, por exemplo, brigar e deixar os outros embaraçados como resultado de beber.

O terapeuta lê, então, em voz alta, todos os itens listados no gráfico, fazendo pausas entre eles para dar uma oportunidade ao estudante de comentar, se desejar. Na maioria das vezes, os estudantes ou ficam sentados em silêncio durante esta parte ou dão explicações do porquê eles haviam listado um item em particular. É importante que o terapeuta evite discutir com o estudante sobre o significado ou a gravidade de um item em particular, principalmente se o estudante tentar minimizar sua importância. A razão disso é reduzir a probabilidade do aumento da defesa ou da reatância psicológica do estudante, principalmente quando este está na etapa de pré-contemplação ou de contemplação da mudança. Com efeito, o terapeuta pode, às vezes, ficar do lado do estudante quando este dá uma explicação razoável por ter incluído um determinado item: "Entendi. Esse item, na verdade, não serve muito para você neste contexto".

### Expectativas positivas em relação ao álcool

O objetivo de fornecer uma retroalimentação sobre as expectativas é tríplice:

1 Aumentar a percepção do estudante de suas crenças implícitas sobre o álcool, que podem contribuir para a ingestão arriscada.

2 Desmistificar a crença de que os efeitos do álcool são decorrentes apenas de suas propriedades fisiológicas, encorajando, assim, que se pense nos fatores psicológicos.

3 Encorajar o estudante a fazer experimentos com fatores psicológicos quando beber, de maneira a obter os efeitos desejados com menos álcool. Nesse sentido, o terapeuta provoca o estudante a depender mais de dicas psicológicas do que do álcool, para obter os efeitos positivos.

Em antecipação à entrevista, no formulário de retroalimentação gráfica estão resumidas até cinco expectativas positivas do efeito do álcool, listadas pelo inquérito sobre Efeitos Abrangentes do Álcool (CEA). Como já foi mencionado, o terapeuta pode identificar esses itens específicos, localizando os itens do CEA que o estudante aceitou como agradáveis e resultantes da bebida. O terapeuta, novamente, começa por eliciar do estudante a informação sobre os efeitos positivos que ele espera obter das bebidas alcoólicas: "Quais são as experiências positivas que você espera quando toma bebidas alcoólicas?".

Os itens do CEA previamente aceitos são, então, revistos. Após essa revisão, a discussão passa a girar em torno do entendimento da natureza das expectativas do estudante. Mais especificamente: são elas devidas às propriedades farmacológicas do álcool, a fatores psicológicos ou a ambos? O entrevistador pode perguntar: "Como você explica esses efeitos? Você acha que eles são o resultado das propriedades químicas do álcool, ou de alguma outra razão?".

Apresenta-se então ao estudante o desenho de pesquisa controlada com placebo e a literatura correspondente. (Uma revisão dessa literatura foi apresentada no Capítulo 3 deste manual.) Com freqüência, esquematizamos o desenho para os estudantes e damos uma explicação para cada casela, à medida que progredimos. Ao revisar esse modelo, insistimos tanto na importância do estado mental do indivíduo como no contexto ambiental como fatores contribuintes aos efeitos agradáveis do álcool, além dos seus efeitos farmacológicos. Também encorajamos os estudantes a realizarem seus próprios experimentos de "pense e beba" (*Think-Drink*) (Rohsenow & Marlatt, 1981), para determinar o quanto eles podem maximizar os efeitos psicológicos positivos, seja sem ingerir álcool, seja ingerindo quantidades moderadas.

Queremos alertar e precaver os terapeutas novatos no *Basics* em relação à tentação que com freqüência aparece a essa altura – escorregar para um tom magistral, em vez de continuar na abordagem interativa e colaborativa que recomendamos anteriormente. Essa tendência é quase inevitável em virtude das limitações temporais e da complexidade do modelo, sem falar de sua importância. O problema com essa abordagem é que, a menos que o terapeuta seja realmente perspicaz e envolvente, o estudante pode aborrecer-se ou irritar-se com a conferência indesejada.

Consideramos útil traçar um paralelo com exemplos da vida real, seja do ponto de vista de um estudante (por exemplo, uma "aprontada" feita a um grupo de amigos por um estudante) ou de experiência comuns a outros jovens. Por exemplo, um estudante contou que quando estava no colégio, ele e um grupo de amigos disseram a outro grupo de alunos que haviam colocado álcool no ponche (originalmente não-alcoolizado) servido num baile da escola. Em pouco tempo, o boato espalhou-se e os estudantes tomaram todo o ponche. Enquanto isso, o "aprontador" e seus amigos divertiam-se ao ver os outros estudantes agindo como bêbados (isto é, desinibidos, alguns cambaleantes etc.), como se realmente houvessem consumido álcool. Um outro estudante lembrou uma noite na qual ele e seus amigos beberam bastante num parque e ficaram "bem bêbados". Na volta para casa, foram parados por um policial porque estavam dirigindo com os faróis apagados. Apesar do comportamento embriagado de minutos antes, no parque, subitamente todos ficaram "sóbrios", assim que o policial aproximou-se do carro. Diante da informação sobre expectativas a respeito do álcool, ele se deu conta que parte do comportamento embriagado era induzido psicologicamente.

Por vezes, um estudante recusa a idéia de que os efeitos psicológicos possam ter uma contribuição importante ao seu prazer, quando bebe. Entender a natureza do ceticismo do estudante é, obviamente, um passo importante para desafiar cognitivamente as crenças do estudante. Uma preocupação comum é que o estudante vai divertir-se menos ou vai ficar "por fora" se beber menos. É importante abordar essa preocupação diretamente, destacando que o objetivo aqui é ajudar o estudante a divertir-se sem ter que pagar um preço muito alto por isso. Com os estudantes que mostram uma preocupação com a pressão dos colegas para que beba, ou com o temor de ficar "por fora", concentramo-nos na abordagem de resolução de problemas, nestas ocasiões esquisitas e difíceis. Raramente, os estudantes pedem explicitamente informações ou ajuda; por esse motivo, o terapeuta deve ouvir com atenção para identificar as preocupações específicas e detectar a abertura à ajuda.

Um segundo ponto que um estudante pode levantar implica questionar a relevância dos efeitos psicológicos quando se consome álcool em grandes quantidades. Esse é um tópico de abordagem um pouco mais manhosa. O estudante tem razão quando diz que quanto mais uma pessoa bebe e sua alcoolemia aumenta, mais suas experiências comportamentais dependerão diretamente dos efeitos químicos do álcool. A coordenação motora e as capacidades cognitivas ficam prejudicadas. Entretanto, as propriedades químicas do álcool sozinhas não explicam toda a experiência nem anulam a contribuição dos efeitos psicológicos; um conjunto de efeitos não desfaz nem supera a importância do outro.

A entrevista de retroalimentação

No caso de alguém profundamente intoxicado, as experiências pessoais prévias também influenciarão a experiência atual, pelos princípios da aprendizagem e pelas respostas condicionadas, além dos efeitos químicos. É por essa razão que as expectativas em relação ao álcool variam de contexto para contexto, para a mesma pessoa, e que podem ter um papel mais importante em um ambiente que em outro.

### Preocupação com a bebida e com o risco de problemas com o álcool

Temos notado com freqüência que os estudantes universitários bebedores pesados têm uma percepção dos futuros riscos de problemas relacionados ao álcool ou de conseqüências negativas indesejadas muito mais limitada do que se poderia esperar, em vista de seu comportamento passado. Ademais, não é raro que estudantes universitários bebedores pesados demonstrem pouco interesse e motivação para mudar seu comportamento em relação à bebida. Ambas as dimensões são examinadas durante a avaliação inicial a fim de: (1) dar ao terapeuta uma certa idéia de como o estudante pode responder à retroalimentação, e (2) aumentar a percepção do estudante de como os seus riscos e a sua motivação para mudar o padrão atual de ingestão pesada correspondem aos riscos concretos de conseqüências negativas da bebida.

Essa retroalimentação é particularmente útil nos casos em que exista uma grande disparidade entre a percepção e os riscos concretos. Nesses casos, essa retroalimentação fornece ao estudante uma oportunidade de tomar distância e observar a situação com olhos mais críticos ou objetivos. Com respeito ao objetivo de ajudar o estudante a progredir ao longo das etapas de mudança, ela fornece ao terapeuta meios para ajudar o estudante a passar da etapa de pré-contemplação para a de contemplação. Para um estudante, cuja preocupação e percepção dos riscos são proporcionais aos riscos reais, essa retroalimentação pode levar a uma discussão sobre os passos específicos a serem tomados, logo, dirigindo o estudante para a etapa de ação.

O terapeuta pode iniciar essa parte da retroalimentação lembrando ao estudante a série de perguntas respondidas sobre a probabilidade de sofrer várias conseqüências desagradáveis ou negativas em razão da bebida. Depois de fornecer a retroalimentação específica a respeito da percepção de riscos, o terapeuta fornece a retroalimentação sobre as perguntas a respeito da motivação do estudante para mudar. Idealmente, o terapeuta tenta ligar esses dois conjuntos independentes de dados num mesmo quadro clínico integrado. Como sempre, o terapeuta espera pela resposta do estudante à retroalimentação, eliciando suas reações e preocupações. Um exemplo de como iniciar essa retroalimentação é dado a seguir:

> Nós lhe fizemos uma série de perguntas sobre em que medida você considerava sua ingestão arriscada e se você já tinha pensado em mudar seu padrão de ingestão antes deste nosso encontro de hoje. Parece que quando você respondeu aos questionários, a percepção que você tinha de seus riscos era relativamente baixa. Em outras palavras, você não parecia se ver com nenhuma dificuldade, nem com nenhum problema por causa da bebida. Não surpreende que você não sentisse

nenhuma necessidade de mudar sua maneira de beber. Como é que você se sente agora, diante da informação que revisamos?

Diante de casos em que a percepção de riscos é alta e o interesse em minimizar esses riscos também é alto, o terapeuta pode dizer o seguinte:

> Levando em conta os questionários a que você respondeu em nosso último encontro, parece que você tem uma boa idéia dos riscos associados à sua ingestão e está interessado em receber informações que possam ajudá-lo a enfrentar esses problemas. Confere com o que você pensa?

### História familiar de ingestão problemática e/ou de alcoolismo

O objetivo de fornecer uma retroalimentação sobre a história familiar é alertar o estudante para o risco de desenvolver problemas relacionados ao álcool em razão da predisposição genética. Com base no número de parentes consangüíneos que têm problemas com o álcool, os estudantes são informados que seu risco é "negativo", "positivo" ou "altamente positivo". Consideramos que os estudantes geralmente apresentam uma de duas reações extremadas a esta informação: ou dão mais peso e significado aos fatores genéticos do que seria devido, com base na pesquisa, ou desprezam totalmente essa informação. É importante que o terapeuta não cometa o mesmo erro, seja aumentando o significado dessa informação, seja descartando completamente o papel da genética.

O terapeuta pode iniciar essa parte da retroalimentação lembrando ao estudante que uma história familiar positiva é apenas um fator de risco adicional que não deveria ser interpretado como uma previsão do futuro. Da mesma forma que um indivíduo com uma história familiar negativa não está *necessariamente imunizado* contra o desenvolvimento de problemas do álcool, o estudante com uma história familiar positiva não está *necessariamente predestinado* a ter o mesmo destino que seus parentes. De fato, alguns estudos revelaram que estudantes universitários sem história familiar de alcoolismo com freqüência têm mais problemas com o álcool que estudantes com história familiar positiva (Alterman, 1988; Alterman et al., 1986; Baer et al., 1992).

O terapeuta pode apresentar esse assunto da seguinte maneira:

> Nesta próxima área de retroalimentação, indicamos o seu grau de risco de problemas com álcool decorrente de sua história familiar de dificuldades com o álcool. Durante a primeira entrevista, você indicou que no começo de sua adolescência seu pai passou por um período de ingestão excessiva. Você também indicou que sua mãe lhe havia transmitido sua preocupação com a ingestão de seu avô materno. Do que você soube por ela, parece que ele também teve dificuldades com o álcool a certa altura da vida, certo? Isso nos leva a avaliar o seu risco decorrente dessa história familiar como positiva. Isso não significa que você necessariamente tem ou vai desenvolver problemas decorrentes do uso de álcool. Isso é apenas um fator de risco adicional, que, no entanto, contribui para a sua configuração global de risco. Alguma pergunta sobre isso?

Outra abordagem é focalizar o significado da transmissibilidade genética para o estudante, conforme ilustrado no seguinte exemplo:

> Realmente não sabemos, a essa altura, qual é o mecanismo exato da transmissibilidade genética. Pode ser que os fatores genéticos influenciem a sensibilidade de um indivíduo ao álcool. Também pode ter tudo a ver com uma influência sobre o estilo de personalidade. Atualmente, não sabemos. O que isso significa para você?

Embora o foco da avaliação da história familiar, no contexto de nossa pesquisa, fosse o risco genético, e nossa codificação da história familiar fosse aplicado uniformemente a todos os participantes, não há razão para manter uma adesão estrita a esse aspecto em especial quando o *Basics* é aplicado clinicamente. Mais especificamente: uma discussão a respeito de como e de que maneira o estudante vivenciou a ingestão excessiva de um membro da família pode produzir uma conversa mais frutífera que uma discussão sobre riscos genéticos. Por exemplo, se um estudante apresenta uma história de atribulações familiares precoces resultantes da ingestão excessiva e altamente problemática do padrasto, não levar em conta essa informação fundamental para o entendimento da contribuição da família para o risco do estudante (como o resultado de modelagem ou de aprendizagem social), simplesmente porque o padrasto não é parente consangüíneo, seria a omissão de uma valiosa retroalimentação sobre riscos e do reconhecimento da importância dessas experiências.

### Indicadores da dependência de álcool

Os três objetivos que orientam nossa revisão dos indicadores da dependência de álcool são os seguintes:

1 Fornecer aos estudantes uma retroalimentação a respeito da medida na qual apresentam sintomas de dependência de álcool.
2 Estabelecer as bases de um encaminhamento médico ou de um tratamento mais intensivo para os estudantes que manifestam dependência de álcool moderada ou grave.
3 Ajudar os estudantes a aprenderem a reconhecer sinais de dependência no futuro.

Os itens específicos selecionados por um estudante durante a primeira entrevista ou nas medidas auto-aplicadas de dependência de álcool são listadas no gráfico (por exemplo, tolerância aumentada, envolvimento em atividades perigosas logo após ter tomado bebidas alcoólicas, ou beber mais do que o estudante havia pretendido ou planejado). Propositadamente, evitamos o uso de rótulos classificadores, como *dependente leve*, a fim de que os estudante não se tornem defensivos. Também usamos a palavra *indicadores* na frase "indicadores de dependência de álcool" no gráfico, em vez de *sintomas*, para evitar afastar ainda mais os estudantes. Dependendo da abertura e da receptividade do estudante à retroalimentação, o terapeuta pode acrescentar: "Esse nível em geral é compatível com dependência leve de álcool".

Como a retroalimentação sobre experiências negativas, a retroalimentação sobre dependência de álcool com freqüência produz repostas variadas dos estudantes, desde surpresa e preocupação até minimização. Como é o caso sempre, é importante não "forçar" o estudante a aceitar que sua ingestão é muito problemática e grave, mas manter um tom de investigação distanciado e sem críticas. Isso é particularmente importante em casos nos quais um estudante parece realmente apresentar sinais de dependência alcoólica moderada a grave, mas parece despreocupado com isso.

O Diálogo 5.4 ilustra o fornecimento dessa retroalimentação a um estudante do sexo masculino, bebedor pesado, que preencheria os critérios para um diagnóstico de dependência leve, mas que não vê seus sintomas de dependência alcoólica como problemáticos nem como motivo de preocupação. Em vez disso, ele tenta explicar à terapeuta que essas experiências não são incomuns para um estudante universitário que mora numa república estudantil. Note que a terapeuta é cuidadosa em não insistir num rótulo de problema em particular, e não força o estudante a aceitar que é mais dependente do que acredita. Em vez disso, ela tenta entender suas experiências e troca o foco do rótulo de *dependência de álcool* pela discussão de riscos pessoais. A terapeuta conclui a parte relativa à dependência de álcool da retroalimentação, e passa a focalizar mais especificamente a parte dessa retroalimentação que o estudante admite mais facilmente, a da tolerância ao álcool (veja o Diálogo 5.5, mais adiante).

---

Diálogo 5.4. O fornecimento da retroalimentação sobre dependência de álcool

*Terapeuta*: O fator de risco seguinte, indicado aqui (*aponta a folha de retroalimentação gráfica*) são os indicadores de dependência de álcool. Você indicou que, nos últimos seis meses, tinha tido os seguintes itens associados com dependência de álcool: tolerância ao álcool, tomar mais do que tinha planejado e passar muito tempo em atividades relacionadas com a bebida – mais especificamente: ou se preparando para beber, ou bebendo ou se recuperando de episódios de bebedeira.

*Estudante*: Certo. Lembro que disse isso, mas não acho que sou dependente de álcool. Quer dizer, todo mundo tem que beber mais do que quando começou a beber, para obter o mesmo efeito. Não é que eu fique por aí bebendo sozinho. Eu bebo com meus amigos, em festas. Não acho que só por isso sou um alcoólatra!

*Terapeuta*: Você está levantando questões muito importantes. Só porque uma pessoa selecionou esses itens, isso não quer dizer que ela seja "dependente de álcool" ou alcoólatra. Como você, não estou particularmente interessada em rotular você nem ninguém como "dependente de álcool". *Estou* interessada em refletir mais sobre isso do ponto de vista da saúde ou de riscos, e acho que isso pode ser uma questão importante para você também, não é? Mas você também levantou uma segunda questão importante: é muito difícil entender o comportamento de uma pessoa fora do contexto no qual ele ocorre. Você está dizendo claramente: "Olhe, eu bebo da mesma maneira que uma porção de outros estudantes universitários, e não tenho nenhum problema".

*Estudante*: É mesmo, é isso aí. Eu sei que bebo um bocado, mas não me vejo de jeito nenhum como um *dependente* do álcool.

*Terapeuta*: De acordo. Sabe? Estou pensando, como é na sua cabeça? Como é que uma pessoa dependente do álcool age ou parece?

*Estudante*: Sei lá. De meia-idade, desempregado, sem parentes, sem amigos. Não sei. Alguém que se deu mal.

*Terapeuta*: Entendo. Não me surpreende que você tenha insistido em deixar claro que não é nada disso. Estou pensando em dependência mais com uma série contínua, numa ponta você tem o uso não-problemático, o abuso de álcool no meio e a dependência de álcool na outra ponta. O que acontece é que quando as pessoas tomam grandes quantidades de bebidas alcoólicas, ocorrem certas mudanças psicológicas e físicas para acomodar essa ingestão pesada. Isso não deve ser uma novidade para você; em geral, nos referimos a isso como "tolerância ao álcool". Alguma vez você já ouviu falar de tolerância ao álcool?

*Estudante*: Claro. Um cara veio à nossa república e despejou um monte de informação sobre álcool. Acho que ele falou de tolerância.

*Terapeuta*: Então você deve saber que tolerância ao álcool é uma espécie de saco de gatos. Voltaremos a isso daqui a pouco. Para concluir com a dependência de álcool: parece que recentemente você teve algumas experiências com o álcool que indicam dependência de álcool. Entretanto, como falamos, quando colocamos essas experiências no contexto mais amplo de seu estilo de vida, elas podem não significar a mesma coisa que para alguém num contexto diferente. Você não se vê como dependente de álcool.

*Estudante*: Certo.

*Terapeuta*: Muito bem. Isso é algo que você deve saber mas não precisa exagerar. Vamos voltar à questão da tolerância ao álcool.

---

### Tolerância ao álcool

O debate da tolerância ao álcool encaixa-se bem na discussão geral sobre a dependência de álcool. Como a maioria das pessoas que bebem regularmente tem um certo grau de tolerância ao álcool, essa discussão pode proporcionar uma rota mais benigna para discutir a dependência de álcool. Muitos estudantes vêem a tolerância em termos positivos (por exemplo, "Posso beber mais e não ficar mal " ou "Posso beber mais que a maioria"). Em alguns casos, ser capaz de beber mais que a maioria é socialmente reforçado pelos colegas, que parecem perceber a tolerância como um sinal de força ou maturidade. Como já foi mencionado, os estudantes aprendem que, embora a tolerância leve a certas recompensas (por exemplo, beber mais com menos efeitos negativos), também diminui o pico dos efeitos positivos decorrentes do álcool, e "custa" mais (mais adiante há uma detalhada revisão da resposta bifásica ao álcool). De um ponto de vista sanitário, ensina-se também aos estudantes que a tolerância em geral é um sinal de que as pessoas já "detonaram" os sinais de alerta naturais fornecidos por seus organismos, e que naturalmente os advertiriam para reduzir a ingestão ou abandonar de vez a bebida. Sem esses sistemas naturais de alerta em funcionamento, os indivíduos tendem a beber mais; ao fazê-lo, avançam cada vez mais na série contínua do álcool que leva à dependência alcoólica.

Uma forma de discutir esse tópico é pedir aos estudantes que comparem o número de doses necessárias atualmente para ficar altos com o número necessário quando começaram a beber. Usualmente lhes damos uma breve explicação sobre a tolerância e destacamos que uma alta tolerância ao álcool geralmente está associada à dependência alcoólica. Por esse motivo, encorajamos os estudantes a reduzirem sua tolerância ao álcool ou bebendo menos ou "tirando umas férias" de algumas semanas da bebida. O Diálogo 5.5 é a continuação do Diálogo 5.4 (o estudante é aquele que não aceitava a idéia de que era dependente de álcool).

---

Diálogo 5.5. Discutindo a tolerância ao álcool

*Terapeuta*: Vamos voltar à tolerância por um momento, de acordo?

*Estudante*: Sim, claro.

*Terapeuta*: Muito bem. Em comparação com outros períodos em sua vida, qual é o seu grau atual de tolerância ao álcool, na sua opinião?

*Estudante*: Não sei. Acho que sou mais tolerante. Definitivamente mais tolerante do que quando comecei a beber. Quando comecei a beber, eu mal precisava de uma cerveja para começar a sentir os efeitos. Eu era mesmo peso-leve!

*Terapeuta*: Muito bem, quer dizer que em comparação com quando começou a beber, você acha que tem muito mais tolerância. E você acha que agora é mais tolerante ao álcool que já foi, ou houve outros períodos nos quais já foi mais tolerante?

*Estudante*: Bem, acho que meu máximo de tolerância foi no último verão antes de entrar na faculdade. Eu estava meio à toa com meus amigos, a gente foi passar o verão trabalhando numa fazenda, mas a gente bebia o tempo todo. Não tinha muito o que fazer.

*Terapeuta*: Quer dizer que em comparação com esse período a sua tolerância diminuiu?

*Estudante*: Sim.

*Terapeuta*: Do meu ponto de vista, isso é uma boa. Sabe, a tolerância é o jeito que o seu corpo tem de se adaptar ao álcool. É uma espécie de sistema natural que seu corpo tem de alertar que já bebeu demais. Quanto mais se bebe, mais se detona esse sistema de alarme que diz para reduzir ou parar com a bebida. Quanto mais isso acontece, mais as pessoas ficam próximas da dependência ou de ter outros problemas de saúde resultantes da ingestão muito pesada. Faz sentido?

*Estudante*: Parece que sim.

*Terapeuta*: Diferentemente de outras coisas na vida, incluindo a lesão do fígado resultante de muitos anos de ingestão pesada, a tolerância em geral é bem simples de reverter. Para muitas pessoas não é uma condição permanente, como você sabe por experiência própria. Em geral, quando as pessoas ficam sem beber por um mês, ou reduzem muito a sua ingestão, elas tendem a notar que a bebida "pega" mais depois.

*Estudante*: É, é isso mesmo. Eu não bebo durante a temporada de natação, porque sou da seleção da escola. Quando volto a beber depois do campeonato, tenho que tomar mais cuidado com a quantidade que bebo, senão fico parecendo um idiota.

*Terapeuta*: Parece que aprendeu levando porrada.

*Estudante*: Foi bem isso que aconteceu várias vezes! Agora entendi que a única coisa entre ser um panaca total numa festa e me divertir é a minha tolerância.

*Terapeuta*: Você levantou um ponto importante. Você está me dizendo: "Veja só, a tolerância não é tão má assim. Já me salvou algumas vezes". Esse é o nó da questão. Por um lado, você é capaz de beber mais sem ficar embriagado e agir como um panaca. Por outro, pode sair muito caro ter que beber mais para obter o mesmo efeito, além do que, está dando uma sobrecarga para o seu fígado e outros órgãos, na medida em que detona o seu sistema de alarme, de que falamos antes. Diante do custo para o corpo, em geral, eu recomendo que as pessoas se esforcem para reduzir a sua tolerância totalmente ou o mais que puderem.

*Estudante*: Isso de sair mais caro é a pura verdade. Sei bem disso.

*Terapeuta*: Vamos fazer umas contas rapidinho. Como já falamos anteriormente, a maioria das pessoas sem tolerância ao álcool começa a ficar alta com uma alcoolemia de 0,05%. Você disse que habitualmente bebe durante umas 4 horas, a cada vez que bebe. De acordo com este cartão de alcoolemia que preparei para você, um homem com o seu peso, 70 kg, precisaria tomar umas cinco doses durante umas 4 horas para ficar levemente alto. Baseado no que você sabe sobre a sua própria tolerância hoje, quantas doses você precisaria beber durante 4 horas para ficar alto?

*Estudante*: Talvez o dobro disso, pelo menos.

*Terapeuta*: Muito bem, e quanto custa beber o dobro?

*Estudante*: Em geral, eu só bebo cerveja Bohemia. Uma caixa custa uns R$10,00.

*Terapeuta*: E a metade disso custaria uns R$5,00, certo?

*Estudante*: Certo.

*Terapeuta*: Isso quer dizer que, a cada vez que você bebe, a tolerância lhe custa uns R$5,00. Agora, se consideramos o resto da semana, e que habitualmente você bebe a mesma quantidade 4 vezes por semana, você acaba gastando R$20,00 a mais por semana, como

140 Alcoolismo entre estudantes universitários: uma abordagem da redução de danos

conseqüência da tolerância que você desenvolveu. Durante um ano, que tem 52 semanas, isso dá R$1.040,00.

*Estudante*: Sai pra lá! Nunca pensei desse jeito!

*Terapeuta*: Pouca gente pensa. Mas quando você se dá conta, é chocante, não é mesmo?

*Estudante*: É terrível! Mal posso acreditar!

---

Nessa discussão sobre a tolerância ao álcool, o destaque é dado ao que é saliente para o estudante – a saber, os gastos maiores conseqüentes à tolerância. Com base em sua resposta à retroalimentação sobre a dependência de álcool, sua falta de preocupação com as implicações da tolerância para a sua saúde era previsível. Entretanto, esse estudante não difere muito de seus colegas quanto à importância do dinheiro. Assim que ele expressou um pouquinho de interesse em calcular o quanto gastava como conseqüência da tolerância, a terapeuta extraiu o máximo desse interesse, por meio de uma série de cálculos específicos que demonstram claramente o custo real da tolerância ao longo de uma semana e de um ano.

## O fornecimento da retroalimentação sobre estilos de vida em geral

Além de fornecer uma retroalimentação sobre o uso de álcool do indivíduo, o terapeuta pode incluir uma discussão mais ampla sobre fatores de estilo de vida e comportamentos (por exemplo, estresse e adaptação à vida universitária, exercício físico e dieta) durante a sessão de retroalimentação, valendo-se das outras medidas descritas anteriormente. A retroalimentação específica pode girar em torno dos aspectos mais salientes do estilo de vida do estudante. Por exemplo, viver numa república só de mulheres pode ser a característica mais saliente que exerce influência em vários dos fatores específicos de estilo de vida e comportamentos relativos à saúde para uma estudante do sexo feminino – desde o ambiente no qual se bebe e se come até quanto de bebida e comida se consome, quanto se estuda e dorme e se pratica sexo com proteção. Toda retroalimentação sobre aspectos específicos de estilos de vida pode ser apresentada no contexto mais amplo de viver numa república, e podem-se examinar as relações entre fatores específicos/comportamento e o contexto mais amplo. Outros exemplos de contextos mais amplos podem incluir a participação em um clube esportivo em particular, morar numa república masculina, identificar-se como um ótimo estudante que tem as melhores notas da classe, ser membro de uma organização estudantil em particular (por exemplo, o grêmio de estudantes lésbicas, gays ou bissexuais), e assim por diante.

## Aconselhamento e recomendações

Ao contrário da colocação isolada deste tópico no final deste segmento, sugerimos com insistência que o terapeuta faça suas recomendações e aconselhe ao longo de toda a segunda sessão, sempre que isso pareça natural e "caia bem". O aconselhamento e as recomendações dadas no início da sessão, em geral, são limitadas e relacionadas a um assunto em particular. Por exemplo, ao discutirmos as expectativas em relação ao álcool ou a resposta bifásica, encorajamos os estudantes a colocarem em prática o que dissemos – seja focalizando mais deliberadamente o ambiente e estado mental em que não bebem, ou bebem apenas muito pouco, no caso de expectativas em relação ao álcool, seja descobrindo seu próprio ponto de redução das vantagens, no caso da resposta bifásica ao álcool. Da mesma forma, em casos nos quais os estudantes indicam que bebem uma quantidade de álcool potencialmente letal, ou têm problemas de saúde que contra-indicam o uso de álcool, aconselhamos prontamente a beber mais moderadamente (no primeiro caso) ou a se abster completamente e consultar um médico (no segundo caso). Discussões mais gerais sobre estratégias para moderar a ingestão, ou sobre recomendações mais amplas a respeito de tratamentos específicos mais intensivos em geral, ocorrem mais para o final da segunda sessão, depois que o terapeuta e o estudante tiveram a oportunidade de revisar juntos os dados.

Embora preconizemos que certas sugestões sejam feitas a todos os estudantes, a maior parte do aconselhamento deve ser adaptada às necessidades e aos riscos específicos a cada um deles. Como vimos observando ao longo deste manual, é importante que o aconselhamento seja compatível tanto com a prontidão do estudante a usá-lo como com o seu nível real de risco. Por exemplo, recomendar a um estudante, que ainda não admitiu a gravidade de seu padrão de uso e as conseqüências negativas prováveis dele decorrentes, que passe a freqüentar os Alcoólicos Anônimos pode resultar não apenas num aumento da reatância psicológica como também numa perda da credibilidade do terapeuta aos olhos do estudante. O resultado final pode ser que uma porta para uma intervenção e uma mudança efetiva seja fechada definitivamente.

## O desafio do experimento de campo

Idealmente, preferimos que os estudantes saiam da segunda sessão com planos ou objetivos em mente sobre como irão aplicar o *Basics* em sua vida. Encorajamos o terapeuta a pensar, durante a segunda sessão, a respeito de como esse estudante em particular poderia integrar o material e as habilidades adquiridas da melhor maneira possível. A pergunta dirigida ao estudante poderia ser simplesmente: "O que é que você vai fazer agora com essa informação?" ou "Diante dessa informação, o que é que faz sentido para você? Falando honestamente, como é que você imagina utilizá-la?".

Não há uma resposta "certa" ou "errada" a essa pergunta. O aconselhamento do terapeuta só é bom na medida em que seja adaptado às necessidades reais do estudante e a uma avaliação realista do que o estudante vai tentar, após a intervenção. Por isso, é essencial que o terapeuta evite transmitir quaisquer pedidos ou "ordens" a respeito do que o estudante "deveria" querer fazer. Todos os esforços devem ser dirigidos à obtenção de uma resposta honesta do estudante. A aceitação do ponto de vista expressado pelo estudante sobre como ele pretende utilizar a intervenção não significa que o terapeuta deveria resignar-se a aceitar uma falta de interesse em mudar, ou um interesse limitado, por parte do estudante. A aceitação significa meramente que o terapeuta deveria resistir a "empurrar" ou "forçar" o estudante a expressar um entusiasmo pela mudança que ele simplesmente não tem (a despeito dos esforços e desejos do terapeuta), após ter recebido a retroalimentação. Em nossa experiência, os estudantes expressarão seu interesse em mudar quando o terapeuta perguntar, sem transmitir "ordens".

Uma das formas de elaborar o aconselhamento pela conversa e de criar uma experiência direta de trazer o que os estudantes aprenderam durante a intervenção breve para os contextos específicos de suas vidas é encorajá-los a conduzirem suas próprias "pesquisas de campo". Eles precisam testar, experimentar e aprender novas habilidades a fim de poder moderar com sucesso o uso de álcool. É importante que, ao fazer essa pesquisa, os estudantes conduzam seus experimentos e interpretem seus achados da forma menos enviesada possível (em lugar de "descobrir" o que se dispuseram a provar). Esses experimentos poderiam incluir o seguinte:

- Em que medida as conseqüências positivas que os estudantes obtêm com a ingestão pesada decorrem dos efeitos farmacológicos do álcool? Em que medida elas são psicológicas?

- Como os estudantes podem utilizar o ambiente e seu estado mental a fim de obter o máximo efeito psicológico da bebida? Em outras palavras, que fatores contextuais eles podem "espremer" para obter o máximo da bebida, sem precisar beber demais?

- Como bebem seus amigos? Especificamente, quais poderiam ser algumas das expectativas positivas em relação ao álcool de seus amigos, e qual é o papel real do álcool em concretizar essa profecia do "elixir mágico"?

## Treinamento para a moderação

A mensagem do aconselhamento que mais comumente damos aos estudantes é para moderar a ingestão e evitar o porre; de acordo com isso, nossas recomendações mais comuns são a respeito de estratégias para moderar a ingestão. As conclusões de uma recente análise metodológica da literatura sobre o resultado de tratamentos de alcoolismo (Miller et al., 1995) indicam que foram realizados mais estudos sobre a efetividade de treinamento para a moderação (também conhecidos como *treinamento de autocontrole comportamental*) do que sobre todas as demais abordagens de tratamento do alcoolismo. Esses estudos indicam, ademais, que, de todas as abordagens terapêuticas descritas na literatura, o treinamento de autocontrole comportamental está classificado em segundo lugar quanto aos achados positivos. (Para outra revisão dessa literatura, veja Marlatt et al., 1993, e Hester, 1995.) Em termos gerais, os estudos têm considerado que os clientes que mais se adaptam com essa abordagem tendem a ter uma história mais curta de problemas do álcool, bem como dependência e problemas menos graves (Hester, 1995).

Existem vários protocolos de treinamento para a moderação. O ASTP (veja no Capítulo 2), do qual o *Basics* é uma modalidade, usa um modelo similar ao descrito no manual de auto-ajuda de Miller & Munoz (1982), *How to Control your Drinking*. Os componentes básicos de nosso modelo incluem o seguinte: (1) decidir o que uma pessoa espera da bebida, (2) estabelecer limites, (3) contar as doses e monitorizar o comportamento de ingestão, (4) modificar o como e o que se bebe e (5) gerenciar a situação de ingestão. Esses focos particulares foram desenvolvidos com base na maneira com que os estudantes universitários bebem, nos fatores ambientais e no desenvolvimento que têm uma forte influência sobre o comportamento de ingestão dos estudantes, e em nossas observações clínicas ao longo de mais de uma década de trabalho com estudantes universitários de alto risco. Pela provisão de aconselhamento, temos como objetivo final encorajar nos estudantes a reavaliação de seus padrões de ingestão e o desenvolvimento de planos para uma ingestão que comporte menos riscos.

Antes de passar a aspectos específicos de cada um desses componentes, queremos novamente fazer vários comentários sobre o processo. As bases clínicas do treinamento para a moderação, como para qualquer tipo de aconselhamento, são as seguintes:

1 O terapeuta precisa ir ao encontro do estudante *onde ele estiver*, em termos de interesse e prontidão para a mudança.

2 O terapeuta deveria evitar "empurrar" o estudante em direção a algo para o qual este ainda não está preparado. Deve-se atingir um equilíbrio sutil entre aceitar a posição do estudante e "levá-lo" na direção da mudança. "Empurrar", como num repelão, implica deslocar uma pessoa para um lugar contra a sua vontade, e pode resultar em reatância psicológica. Ao contrário de empurrar, "levar", nesse contexto, implica o uso de estratégias e sabedoria clínicas para ajudar a movimentar o estudante na direção da mudança.

3 O terapeuta deveria negociar com o estudante sobre o que tentar. Uma vez concluída a negociação, o terapeuta deve buscar um compromisso verbal do estudante para realizá-lo.

*Decidir o que uma pessoa espera da bebida*. Raramente os estudantes imaginam o quanto esperam beber numa ocasião em particular ou como pretendem parar de beber. Diante da pergunta sobre como decidem quanto beber e quando parar, muitos estudantes admitem que, na verdade, nunca haviam pensado nisso antes. Alguns dirão que param "um pouco antes de vomitar". Outros admitirão que só param "quando acaba a bebida" – o que obviamente é um plano arriscado, diante da abundância de bebida em muitas festas colegiais e universitárias. Tais comentários tendem a destacar que o comportamento de beber para muitos estudantes universitários está sob o controle de fatores externos ou ambientais (por exemplo, a disponibilidade de bebidas alcoólicas), ou só é limitado pela perda física de controle (por exemplo, desmaiar, vomitar etc.).

O primeiro elemento do aconselhamento diz respeito a encorajar os estudantes a considerarem criticamente o que eles esperam da bebida, bem como as maneiras de beber que garantam que vão ter o prazer que desejam e, ao mesmo tempo, minimizem os riscos da bebida. Para acompanhar nossas tentativas de aumentar a motivação para mudar o comportamento, os estudante precisam, afinal de contas, dar-se conta, por si mesmos, que o que têm a ganhar com a ingestão moderada ultrapassa em muito o que têm a perder. O papel do terapeuta pode ser o de facilitador do processo pelo qual o estudante consegue ver que os benefícios superam as perdas. Consideramos que quanto mais explícitos e concretos os exemplos fornecidos pelo terapeuta, melhor. Da mesma forma que o terapeuta pode fazer cálculos da economia em potencial resultante da redução da tolerância ao álcool (veja o Diálogo 5.5, apresentado), ele pode também fornecer exemplos concretos das calorias contidas na bebida favorita de estudantes preocupados com o controle do peso (por exemplo, uma latinha de cerveja contém a mesma quantidade de calorias que um cachorro-quente ou uma barra de chocolate). A Tabela 5.3 lista várias conseqüências negativas que se podem evitar e conseqüências positivas que se podem ganhar pela moderação; é possível acrescentar outros itens em ambas as colunas, dependendo de cada estudante.

Tabela 5.3 – O que um estudante pode evitar e ganhar com a moderação

| O que um estudante pode evitar | O que um estudante pode ganhar |
| --- | --- |
| Ressacas | Maior prazer com alcoolemias mais baixas |
| Situações embaraçosas | Economia |
| Aumento de peso | Melhor desempenho escolar |
| Pressão familiar/escolar a respeito de notas | Maior controle |
| Conseqüências a longo prazo para a saúde | Outros? |
| Tolerância e ingestão pesada | |
| Outros? | |

Outro método para eliciar essa informação do estudante consiste em pedir-lhe que avalie os prós e os contras a curto e a longo prazos, conforme indicado na Tabela 5.4. Embora seja pouco provável que exista tempo suficiente durante a segunda sessão para que o estudante complete tal avaliação, o uso conceitual dessa tabela pode ser muito útil. O terapeuta pode, por exemplo, pedir que o estudante considere, em linhas gerais, todos os motivos para querer mudar seu padrão atual de ingestão e as razões para seguir bebendo da maneira atual. É importante que o terapeuta equilibre essa discussão pela articulação dos prós e dos contras de mudar e de continuar na mesma.

*Uma palavra de cautela.* Aqui é importante que o terapeuta ouça bem o que o *estudante* quer da experiência, sem incluir seus próprios valores e opiniões sobre se o que o estudante quer é particularmente importante, valioso ou relevante. Embora, na superfície, isso pareça algo relativamente simples, consideramos que é difícil para os terapeutas ouvirem exatamente o que os estudantes dizem a essa altura. Como o sucesso de sua tarefa depende de eliciar motivos para a mudança relevante para o estudante, é importante que o terapeuta ouça com muita atenção, sem deixar que seus valores interfiram nessa escuta.

A entrevista de retroalimentação 145

Tabela 5.4 – Os prós e os contras do uso moderado de álcool

| A curto prazo | | A longo prazo | |
| Prós | Contras | Prós | Contras |
| --- | --- | --- | --- |
| *Uso moderado de álcool* | | | |
| • Poder permanecer no controle da situação<br>• Menos arriscado<br>• Menos ressaca ou efeitos indesejados<br>• Mais barato<br>• Não ter que se preocupar em fazer o papel de tonto nem em ofender as pessoas | • Poder ser menos divertido<br>• Ter que prestar atenção na quantidade que bebe<br>• Interrupção da espontaneidade | • Preservação da saúde<br>• Aumento da probabilidade de sair-se melhor na escola, o que aumenta a probabilidade de uma pós-graduação ou de um emprego<br>• Contribuição para uma reputação social positiva | • Perder alguns amigos que bebem mais pesadamente<br>• Ter que abandonar algumas atividades em que se divertiria |
| *Continuar como está* | | | |
| • Diversão com os amigos<br>• Ficar "por dentro"<br>• "Curtir uma boa"<br>• Forma de comemorar<br>• Correr riscos pode ser divertido | • Situações sociais embaraçosas<br>• Envolvimento em situações arriscadas (por exemplo, envolver-se em acidentes ao dirigir) | • Aproveitar o tempo de faculdade antes de "cair na real" | • Desempenho escolar pior do que poderia ter tido<br>• Mais dinheiro gasto |

*Estabelecer limites.* Uma vez que o estudante decidiu que os benefícios da mudança do seu padrão de ingestão suplantam os de manter a situação atual, o segundo passo consiste em ajudar o estudante a determinar o limite da bebida. Mas antes de fazer isso, é importante que o estudante aprenda um ponto crítico que irá auxiliá-lo a definir o que constitui uma *dose-padrão*: o estudante deve prestar atenção à quantidade particular de etanol contida numa bebida, já que as bebidas variam em seu teor alcoólico. Miller & Rollnick (1991) usam a seguinte convenção para definir uma dose: 15 ml de etanol puro. Então, quanto é uma dose? Alguns equivalentes de dose padronizados foram fornecidos juntamente com o uso do BDP, no Capítulo 4, mas aqui vai uma lista mais detalhada:

• 30 ml de bebidas destiladas (a 50% de álcool);

• 38 ml de bebidas destiladas (a 40% de álcool);

• 75 ml de vinho fortificado (porto, xerez, vermute, "cinzano") (a 20% de álcool);

• 120 ml de vinho de mesa (a 12% de álcool);

• 300 ml de coquetel à base de vinho (a 5% de álcool);

- 300 ml de cerveja (a 5% de álcool);
- 360 ml de cerveja (a 4% de álcool).

Como o objetivo do treinamento para a moderação é evitar o uso prejudicial ou problemático de álcool, podem-se estabelecer vários objetivos distintos: (1) quantidade máxima de doses por dia, (2) quantidade máxima de doses por semana e (3) alcoolemia máxima aproximada a qualquer momento (Hester, 1995). O aconselhamento específico sobre os limites de ingestão deve ser adaptado à etapa de mudança de cada indivíduo – ou seja, seu interesse e prontidão para a mudança. Como muitos dos estudantes bebedores pesados que encontramos estão na etapa de pré-contemplação, tendemos a recomendar que se dê apenas um passo razoável para estabelecer limites para a sua ingestão. Os estudantes mais interessados em modificar o seu uso, no entanto, podem ser aconselhados a estabelecer os três tipos de limite como objetivo.

Tipicamente, iniciamos uma discussão sobre o estabelecimento de limites com a seguinte pergunta: "Como você decide quanto vai beber?". Após eliciar as estratégias implícitas, sugerimos métodos alternativos. Para alguns estudantes, pode ser mais simples ter uma regra genérica sobre a quantidade máxima de doses permitidas, em cada ocasião. Como as conseqüências negativas para a saúde aumentam dramaticamente a partir do consumo de mais de três doses por dia (Klatsky & Armstrong, 1993; Klatsky et al., 1981; Saunders & Aasland, 1987), Hester (1995) recomenda que os clientes não ultrapassem esse limite por dia e, além disso, desaconselha a ingestão diária. O NIAAA (1992) recomendou um limite máximo de duas doses por dia, para os homens, e de uma por dia, para as mulheres. Entretanto, um limite de três doses por dia para um estudante universitário na etapa de pré-contemplação e que está acostumado a tomar de 10 a 15 doses não parece muito realista ou factível. Para atingir um equilíbrio entre preocupação com a saúde e a segurança e pragmatismo, o terapeuta deverá colaborar com o estudante a fim de obter o que pareça ser um limite diário razoável, se essa for a direção escolhida. É importante aqui manter em mente o princípio diretivo da redução de dano: "Qualquer movimento da direção da redução de riscos e de danos é melhor que nenhum movimento".

Sempre que possível, preferimos que os estudantes estabeleçam um limite para a bebida em termos de alcoolemia padrão, posto que a maioria dos problemas relacionados ao álcool ocorre em condições de intoxicação excessiva. Qualquer compromisso e esforço para reduzir o grau de intoxicação provavelmente resultará numa redução concomitante de problemas. Ademais, o compromisso com um limite de alcoolemia com freqüência é um pequeno passo na direção de pedir ao estudante para não exceder uma dada quantidade total em muitos casos. Geralmente, recomendamos um limite de alcoolemia de 0,05% ou 0,06%, porque uma pessoa não-tolerante provavelmente ficará um pouco alta, mas não intoxicada, com esses níveis. Isso pode não ser realista ou desejável para o bebedor pesado com um grau moderado de tolerância ao álcool, e que não está preocupado com a situação. O terapeuta pode introduzir a idéia de estabelecer um limite de alcoolemia da seguinte maneira:

Os adultos utilizam várias maneiras para moderar sua ingestão. Alguns simplesmente se decidem por uma quantidade máxima de doses que podem tomar a cada dia. Outros estabelecem um limite semanal. Outros, ainda, se concentram mais no limite da "altura" que querem atingir, o que geralmente depende da alcoolemia. Em alguns casos, a pessoa pode utilizar as três maneiras. No seu caso, eu recomendaria que você considerasse a possibilidade de estabelecer um limite de alcoolemia dentro da faixa de segurança, e que ainda permita que você obtenha o que espera do álcool. Em geral, a melhor maneira de fazer isso é testar vários níveis de alcoolemia e determinar qual é o seu ponto de redução das vantagens.

Ao estabelecer um limite de alcoolemia, um estudante poderá decidir reduzir primeiro sua tolerância ao álcool e só depois estabelecer um "limite razoável", como 0,05%. Outro estudante poderá reduzir gradualmente o seu limite de alcoolemia (por exemplo, utilizando os princípios comportamentais da modelagem). Recomendamos que, no mínimo, os estudantes tentem descobrir o limite "certo" para eles pelo seguinte:

- Explorar os efeitos do álcool em níveis mais baixos de alcoolemia.
- Estabelecer um *ponto de redução das vantagens* – ou seja, um ponto no qual uma dose adicional não produz mais nenhum efeito estimulante, mas aumenta os efeitos depressores do álcool (a resposta bifásica).
- Maximizar o que desejam e minimizar o que não desejam.

Ocasionalmente, os estudantes escolherão um limite de alcoolemia que crie problemas ou riscos para a saúde; em geral, situamos esse limite em 0,08% ou acima disso. Isso em geral deve-se ao fato de que um estudante tem dificuldades em imaginar que possa ser capaz de se divertir bebendo menos, principalmente quando seus colegas estão intoxicados. Nessas situações, é importante que o terapeuta entenda essas preocupações, ao mesmo tempo que não deixa de preocupar-se com o bem-estar do estudante.

A direção que o terapeuta vai tomar a essa altura depende em grande medida do vínculo estabelecido entre ele e o estudante, a percepção de risco e o grau de prontidão, e até onde o terapeuta sente que pode ir antes de criar uma reatância adicional. Embora a situação varie de caso a caso, acreditamos ser importante que o terapeuta continue a expressar um nível adequado de preocupação, ao mesmo tempo que respeite a decisão final do estudante. Temos a esperança de que os estudantes resistentes, que tiveram uma experiência positiva durante a intervenção breve, estarão mais predispostos a pensar na possibilidade de entrar em contato com o entrevistador ou a solicitar a sua ajuda, ou de algum outro serviço, no futuro.

Eventualmente, um estudante pode não ter interesse em moderar o uso de álcool em certos ambientes de alto risco. Nessas situações, preconizamos que o terapeuta questione o estudante sobre suas expectativas a respeito dos efeitos do álcool (por exemplo, sentir-se desinibido) e a alcoolemia "necessária" para obter esse efeito. O terapeuta pode também perguntar se há muitos efeitos que o estudante quer evitar (por exemplo, vomitar, ressacas).

O terapeuta pode então sugerir ao estudante que este busque um estilo equilibrado de ingestão que o ajude a evitar os efeitos negativos, ao mesmo tempo que mantém os efeitos agradáveis. Nossa hipótese afirma que há mais probabilidade de os estudantes tentarem essa estratégia de bom senso se saírem da sessão com uma direção clara e concreta.

Saber recusar uma bebida é um elemento importante do estabelecimento (e manutenção) de limites. A maioria dos estudantes pode dar vários exemplos de frases para recusar bebidas, durante a sessão. A questão importante é se conseguem aplicar essa habilidade no contexto real de sua vida, quando for necessário. Encorajamos os estudantes a começarem a praticar suas habilidades para recusar bebidas, ensaiando repetidamente essas habilidades. Às vezes, é útil dispor de algumas respostas padronizadas que exigem pouco esforço para serem emitidas durante uma festa. A seguir são dados alguns exemplos.

- "Não, obrigado."
- "Não, obrigado. Prefiro dar um tempo."
- "Não, obrigado. Já cheguei no meu limite por hoje."
- "Amanhã tenho que levantar cedo. Não, muito obrigado."

Muitos estudantes já recusaram bebidas, em uma ou outra ocasião. Se há tempo, perguntamos como fizeram e como se saíram. A maior preocupação dos estudantes é com a avaliação negativa dos colegas, se recusarem uma bebida. *Encorajamos os estudantes a praticarem a recusa de bebidas nem que seja apenas para elaborar suas habilidades, de forma a dispor delas quando quiserem/precisarem.*

*Contar as doses e monitorizar o comportamento de ingestão.* O próximo passo é contar as doses à medida que bebe. Idealmente, os estudantes desejosos de moderar o seu uso de álcool continuarão a preencher os cartões de monitorização por mais ou menos um mês, e a identificar as ocasiões nas quais estarão tentados a exceder os limites ou em que efetivamente o excederão, a fim de se preparar melhor para futuras ocasiões de alto risco. Raramente recomendamos isso aos estudantes e, como regra, geralmente apenas em casos nos quais a motivação para a ingestão moderada é muito alta e o compromisso bem forte. Mais caracteristicamente, concentramo-nos em estratégias simples que os estudantes podem utilizar atualmente para contar suas bebidas. A regra geral, como em outras intervenções baseadas na criação de motivação para mudar, é que o terapeuta aproveite o que houver de comprometimento com a ação. Como sempre, o truque é ser flexível, criativo, realista e não criticar, lembrando que qualquer tipo de monitorização é melhor que nenhuma e que a simples monitorização de um comportamento pode mudar esse mesmo comportamento.

A lista seguinte fornece algumas sugestões sobre como um estudante poderia monitorizar sua ingestão:

- Antes de uma festa ou de uma oportunidade de beber, o estudante decide quantas doses irá consumir (com base numa quantidade total ou na alcoolemia). O estudante coloca um número equivalente de moedas num bolso (cada moeda representa uma dose). Cada vez que toma uma bebida, ele passa uma moeda para outro bolso que está vazio.

- O estudante usa um contador automático (do tipo usado pelos jogadores de golfe), que cabe na palma da mão ou num bolso.

- Antes de tomar cada bebida, o estudante faz uma pausa para lembrar-se da quantidade que já consumiu.

- O estudante leva para a festa[5] exatamente a quantidade de bebida que pretende consumir e estabelece que *somente* esta será consumida. Uma variante disso é que o estudante traga sua própria bebida menos a quantidade que pretende emprestar ou partilhar de outrem, ou a quantidade que pretende tomar mais a quantidade que pretende dar ou partilhar com alguém.

*Modificar o como e o que se bebe.* A melhor maneira de determinar o que alterar a fim de reduzir os riscos associados à bebida – ou seja, como "comprimir" os fatores de risco associados à ingestão arriscada – é revisar os cartões de monitorização ou a parte episódica do BDP em busca desses fatores. No caso do estudante, ele regularmente bebia até ficar intoxicado sempre que estivesse com amigos do colégio e estivesse consumindo sua bebida favorita, uma certa marca de uísque. Apenas nesse contexto específico sua ingestão escapava, dessa perspectiva, do controle. Ele planejava ir à festa de casamento de um de seus amigos do colégio dentro de um mês e estava preocupado com o excesso de bebida, pois sabia que haveria muitas oportunidades para tomar seu uísque favorito. Por isso, decidiu "comprimir" os fatores situacionais em favor de seus objetivos de moderação e tomar apenas a cerveja, que ele mesmo traria para a festa. Como esse exemplo ilustra, o melhor plano para alterar a maneira como um estudante bebe tem que ser personalizado em relação aos interesses deste, em combinação com suas dicas situacionais específicas.

Várias estratégias distintas permitirão ao estudante controlar sua taxa de ingestão de maneira a não comprometer sua diversão. A seguir estão listadas algumas estratégias genéricas que geralmente são auxiliares úteis para moderar o uso:

- *Passar de bebidas mais fortes, ou com alto teor alcoólico, para bebidas mais fracas ou leves.* Isso pode incluir cerveja em vez de bebidas destiladas, ou cervejas fracas em vez de cervejas fortes.

- *Beber mais devagar.* Estudantes universitários em particular tendem a engolir as bebidas em poucos goles ("vira-vira"), seja por estilo, seja por competição; como uma variante dessa tática, recomendamos aos estudantes que evitem "campeonatos de bebida". Hester (1995) recomenda uma "taxa de bebericação" de pelo menos 60 segundos. Embora essa velocidade represente um padrão, o terapeuta deveria estar preparado para entre os goles

---

5 É prática comum em festas de estudantes norte-americanos que cada convidado leve sua própria bebida. (N.T.)

negociar uma velocidade satisfatória para o estudante a qual represente uma lentificação da taxa atual. Outra estratégia é o estabelecimento de uma velocidade total para consumo de cada bebida. Por exemplo, o estudante pode decidir que vai levar 45 minutos para consumir cada bebida.

- *Espaçar ainda mais as bebidas*. Assim como o estudante pode estabelecer o tempo que vai levar para consumir cada bebida, também pode definir o intervalo de tempo entre cada bebida. Uma estratégia correlacionada com esta é determinar o tempo entre duas bebidas, dividindo a quantidade total de bebidas a serem consumidas pelo tempo total durante o qual o estudante estará bebendo.

- *Alternar bebidas alcoólicas com bebidas sem álcool*. Os estudantes freqüentemente indicam que se sentem pouco à vontade quando tomam bebidas sem álcool em festas com os amigos. Isso parece ser particularmente importante para estudantes mais jovens que tratam de se "enturmar" com estudantes mais velhos, ou para estudantes que não conhecem muito bem seus companheiros de bebida (por exemplo, os que acabam de se mudar para uma residência universitária, ou que estão bebendo com novos membros de uma república ou de uma classe etc.) Há várias saídas para esse problema. Por exemplo, um estudante pode tomar uma bebida sem álcool numa taça ou copo típico de uma bebida alcoólica, ou num copo de papel ou de plástico opaco, que não permite identificar o conteúdo, ou pode escolher uma bebida que parece alcoólica, mas não o é (por exemplo, cerveja sem álcool). Para os estudantes que não querem fazer isso, ou que não querem assumir nenhum compromisso, o terapeuta deve guiar-se pelos princípios de redução de danos e sugerir outras alternativas que reduzem os riscos, tal como alternar bebidas mais fortes com bebidas menos fortes.

*Gerenciar a situação de ingestão*. Gerenciar a própria situação de ingestão implica uma análise mais complexa e detida dessa ingestão. Requer um processo constante de retroceder e examinar o que funciona e o que não funciona e que fatores (por exemplo, obstáculos, outros fatores situacionais etc.) estão atravessados no caminho da ingestão moderada. Eventualmente isso poderia incluir também a identificação e a busca de alternativas funcionais à bebida (por exemplo, ginástica, relaxamento etc.). Uma vez identificados os fatores adicionais, o indivíduo pode começar a solução dos problemas na base da tentativa e erro.

### Uma visão do futuro: o caminho à frente

Nos casos em que os riscos do estudante são grandes mas sua preocupação é pouca, concentramo-nos na preparação do estudante para possíveis problemas que o esperam e em sua capacitação para reconhecer problemas específicos em si mesmos ou em seus amigos. Sugerimos que o terapeuta pergunte de maneira simples: "Como você poderia reconhecer que tem um problema com o álcool, no futuro?". Quanto mais específicos forem os comportamentos que o terapeuta e o estudante possam levantar, melhor. Os estudantes em geral descrevem uma série de conseqüências negativas da bebida potencialmente problemáticas ou comportamentos extremos (por exemplo, "Perder a consciência ou ter apagamentos todas as vezes em que beber", "Piorar todas as notas", "Ser flagrado dirigindo embriagado"). Embora isso seja um passo na direção certa, o próximo é ajudar o estudante a identificar eventos anteriores na seqüência que leva àqueles tipos de problemas (por exemplo, "Perder aulas por causa da ressaca", "Entregar os trabalhos depois do prazo", "Dirigir embriagado"). Também sugerimos que o terapeuta encoraje o estudante a pensar num referencial menos arriscado, para determinar se existe um problema:

> Os comportamentos que você mencionou, em geral, se desenvolvem depois de um bom tempo de ingestão arriscada. Quando você chega a esse ponto, as conseqüências negativas são muito importantes e desagradáveis. Quais seriam os comportamentos que você poderia notar mais cedo, antes de chegar a esse ponto?

### A abordagem geral do estilo de vida

A importância do aconselhamento e das recomendações sobre estilo de vida, em geral, não deveria se restringir ao espaço limitado dedicado aqui a ele. As pesquisas futuras poderão descobrir que uma das maneiras mais efetivas de modificar o comportamento de beber é a criação de alternativas funcionais à bebida (por exemplo, meditação, esportes, "escapadas" para a realidade virtual etc.). Com efeito, muitos dos participantes em nossas pesquisas comentaram, ao final das entrevistas, que se tivessem outras opções de socialização com seus colegas nos fins de semana, de uma maneira agradável, semi-estruturada, escolheriam essas atividades. Alguns recomendaram que os responsáveis por alojamentos universitários deveriam tomar a iniciativa de planejar atividades fora do alojamento ou mesmo do campus. A chave do sucesso, segundo eles, estaria na habilidade dos organizadores em criar eventos que realmente interessem aos residentes dos alojamentos.

Novos comportamentos de estilos de vida podem servir tanto como alternativas estruturais à bebida, conforme foi descrito anteriormente (por exemplo, uma caminhada noturna em grupo pode ser uma alternativa a uma festa), quanto para reduzir a motivação para beber. A mudança da motivação de um estudante em relação à bebida (e, por extensão, seu comportamento real de beber) pode ocorrer por um processo indireto, "pela porta dos fundos", quando se promove uma motivação concorrente, tais como levar uma vida mais saudável ou ficar mais organizado. Não é raro que as pessoas que começam a praticar exercícios físicos regularmente passem também a se alimentar de maneira mais saudável. Um estudo anterior de Marlatt e colaboradores demonstrou que estudantes que começaram a praticar meditação ou exercícios físicos regulares reduziram significativamente o seu consumo de álcool. Essa abordagem, focalizada nos objetivos de estilo de vida do estudante (independentemente de se esses objetivos envolviam tomar bebidas alcoólicas), pode revelar-se uma das formas mais efetivas de reduzir os efeitos prejudiciais da ingestão pesada em estudantes universitários.

*Encaminhamento para consulta médica*

Quando os estudantes apresentam sinais de dependência de álcool de moderada a grave, ou condições clínicas nas quais o uso de álcool está contra-indicado, é importante aconselhá-los a procurar um médico. Ocasionalmente recomendamos ao estudante que consulte um médico para avaliação da função hepática, a fim de estabelecer um possível diagnóstico de disfunção hepática aguda ou crônica. Embora isso possa aumentar a motivação do estudante para reduzir ou deixar o uso de álcool, caso os exames se revelem positivos, pode também ter o impacto contrário se os resultados forem negativos. Por esse motivo, pode ser mais efetivo recomendar os exames da função hepática apenas para os estudantes com dependência de álcool de moderada a grave.

## Encaminhamento

Ocasionalmente encaminhamos estudantes a serviços externos. Os encaminhamentos mais comuns são a outros profissionais de saúde mental para uma psicoterapia individual. Embora com menor freqüência, outros encaminhamentos são feitos a médicos para uma avaliação geral e da função hepática (veja acima) e a grupos de auto-ajuda como Alcoólicos Anônimos e *Rational Recovery* (Recuperação racional).

Para suavizar, recomendamos que se estabeleça um contato com o centro de saúde mental e o centro de cuidados primários do campus, antes de encaminhar-lhes um estudante, a fim de estabelecer as melhores vias para o encaminhamento. Também consideramos útil conhecer as respostas às perguntas mais freqüentes sobre esses serviços, aí incluídos o custo dos serviços, restrições especiais ou critérios de exclusão que esses serviços tenham eventualmente, se há lista de espera e de quanto tempo, e assim por diante. As informações sobre as reuniões de grupos de auto-ajuda no campus e na área da universidade deveriam estar facilmente disponíveis.

O segredo do sucesso do resultado do encaminhamento é a preparação do estudante. Preconizamos as seguintes diretrizes para facilitar o encaminhamento a outro profissional de saúde mental (estas diretrizes podem ser modificadas para serem usadas em outros tipos de encaminhamentos):

1 O terapeuta deverá orientar o estudante quanto aos serviços de saúde mental da faculdade (por exemplo, procedimentos de triagem, início de tratamento, custos etc., para cada um dos serviços disponíveis para os estudantes) e quanto aos serviços externos à comunidade universitária (quando houver).

2 Se possível, o terapeuta deverá fornecer ao estudante um folheto que descreva os vários serviços e também informações sobre como contatá-los.

3 O terapeuta deverá explicar que, em geral, demora um certo tempo para se encontrar a pessoa "certa" para cada caso.

4 Deve-se perguntar ao estudante a que tipo de profissional de saúde mental ele preferiria ser encaminhado, de que sexo, de que "estilo" (mais "falador, mais "escutador", mais "pé no chão", que dá conselhos explícitos etc.) e outros fatores que possam ser relevantes.

5 O terapeuta deverá instruir o estudante sobre como transmitir essas preferências à pessoa que o receber e ao terapeuta que lhe for atribuído.

6 Sempre que possível, o terapeuta deverá permitir ao estudante estabelecer o contato inicial do próprio local da sessão do *Basics* (o que aumenta a probabilidade de cumprimento, por parte do estudante).

## O próximo passo: cuidados progressivos

Os estudantes que enfrentam dificuldades para implementar a moderação, após o *Basics*, ou que continuam a beber de maneira prejudicial ou arriscada, podem ser "empurrados" um degrau acima, na escala de intensidade do tratamento. Recomendamos que a escolha final da opção terapêutica seja feita pelo estudante, em colaboração com o terapeuta. Algumas das opções de cuidados progressivos que temos oferecido são descritas a seguir.

### Sessão(ões) de reforço do *Basics* como seguimento

Pode-se marcar uma entrevista de reforço do *Basics*, com duração de 30 a 50 minutos. Essa entrevista deve ocorrer após o estudante ter posto em prática as habilidades aprendidas no *Basics*. Caracteristicamente, marcamos essas entrevistas para de 1 a 3 meses após o *Basics*. Quando parece que será oportuno marcar uma sessão de seguimento, o terapeuta deverá utilizar alguns minutos no final do *Basics* para definir alguns objetivos comportamentais específicos a serem atingidos até a sessão de seguimento; assim, esta pode começar pelo exame dos progressos obtidos nesse período em relação a esses objetivos. A seguir, o terapeuta reforça os pontos positivos e passa o restante da sessão tratando de resolver os problemas e superar os obstáculos (se houver) que interferiram com a consecução dos objetivos. A decisão sobre uma segunda sessão de seguimento deverá ser tomada conjuntamente pelo estudante e pelo terapeuta, com base na utilidade da primeira. Ao concluir o contato com o terapeuta, deve-se lembrar ao estudante que o serviço continua à disposição dele, caso necessite de um terapeuta, no futuro.

### Curso por correspondência

Um manual para ser usado por correspondência foi escrito como parte de uma pesquisa prévia que comparava a efetividade de várias modalidades de ASTP (Kivlahan et al., 1990). Esse manual (descrito no Capítulo 2) tem a estrutura de livro de exercícios e orienta o estudante por meio de uma série de lições e exercícios que envolvem os componentes essenciais do ASTP. Os estudantes que mais se beneficiam do *Alcohol Skills Training Manual* são os que gostam de ler e estão altamente motivados para a mudança. Esse manual pode ser utilizado simultaneamente a outras opções. Recomendam-se também algumas seções isoladas do manual, mais pertinentes às necessidades e aos interesses do estudante; esse material pode ser discutido mais tarde, em sessões de reforço ou em contatos telefônicos subseqüentes.

### Curso de modificação de comportamento valendo créditos

No passado, por intermédio do Departamento de Psicologia da Universidade de Washington, ofereceu-se um curso de dois créditos sobre modificação comportamental autodirigida. Enquanto aprendiam teoria e pesquisa relacionadas à modificação comportamental, os estudantes aplicavam os conhecimentos adquiridos no curso para alterar um dado comportamento. O *Self-directed Behavior: Self-modification for Personal Adjustment* [Comportamento autodirigido: automodificação para o ajuste pessoal] (Watson & Tharp, 1993) é um excelente livro-texto para tal curso e pode ser reforçado com o *Alcohol Skills Training Manual* (veja no item anterior) para os estudantes interessados em modificar seu comportamento de beber.

### Grupo psicoeducativo de duração breve ou longa

Pode-se utilizar um grupo psicoeducativo de duração breve para apresentar o currículo do ASTP aos participantes. Esses grupos têm uma duração de duas sessões (que empregam o *Basics* num contexto grupal) ou de seis a oito (que empregam o *Alcohol Skills Training Manual* como um caderno de exercícios e/ou um livro-texto). Para os estudantes que necessitam de um esforço mais intensivo ou um processo mais envolvente, recomenda-se uma abordagem terapêutica orientada para o processo que se concentre no abuso de álcool e na prevenção de recaídas (veja Vannicelli, 1992).

### Aconselhamento individual

Ocasionalmente, no contexto da programação de programas de prevenção indicada, pode-se encontrar o uso de álcool em conexão com muito desconforto emocional, que inclui dificuldades de adaptação, ansiedade e depressão. Embora isso não seja a regra, essas dificuldades afetivas podem resultar num aumento do uso de álcool e em dificuldades para moderar esse uso ou abster-se. Em tais situações, um estudante beneficia-se de terapia ou de aconselhamento individuais. No contexto de um trabalho preventivo, o aconselhamento deverá incluir estratégias de prevenção de recaídas para modificação e manutenção comportamentais.

### Encaminhamento a grupos de moderação

Vários programas grupais desenvolvidos recentemente encontram-se disponíveis para as pessoas que desejam dispor de um apoio grupal enquanto tentam atingir um objetivo de moderação. Um grupo de auto-ajuda, *Moderation Management* [Controle da moderação], foi criado recentemente por pessoas interessadas em moderar o uso de álcool. Fundado por Audrey Kishline, o *Moderation Management* oferece aos participantes um apoio social, além de estratégias específicas para o desenvolvimento de habilidades valendo-se de estudos de programas terapêuticos baseados na ingestão controlada. Os interessados nesse programa poderão obter mais informações no livro de Kishline (1994) *Moderate Drinking: The New Option for Problem Drinkers* [*Ingestão moderada: a nova opção para bebedores problemáticos*].

*DrinkWise*, um programa de moderação desenvolvido por pesquisadores da Universidade de Michigan, oferece várias opções de rotas de tratamento cognitivo-comportamental: aconselhamento individual, grupal ou por telefone. Em linhas gerais, o conteúdo das três abordagens é similar. É possível obter informações sobre o programa *DrinkWise* pela Divisão de Promoções de Saúde do Centro Médico da Universidade de Michigan, ou pelo site http://wwwmed.umich.edu/drinkwise.

## Encaminhamento a grupos de abstinência

Os estudantes que apresentam sinais de dependência de álcool, e que se identificam como "alcoolistas" ou "bebedores problemáticos" que querem abandonar completamente a bebida, podem beneficiar-se da participação em grupos de auto-ajuda baseados na abstinência, como os Alcoólicos Anônimos ou *Rational Recovery*. Embora esses dois grupos tenham como princípio comum que a abstinência é o objetivo pelo resto da vida, diferem amplamente no que diz respeito ao entendimento dos problemas da dependência e em suas abordagens para atingir a sobriedade.

Os Alcoólicos Anônimos vêem os problemas do álcool como conseqüência da alienação espiritual de um poder superior (Nowinski et al., 1994). Embora reconheça, até certo ponto, que os problemas do álcool decorrem em certa medida de um processo patológico comparável a uma alergia, a essência do processo de recuperação reside nos Doze Passos e nas Doze Tradições. A liberação de um processo de dependência só é conseguida quando a pessoa admite sua impotência ante o álcool e entrega sua vida aos "cuidados de Deus, conforme o entendemos". O foco dos Alcoólicos Anônimos num poder superior atrai muitos novatos, mas afasta muitos outros. Embora muitos ateus e agnósticos fiquem à vontade para ajustar o programa às suas necessidades (por exemplo, colocando o grupo como o poder superior, em vez da clássica figura do Deus cristão), outros acham esse foco, que percebem como religioso, intolerável ou contraproducente.

*Rational Recovery* baseia-se na terapia racional-emotiva de Albert Ellis e coloca o *locus* do controle para mudanças nas mãos do indivíduo com o apoio do grupo (em vez de num poder superior, como no caso dos Alcoólicos Anônimos). Os alcoolistas aprendem meios de se defrontar com os impulsos e desejos de beber que perturbam sua consciência quando tentam abster-se. Em vez de assumir um compromisso de recuperação pelo resto da vida, pela participação em reuniões, apadrinhando recém-chegados e levando a mensagem a outros alcoolistas ao longo da vida (conforme é sugerido pelos Alcoólicos Anônimos), a *Rational Recovery* encoraja uma participação e um compromisso firmes por seis meses, depois do que um dependente abstinente é considerado "recuperado".

Recomendamos que os estudantes que estão pensando nesses tipos de grupo de auto-ajuda decidam por si mesmos que abordagem escolher. Pode-se proporcionar uma descrição resumida de como cada um desses programas aborda a recuperação de uma dependência. É aconselhável que os estudantes tentem várias reuniões diferentes de ambos os grupos, para certificar-se de que receberam uma demonstração equilibrada do que cada um desses programas tem a oferecer.

## Encaminhamento para programas ambulatoriais intensivos ou para internação

Para os clientes com dependência grave, que acham que perderam o controle, e que não foram bem-sucedidos com outros programas, recomendamos o encaminhamento a um programa de recuperação orientado para a abstinência.

# 6
# Considerações clínicas

O objetivo deste capítulo é capacitar os terapeutas a anteciparem e responderem a preocupações e armadilhas clínicas comuns encontradas na implementação do *Basics*. Ele inclui também uma discussão teórica e prática da integração da entrevista motivacional com o treinamento de habilidades, uma tipologia de respostas comuns dos estudantes à intervenção breve e estratégias para trabalhar com cada uma dessas respostas comuns e maneiras de solucionar outras situações clínicas problemáticas comuns.

## Sugestões para a integração da entrevista motivacional com o treinamento de habilidades

Os problemas mais comuns no *Basics* ocorrem quando um terapeuta tenta treinar habilidades antes de ter despertado a motivação do estudante. Por exemplo, estudantes na fase de pré-contemplação e com um risco considerável de conseqüências negativas da bebida, mas que expressam pouca preocupação com sua forma de beber, raramente estão interessados em estabelecer limites ou em discutir maneiras de dizer "não". *Nessas circunstâncias, a parte de treinamento de habilidades do Basics deve ser minimizada enquanto se intensificam os esforços para o reforço motivacional.* A obtenção de um compromisso pode ocorrer rapidamente, o que deixa muito tempo para o treinamento de habilidades. Entretanto, até que a motivação se intensifique e se obtenha um compromisso, ensinar estratégias de moderação a esses estudantes é "colocar o carro adiante dos bois".

Também surgem freqüentes discrepâncias quando o aconselhamento e a informação fornecida são desproporcionais ao grau de prontidão do estudante. Novamente, isso ocorre mais comumente com estudantes na etapa de pré-contemplação que exprimem pouca preocupação com sua forma de beber, mas que estão expostos a um certo risco de problemas relacionados ao álcool. Nesses casos, os terapeutas podem se achar emboscando os estudantes com aconselhamento, na esperança que algo lhes entre na cabeça por um efeito subliminar. Na maioria das vezes, os estudantes reagem a essa enxurrada com um aumento da reatância, que se manifesta por indiferença, aborrecimento e passividade durante a entrevista.

Uma maneira efetiva de evitar essa armadilha é passar ao largo e esclarecer o objetivo principal do *Basics* logo no início da entrevista, num tom que não emite juízos de valor nem se concentra em nenhum problema em particular. Uma forma de fazer isso é normalizar a necessidade de retroalimentação:

> Como você sabe, é muito comum que o padrão de ingestão de estudantes mude significativamente quando estes passam do colégio para a faculdade. Em nossa experiência, raramente se ensina aos estudantes como beber de maneira segura; nesse sentido, aprender a beber é como aprender a dirigir, usar ferramentas elétricas ou fazer outras coisas potencialmente arriscadas. O objetivo dessa sessão é examinarmos juntos o seu padrão de ingestão, identificar possíveis riscos associados ao seu uso de álcool e identificar algumas estratégias que você poderá empregar no futuro para minimizar esses riscos sem eliminar o prazer. No entanto, o que vai fazer com essa informação só diz respeito a você.

Outra estratégia para evitar reatância é fornecer a retroalimentação, a informação e o aconselhamento de forma a dar aos estudantes uma escolha quanto a como receber o conteúdo. Rollnick et al. (1992) recomendam aos terapeutas que "escolham o momento certo e peçam licença", de preferência quando os clientes parecem curiosos ou pedem a informação. De maneira neutra, o terapeuta pode perguntar: "Será que você estaria interessado em saber mais sobre [assunto]". Obviamente, o terapeuta deve estar preparado para aceitar uma resposta negativa. Além de empregar um tom neutro, sem críticas, o terapeuta pode também fornecer ao estudante a oportunidade de processar a informação, particularmente quando o estudante está interessado pelo material ou alarmado por ele. Por exemplo, o terapeuta pode fazer uma pergunta que induz à reflexão ("O que você vai fazer de tudo isto?") ou amplificar as preocupações visíveis do estudante ("Você parece muito surpreso com essa informação.").

Resumindo, a entrevista motivacional e o treinamento de habilidades derivam de perspectivas teóricas e práticas diferentes, porém complementares. Acreditamos que a integração das duas não só é possível, como também benéfica, particularmente para o trabalho com estudantes universitários. A integração mais simples consiste em parear a proporção dessas duas abordagens no nível de prontidão do estudante. Para estudantes nas etapas de pré-contemplação e de contemplação, a entrevista motivacional adquire mais peso; para os que já estão prontos para introduzir modificações, destaca-se o treinamento de habilidades. Uma integração mais complexa, e quiçá mais difícil, é perceber que um bom treinamento de habilidades deve levar em conta a motivação. Um terapeuta deve sugerir exercícios para aumentar as habilidades que sejam não apenas adaptados ao nível motivacional, mas que também sirvam para aumentar a motivação. Por exemplo, quando se apresenta a automonitorização (talvez a tarefa comportamental mais freqüentemente empregada) como uma técnica tanto para o terapeuta como para o estudante "aprenderem mais" sobre o comportamento em questão, isso serve, em geral, para aumentar a motivação do estudante para modificar o comportamento. A entrevista motivacional também pode ser empregada como um referencial não só para proporcionar uma retroalimentação pessoal, mas também para confrontar (suavemente) crenças comuns a respeito dos efeitos do álcool e normas sociais, para discutir abordagens comuns à modificação de comportamentos e para definir objetivos de mudança. A criação de um tom isento de críticas, deixar que o estudante escolha e dar tempo para o processamento são estratégias que facilitam a consideração da mudança, logo, facilitam também uma maior motivação e o uso de habilidades.

## Tipos de respostas dos estudantes ao *Basics*

Seria ótimo se cada estudante, independentemente de sua posição na escala de etapas de mudança antes do *Basics*, pudesse concluir com sucesso a intervenção breve com um plano na mão. Infelizmente, isso não é uma expectativa realista nem saudável, pois só pode levar o terapeuta a achar que falhou ou que fez algo errado, se não acontecer nada logo depois do *Basics*. Esta seção apresenta ao leitor as respostas mais comuns dos estudantes ao *Basics*, e descreve abordagens clínicas a esses distintos estilos de resposta.

## A categorização de respostas comuns dos estudantes

Consideramos útil categorizar as respostas dos estudantes ao *Basics* em duas dimensões: (1) o grau atual do risco do estudante para problemas relacionados ao álcool ou para comportamentos arriscados e (2) o grau do interesse em mudar seu comportamento de beber demonstrado pelo estudante. A Figura 6.1 ilustra essas condições ao longo das duas dimensões. Como no *Basics* visamos a bebedores de alto risco para intervenções de prevenção indicada, encontramos estudantes de baixo risco altamente preocupados com seu padrão de ingestão (os "preocupados no bom sentido") apenas raramente. Mais freqüentemente, os estudantes que recebem o *Basics* estão em uma das outras três categorias, ao começar a intervenção: alto risco com grau proporcional de preocupação e interesse em mudar seu comportamento (os *determinados*); baixo risco atual com história prévia de risco mais elevado e baixo grau de preocupação atual (os *em manutenção*); e alto risco, porém baixo grau de preocupação e interesse em mudar seu comportamento (os *em pré-contemplação*). O grupo dos em pré-contemplação pode ser ainda subdividido em duas subcategorias (*receptivos* e *defensivos*) dependendo do seu grau de abertura ou de resistência à medida que a entrevista avança.

## O estudante determinado

Juntamente com o estudante em pré-contemplação receptivo, o estudante determinado geralmente é o tipo mais fácil e mais gratificante para se trabalhar. Tal estudante tem um risco considerável e geralmente está disposto a empregar quaisquer recursos que receba. A aliança terapêutica entre terapeuta e estudante tende a desenvolver-se com relativa facilidade desde o início da sessão e a consolidar-se progressivamente. Esses estudantes parecem freqüentemente engajados no propósito e no conteúdo da entrevista e alarmados pela gravidade de seu risco, e fornecem idéias e informações que podem ser úteis para passar à fase da ação. Esses estudantes, com efeito, dirão: "Eu não tinha idéia que estava tão mal assim. Puxa! Tenho que dar um jeito nisso".

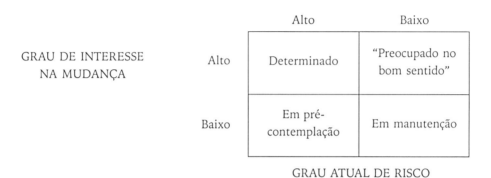

FIGURA 6.1 – Tipologia das respostas de estudantes ao *Basics*.

Como a motivação para mudar do estudante determinado é alta, mais tempo da sessão poderá ser dedicado ao desenvolvimento de um plano específico de redução de risco e para testar novas abordagens comportamentais, tais como praticar a recusa de bebida em um ambiente imaginário de alto risco. A tarefa específica do terapeuta é ajudar o estudante a mapear um plano de ação realista e exeqüível.

## O estudante em pré-contemplação e aberto

O estudante em pré-contemplação e aberto também se apresenta com alto grau de risco, mas nunca deu muita atenção à maneira como bebe, antes do *Basics*. Esses estudantes tipicamente reagem com surpresa e descrença à retroalimentação sobre as normas de ingestão. Em geral, comentam: "Tem certeza? Isso não pode estar certo. Acho que as pessoas que você estudou não responderam honestamente, para dar uma boa impressão". Entretanto, à medida que a retroalimentação continua e o relacionamento se consolida durante a sessão, o ceticismo é substituído por uma clara expressão de preocupação e por comentários perturbados (por exemplo, "Puxa, mal posso crer. É de arrepiar ").

Para aumentar ainda mais essa receptividade, é importante que o terapeuta reflita sobre as reações e as preocupações do estudante (por exemplo, "Você parece muito surpreso, como se não esperasse achar tal diferença entre seu padrão e o da maioria de seus colegas." ou "O que significa para você receber esta informação?") e que continue com a retroalimentação. A entrevista poderia ser encerrada com a definição de objetivos mais apropriados à prontidão para mudar e para intensificar as habilidades do estudante. Quando os estudantes não estão prontos para estabelecer planos específicos, devem-se aceitar objetivos genéricos (por exemplo, "Vou pensar nisso.").

Consideremos o caso de uma estudante de 19 anos que mora no alojamento da universidade. Antes da segunda sessão do *Basics*, Sherry não se preocupava com seu uso de álcool e considerava-se uma bebedora leve, em comparação com muitas de suas amigas. Sherry consumia habitualmente cerca de oito cervejas a cada vez, três vezes por semana, o que a colocava no 95º percentil, quando a quantidade do seu consumo era comparada com a de outros estudantes universitários. Além disso, ela comumente atingia alcoolemias muito elevadas quando bebia (0,16%) e mais elevadas ainda, ocasionalmente (seu pico mensal foi estimado em 0,25%). Embora Sherry tivesse tido alguns efeitos negativos (por exemplo, ressacas ocasionais e algumas situações embaraçosas), ela havia tido, felizmente, poucas conseqüências negativas graves decorrentes da bebida. Durante a entrevista inicial, Sherry informou que havia sido criada numa cidadezinha do interior, onde a atividade social mais freqüente com seus colegas era "umas festinhas no paiol de alguém da classe".

Ela mostrou-se alarmada logo no início da sessão, ao receber seu percentil e os resultados da alcoolemia, e comentou: "Não posso crer. Não tinha idéia". Elaborando ainda mais a preocupação da estudante, o terapeuta tratou de discretamente eliciar os sentimentos e as reações de Sherry a essa retroalimentação. Como Sherry havia mencionado anteriormente que grande parte do seu consumo ocorria na companhia de colegas do sexo masculino, o terapeuta comparou a alcoolemia de Sherry numa ocasião típica com o nível obtido por um colega de sexo masculino (baseado numa estimativa do peso corporal). Sherry novamente reagiu com surpresa e preocupação; ela nunca havia pensado nas diferenças entre homens e mulheres quanto ao peso e metabolismo do álcool. O interesse e a preocupação de Sherry deram ao terapeuta a oportunidade de inserir informações sobre importantes diferenças de gênero, enquanto também permitia a Sherry examinar suas próprias reações a esse conteúdo. Em pouco tempo, Sherry havia passado da pré-contemplação para a contemplação e parecia encaminhada para a ação. A fim de incrementar ainda mais o interesse de Sherry em mudar, o terapeuta prosseguiu com a sessão, dando-lhe uma retroalimentação sobre seus riscos e informações sobre o álcool.

Como o restante da sessão serviu para reforçar o interesse de Sherry em mudar seu padrão de ingestão, o terapeuta dedicou os últimos dez minutos da sessão para arrematar tudo: "Hoje você recebeu uma grande quantidade de informação aparentemente nova e surpreendente. Parabéns por ter escutado com tanta abertura a informação e pelas perguntas oportunas. Percebi que isso era difícil, mas você persistiu. Eu tenho um grande respeito por isso".

Uma vez que já estava claro que ela estava interessada em reduzir seu hábito de ingestão, o terapeuta passou a eliciar um plano de ação proposto por ela, enquanto encorajava e reforçava sua decisão de agir: "Então, diante de nossa conversa de hoje, o que você acha que serão os próximos passos, se é que quer fazer algo?". Sherry estava particularmente preocupada com seus altos níveis de alcoolemia e com a quantidade de álcool que consumia por semana, o que não é de surpreender, e queria reduzir ambos. O terapeuta novamente a elogiou pela escolha desse objetivo e perguntou como ela pretendia atingi-lo. Modulando cuidadosamente o aconselhamento, diante do nível de interesse de Sherry, o terapeuta deu-lhe uma lista de sugestões ou "macetes" para ajudá-la a decidir-se sobre como prosseguir com seu objetivo (por exemplo, estabelecer antecipadamente um limite de doses/alcoolemia e contar as doses, espaçar as doses ao longo da noite, tentar com bebidas sem álcool etc.).

Com o plano específico estabelecido, o terapeuta passa, então, a indagar sobre possíveis obstáculos ou barreiras que poderiam comprometê-lo. Dessa forma, podem-se antecipar quaisquer obstáculos e elaborar planos para superá-los. Sherry estava vagamente preocupada com o fato de que, uma vez que estivesse na situação de beber, teria mais dificuldades do que poderia imaginar durante a sessão. Diante dessa preocupação, o terapeuta investigou mais, para determinar o que poderia ajudar Sherry a superar esse obstáculo. Depois de uma breve discussão sobre solução de problemas, o terapeuta recomendou que marcassem um encontro "de controle", dentro de poucos meses, o que foi bem recebido por ela. O terapeuta afinal viu Sherry em duas sessões adicionais de reforço. Na conclusão da segunda dessas sessões, ela achava que seria capaz de continuar a manter por si mesma os progressos que havia conseguido.

## O estudante em pré-contemplação e defensivo

Geralmente, consideramos que as sessões com estudantes em pré-contemplação e defensivos são as que apresentam os maiores desafios, posto que nossa preocupação com a saúde e o bem-estar dos estudantes aumenta numa relação inversamente proporcional à sua aparente falta de preocupação com riscos. Não é raro que esses estudantes digam: "Não estou nem um pouco preocupado com isso. Faz parte do meu estilo de vida atual" ou "Não acho que isso seja um problema. É apenas o que eu e meus amigos fazemos juntos".

Como já foi dito anteriormente, não é raro que o terapeuta, em resposta à aparente falta de interesse desses estudantes, passe a "dar uma aula", a fim de despertar sua preocupação ou provocar um efeito subliminar (ou seja, dizer algo que irá aumentar a motivação vários dias, semanas ou meses depois da intervenção). Infelizmente, desconhecemos dados empíricos para justificar o início tardio do valor terapêutico da intervenção. Por esse motivo, cremos ser mais benéfico, a longo prazo, concentrarmo-nos, nesses casos, na intensificação motivacional no contexto das sessões. Deve-se dar preferência a esforços para aumentar a percepção de clientes na etapa pré-contemplativa dos riscos e problemas associados com a bebida, em vez de preferir a disseminação de informação e de aconselhamento.

Outro erro comum, cometido pelos terapeutas nessas situações, é passar à fase de ação antes que os estudantes estejam prontos para isso. Embora a aprendizagem de alternativas à ingestão pesada às vezes intensifique a motivação para a mudança, indo muito fundo num programa de mudança antes que o estudante esteja pronto (por exemplo, dando "macetes" sobre formas de reduzir o consumo de álcool) pode desencadear uma reatância

Considerações clínicas    163

psicológica em vez de facilitar a mudança. Com estudantes em pré-contemplação e defensivos, é particularmente importante que o terapeuta apresente tanto habilidades quanto informações compatíveis com o grau de motivação. Novamente, a melhor abordagem pode ser concentrar-se na exploração dos fatores motivacionais que reforçam a ingestão pesada, bem como nos custos e benefícios, a curto e a longo prazos, da manutenção da situação atual em comparação com a mudança do comportamento atual.

Para fins de ilustração, temos o caso de Nick, 18 anos, estudante de primeiro ano da faculdade residindo num alojamento da universidade, que fazia parte de nossa amostra de voluntários de alto risco que iam receber o *Basics*. Ele mostrou-se, na sessão inicial, um jovem caloroso, inteligente e com um ótimo senso de humor. Interagiu abertamente com a terapeuta e estava interessado em trocar idéias sobre o uso de álcool por estudantes universitários. Contou-nos a história de um amigo de colégio que morrera durante as férias num acidente de trânsito, e que este estava alcoolizado. A morte desse amigo perturbou muito o estudante como seu círculo de amigos mais íntimos, o que os levou a refletir sobre seus próprios comportamentos em relação à bebida. Nick descreveu seus esforços "bem-sucedidos" para moderar sua ingestão, desde esse acontecimento.

Apesar da dimensão declarada de sua perda e de sua decisão de reduzir o uso de álcool, num esforço para reduzir os riscos, Nick descreveu que consumia uma média aproximada de 80 doses de bebida por semana, habitualmente atingindo uma alcoolemia de cerca de 0,25%. Embora Nick não mencionasse nenhuma conseqüência negativa desse uso de álcool, durante a entrevista inicial, sua escolha dos itens do RAPI nos questionários respondidos por escrito sugeria à terapeuta que ele estava sofrendo várias dessas conseqüências. Uma análise da informação obtida na entrevista inicial revelava um jovem exposto a um enorme risco de vários tipos de problemas relacionados ao álcool que, contudo, percebia a si mesmo como sendo de baixo risco, posto que no passado havia controlado "com sucesso" os riscos potenciais.

Muitos programas de tratamento provavelmente veriam essa discrepância entre os riscos a que Nick está exposto e sua percepção deles – ou, dito de outra maneira, sua falta de vontade ou incapacidade de perceber a enorme dimensão do seu risco – como um sintoma de negação. Embora Nick possa, realmente, ter estado negando a gravidade do seu abuso de álcool e os riscos associados a ele, cremos que nesse caso, de um ponto de vista funcional, é mais útil desviar-se completamente da questão da negação. Em seu lugar, a terapeuta concentra a segunda sessão em facilitar a Nick a passagem da etapa de pré-contemplação para a da contemplação. Segundo o protocolo da segunda sessão, a terapeuta reviu a retroalimentação individualizada com Nick. Este recebeu a informação de maneira aparentemente aberta, continuando, no entanto, a desvalorizar os riscos que estavam sendo descritos. Embora ele não dissesse isso diretamente, seus comentários sobre a retroalimentação implicavam o seguinte: ele estava seguro de que não corria nenhum risco de problemas de álcool; ele poderia reduzir seu uso, se quisesse; ele acreditava que seria capaz de reconhecer os sinais de alarme se o uso passasse a ser problemático; beber pesadamente com seus amigos era uma atividade muito agradável e desejável; e, por todos esses motivos, ele achava que não havia nenhuma razão para modificar seu padrão de ingestão.

Após a revisão da retroalimentação individualizada, a terapeuta adotou duas linhas de ação com Nick. Em primeiro lugar, ela efetuou com ele uma análise de custo-benefício, indagando o que ele tinha a ganhar e a perder, tanto a curto como a longo prazo, comparando a manutenção do comportamento de ingestão atual com uma redução do uso para moderado. Nick disse que achava que tinha muito mais a perder se mudasse seus hábitos agora, e mais a ganhar se moderasse o seu uso depois da formatura. Durante essa discussão, Nick mencionou o mal-estar que ele imaginava que sentiria se estivesse com seus amigos (muitos dos quais eram amigos íntimos desde o colégio) e não os acompanhasse na bebida. Ele também mencionou também seu pesar por não poder sair e viajar mais porque tinha pouco dinheiro. De maneira cautelosa, a fim de não despertar reatância, a terapeuta perguntou a Nick se ele havia pensado em gastar menos com a bebida, durante um certo período, para economizar para uma dada viagem. (Ao proceder dessa maneira com um cliente como Nick, a terapeuta reintroduz os objetivos de moderação num contexto com sentido mais pragmático para o cliente. Se o cliente estiver interessado, a porta estará aberta para uma discussão sobre estratégias específicas de moderação. Ademais, o cliente pode testar essas estratégias sem ter que admitir explicitamente os riscos nem assumir nenhum compromisso de mudança comportamental, e pode perceber diretamente que beber menos não resulta necessariamente em menos diversão.) Nick estava interessado em levar essa opção em conta e parecia ter algumas idéias de como poderia fazer. Diante dessa ambivalência, a terapeuta não fez nenhuma outra tentativa de fornecer estratégias ou aconselhamento.

A segunda estratégia desenvolvida pela terapeuta foi a de explorar com Nick como no futuro ele poderia reconhecer se ele mesmo ou alguém próximo dele tinha um problema com a bebida. A terapeuta esperava levar Nick a interrogar-se, indiretamente, sobre como poderia ser um bebedor problemático. Sem surpresas, Nick descreveu uma imagem de um indivíduo com graves problemas resultantes do álcool. Consistente com a sua própria percepção autoconfiante, ele declarou: "Eu simplesmente saberia". A terapeuta persistiu, encorajando Nick a descrever os comportamentos específicos que ele perceberia. Quando a descrição de Nick continuou a refletir comportamentos consistentes com graves problemas do álcool, a terapeuta perguntou: "Será que você conseguiria perceber um pouco mais cedo uns sinais que o problema já estava muito próximo – como forma de alertar a pessoa antes que o problema se tornasse realmente grave?".

Embora esse caso não seja comum, pelo grau de abertura superficial apresentado por Nick, ilustra o estilo resistente de um estudante que percebe seu risco como baixo, apesar do excesso de retroalimentação mostrando o contrário. Além do mais, demonstra a prioridade da intensificação motivacional na etapa de pré-contemplação. O sucesso dessa abordagem revelou-se nas notas escritas por Nick, numa avaliação do programa efetuada depois da segunda sessão:

A entrevista foi muito bem conduzida e achei as informações muito úteis. Em vez de um sermão tipo evangélico sobre o "demônio" do álcool, a entrevistadora era lógica, compreensiva e calorosa. Apenas uma discussão lógica sobre drogas e seu uso pode resultar num raciocínio lógico sobre elas e seu uso por parte do entrevistado.

## O estudante em manutenção

No contexto de nossa pesquisa sobre estilo de vida, os estudantes eram considerados como "de alto risco" com base nos fatores pessoais de risco durante o período escolar da primavera do seu último ano de colégio. Em muitos casos, já havia transcorrido um período de seis a nove meses quando esses estudantes receberam o *Basics*, e alguns já haviam reduzido significativamente o consumo de álcool. Muitos atribuíam a mudança de seu comportamento de beber a fatores ligados ao amadurecimento (por exemplo, aumento das exigências escolares e um desejo de sucesso acadêmico, ou "ter passado da idade de encher a cara em festas"). Esses estudantes em geral apresentavam baixo risco de problemas de álcool no futuro, em parte em razão de seus níveis atuais de consumo e seus compromissos de se manter nos padrões atuais. Eles comumente observavam: "É, eu costumava ficar bem chumbadão, mas isso agora é coisa do passado". Quando ambos os riscos, objetivos e percebidos, são baixos, os estudante podem, inicialmente, apresentar um desinteresse pela entrevista, dado que a informação lhes parece irrelevante. De fato, um terapeuta confrontado a tal estudante poderia começar a pensar: "Este(a) estudante não precisa de minha ajuda. Ele(a) vai muito bem".

Embora seja importante não "forçar" um estudante na etapa de pré-contemplação, fornecer-lhe apenas os "macetes" básicos para diminuir o consumo de álcool pode apresentar um resultado desfavorável, na medida em que o estudante fica cada vez mais irritado e aborrecido durante a entrevista. Uma abordagem mais apropriada para a segunda sessão do *Basics* desse estudante é concentrar-se em estratégias de manutenção que continuarão a facilitar comportamentos de baixo risco. Ao fazer isso, é importante que o terapeuta reforce o comportamento do estudante, reconhecendo sua capacidade e pedindo-lhe que sugira temas relacionados à manutenção para serem discutidos durante a segunda sessão. A discussão pode produzir uma infinidade de idéias desordenadas para produzir respostas habilidosas adicionais para as situações de alto risco que o estudante venha a enfrentar, ou (melhor ainda) maneiras pelas quais o estudante possa se divertir ainda mais com seus colegas sem que isso requeira (mais) bebida.

Para ilustrar esse ponto, consideremos a seguinte entrevista recente com Tony, um aluno do quinto ano, de 23 anos. Tony indicou que, embora no passado tivesse sido um bebedor pesado junto com seus "irmãos" de república, ao longo dos últimos dois anos sua ingestão havia diminuído progressivamente. Por ocasião da entrevista, seu padrão de ingestão habitual indicava que ele bebia significativamente menos que a norma do estudante médio, e que nem conseguia se lembrar da última vez em que havia bebido excessivamente. Logo no início da sessão, Tony parecia passivo e desinteressado, e respondia às perguntas com educação e indiferença. Descrevia que se sentia à vontade para estabelecer limites e recusar bebidas e, portanto, não via a necessidade de "macetes" preventivos adicionais. A terapeuta dirigiu então a sessão no sentido da exploração de situações episódicas potencialmente de alto risco perguntando: "Se houvesse ocasiões nas quais você se sentiria tentado a beber pesado, quais seriam essas situações?". Tony subitamente "ligou-se" na discussão e descreveu várias situações de alto risco no futuro próximo, incluindo a formatura e várias festas de despedida de solteiro.

Exploraram-se, então, os fatores situacionais que poderiam contribuir para o desejo de Tony de beber excessivamente nesses contextos. Essas situações de alto risco incluíam beber com outros rapazes que faziam "vira-vira", a forma tradicional de beber nessas ocasiões, e a presença de sua bebida favorita nessas festas. A terapeuta efetuou com Tony uma análise da relação custo-benefício e pediu-lhe para descrever os aspectos positivos e negativos de beber pesadamente nessas ocasiões futuras, que estavam próximas. Apesar de se dar muito bem com seus velhos amigos, ele não queria "bancar o tonto, nem vomitar as tripas na manhã seguinte". A terapeuta aproveitou a ocasião para resolver a ambivalência situacional em favor da ingestão moderada, e trabalhou a fim de ajudá-lo a reduzir seu consumo nesses contextos particulares. Tony respondeu favoravelmente ao aconselhamento e expressou um interesse em aplicar o que aprendera nessas próximas ocasiões.

## Soluções para situações críticas

Esta seção descreve algumas das situações clínicas mais desafiadoras que temos encontrado em nosso trabalho com estudantes universitários, além de recomendar algumas estratégias.

## Trabalhando com estudantes "papudos"

Temos encontrado ocasionalmente alguns estudantes que, durante a aplicação do *Basics*, se vangloriam repetidamente de sua ingestão pesada, e recontam episódios de ingestão excessiva com prazer. Para esses indivíduos na etapa de pré-contemplação e resistentes, as conseqüências negativas do beber são descritas como se fossem grandes feitos ou exibidas como troféus. Embora um terapeuta deva ser cauteloso para não afastar tal estudante, é importante demonstrar, discretamente, uma preocupação com a disparidade entre os riscos e as conseqüências negativas descritos e o espírito de total despreocupação do estudante. Dependendo do grau do relacionamento estudante/terapeuta criado, e da intuição clínica do terapeuta, a abordagem nesse tipo de situação varia. Recomendamos aos terapeutas que manejem essas situações de maneira cautelosa e conservadora. É muito mais importante evitar afastar o estudante (e, ao fazê-lo, manter a porta aberta para que o estudante possa buscar ajuda no futuro) do que "ganhar o ponto". Falando de maneira um pouco diferente, o objetivo maior de ajudar o cliente a progredir nas etapas de uma série contínua – nesse caso, da pré-contemplação para a contemplação – deverá sempre ter precedência sobre todos os demais objetivos específicos.

Consideremos o seguinte caso: durante a intervenção breve, Lisa descreveu seus pais e irmãos como tendo, todos, história de problemas com o álcool. Embora ela mencionasse as várias formas pelas quais a vida deles havia sido seriamente comprometida pelo uso inadequado de álcool (por exemplo, problemas conjugais entre os pais, divórcios de irmãos, inúmeros problemas legais e empregatícios, vários acidentes relacionados ao álcool etc.), o tom de voz e o afeto de Lisa ao descrever suas circunstâncias tinha um quê de orgulho e de desafio. Ela também havia sofrido inúmeras conseqüências graves da ingestão pesada, incluindo uma detenção por dirigir embriagada poucos anos antes.

Nessa situação, a terapeuta tinha que decidir o quanto de retroalimentação sobre a disparidade entre o seu afeto orgulhoso e os riscos e experiências negativas Lisa deveria receber. Havia duas abordagens. Na mais conservadora, a terapeuta poderia ter afirmado a certa altura da entrevista: "Falamos sobre maneiras pelas quais sua forma de beber pode ser arriscada. Como você poderia saber se o seu uso de álcool se tornou problemático? Mais especificamente, que tipos de coisas a alertariam para esses problemas?". O objetivo aqui seria encorajar delicadamente Lisa a pensar em maneiras de reconhecer um problema. Se a estudante indicasse uma conseqüência extrema (por exemplo, "Eu repetiria de ano por causa da bebida") como um sinal de que existiam problemas com o álcool, a terapeuta poderia prosseguir com a seguinte observação: "Hmm, parece que a essa altura as conseqüências negativas já teriam se tornado bem extremas. O que você poderia notar mais cedo, que pudesse servir de sinal de alerta?".

Em contraste com a abordagem descrita acima, uma afirmação mais diretiva afirma o seguinte:

> Em outras ocasiões em que os estudantes descreveram famílias e situações semelhantes às que você acabou de fazer, eles em geral estavam tremendamente preocupados. Notei que quando descreveu os tipos de problemas decorrentes do uso do álcool que sua família teve que enfrentar, você não parecia preocupada. Fiquei intrigada com isso. (*Pausa para a resposta.*)

Como já foi mencionado anteriormente, em caso de dúvida, o terapeuta deve prosseguir com cautela, lembrando-se de que o objetivo, em todas as circunstâncias, é fazer que o cliente progrida na série contínua das etapas de mudança.

## Trabalhando com estudantes em punição

É cada vez mais comum que estudantes sejam encaminhados para aconselhamento ou para seminários especializados em razão de infrações das regras do campus relativas ao álcool. Embora, em teoria, isso pareça uma solução útil e prática para um problema disciplinar, trabalhar com estudantes que são obrigados a participar cria desafios clínicos especiais que devem ser abordados para que a intervenção breve tenha algum impacto no comportamento do estudante.

Classicamente, um estudante obrigado a participar do *Basics* entra para a primeira sessão resistente e bravo. Cremos que com freqüência é melhor abordar esse ponto de forma delicada, porém direta. A menos que esses sentimentos subjacentes sejam abordados, é provável que o estudante ou resista ao longo das sessões ou participe apenas na medida mínima em que é obrigado. Mostrar empatia para com a frustração do estudante pode resultar, comumente, na liberação do terapeuta da sua raiva em relação à administração ou ao oficial que puniu o estudante. Ao preparar o terreno para trabalhar com um estudante em punição, é importante que o estudante perceba que o terapeuta é um aliado e não mais um encarregado da disciplina.

Ao planificar as sessões, o terapeuta deve abordar esse assunto de saída; o grau de atenção dedicado a esse tópico depende amplamente da resposta do estudante e da percepção intuitiva do terapeuta de que a reatância despertada pela obrigatoriedade da sessão dissipou-se. Logo no início da sessão, e antes de começar a reunir a informação para a avaliação, o terapeuta deve pedir ao estudante que descreva as circunstâncias que o levaram a necessitar da entrevista. O terapeuta poderá, então, dizer: "Quer dizer que isso aqui é algo que você é obrigado a fazer e não uma coisa que você mesmo decidiu fazer, certo?". Depois da resposta, o terapeuta poderá pedir ao estudante que descreva como este se sente com essa exigência. Dependendo das respostas do estudante, o terapeuta sempre poderá usar a tática da identificação, dizendo:

> Sempre é difícil para nós, terapeutas, nos colocarmos na posição de prestar estes serviços a estudantes que normalmente não o aceitariam. De acordo com nosso objetivo, não vou lhe pedir que faça nada que você não queira fazer. No fim das contas, o que vai fazer com a informação é um problema que só diz respeito a você.

Ao partilhar seus próprios sentimentos de frustração dessa maneira, o terapeuta é capaz de começar a elaborar uma aliança terapêutica com o estudante, como forma de trabalhar a resistência.

## Abstinência por reatância

Ocasionalmente, encontramos estudantes com uma considerável história de ingestão excessiva mas que sofreram ou testemunharam conseqüências significativas ou uma tragédia decorrente do álcool e decidiram, a partir daí, abster-se completamente dele. Tais ocasiões podem incluir uma grave intoxicação que exigiu intervenção do pronto-socorro, a morte de um amigo por causa de uma intoxicação alcoólica ou uma agressão sexual que envolva o excesso de bebida.

Consideremos o caso de Mark, um estudante de primeiro ano que mora numa república. Antes de entrar para a faculdade, Mark nunca tinha provado bebidas alcoólicas. Ele declarou que no colégio a maioria dos seus colegas era do grupo dos estudiosos que não era "de farra". Logo após ter-se mudado para a república, ele começou a beber nos fins de semana com seus colegas. Uma vez (provavelmente a primeira em que ele tomava bebidas destiladas) Mark tomou umas 30 doses em 15 minutos. Segundo ele, como não se sentia alto, bebeu mais ainda. Mark lembra-se de que foi a um jogo de basquete com seus "irmãos" da república logo depois de ter bebido. Sua lembrança seguinte é a de ter despertado num pronto-socorro. Ele conta: "Meu melhor amigo estava ao meu lado quando eu acordei, com cara de preocupado. Ele perguntou por que eu tinha feito aquilo". Sentindo-se assustado e humilhado, Mark decidiu mudar-se da república para a casa de um tio que morava perto da universidade, e nunca mais beber, pelo resto da vida.

Muitos terapeutas poderiam inclinar-se por congratular Mark (que, além do mais, estava abaixo da idade legal para beber) por sua decisão de não beber, sem questionar as razões dessa decisão, nem como ele pretendia levar isso adiante. A decisão de Mark parecia bem lógica, já que o seu risco relacionado ao álcool estava eliminado, enquanto ele se abstivesse. O elo frágil nessa corrente lógica é o potencial de risco subseqüente, caso um indivíduo como Mark "recaia" ou decida abandonar o objetivo da abstinência à medida que o trauma psicológico induzido pelo evento precipitante se desvaneça.

Nossa abordagem com esses estudantes é apoiar sua meta de abstinência, ao mesmo tempo que reconhecemos que eles podem voltar a beber no futuro próximo, se seus temores a respeito do álcool se atenuarem. A fim de apoiar o objetivo de manutenção, concentramonos no desenvolvimento de comportamentos hábeis para usar em ocasiões nas quais os estudantes achem difícil abster-se ou divertir-se sem tomar bebidas alcoólicas. Dizemos abertamente aos estudantes que essas mesmas habilidades podem ser usadas se voltarem a beber de novo. Se parecer provável, a partir de comentários dos próprios estudantes, que eles estão propensos a voltar a usar bebidas alcoólicas num futuro próximo, podemos acrescentar estratégias de moderação ao mesmo tempo em que acentuamos novamente (principalmente para os menores de idade legal para beber) que a decisão de não beber, pelo menos no momento atual, parece ser sábia.

# Anexo A
## Discussão sobre instrumentos de avaliação relevantes para o *Basics*

Este anexo discute os instrumentos que empregamos em nossa pesquisa sobre o beber de estudantes universitários a fim de avaliar vários fatores comportamentais e psicológicos, incluindo-se o consumo de álcool e os problemas dele resultantes, o desconforto psicológico, as expectativas em relação ao álcool, estresse, hábitos alimentares e uso de outras substâncias psicoativas. Enquanto muitos instrumentos são medidas padronizadas consagradas, alguns foram desenvolvidos por nossa equipe de pesquisa e são descritos aqui pela primeira vez. Embora esta revisão não seja completa, os instrumentos aqui descritos fornecem uma base para que os terapeutas construam seus próprios conjuntos de avaliação. Alguns dos instrumentos aqui descritos são apresentados no Anexo D para conveniência dos leitores.

## Consumo de álcool e problemas relacionados a ele[1]

As diretrizes importantes que devem ser levadas em conta ao avaliar o consumo do álcool incluem: (1) o uso de uma medida padrão para medir as bebidas (por exemplo, 300 ml de cerveja a 4% de teor alcoólico, 120 ml de vinho, 40 ml de bebidas destiladas a 40% de teor alcoólico etc.) e (2) a determinação do tempo no qual a bebida foi consumida (por exemplo, o número de horas em que a pessoa consumiu a bebida). Quando essas duas diretrizes são empregadas em combinação, o avaliador tem uma idéia mais precisa do grau de intoxicação do estudante. Ademais, a avaliação deve obter as seguintes informações sobre o uso de álcool e as conseqüências relacionadas a ele, *no momento atual*:

---

1 Pode-se encontrar uma revisão completa de intrumentos para avaliação do consumo de álcool e dos problemas relacionados ao álcool em *Assessing Alcohol Problems* [A avaliação dos problemas de álcool] (NIAAA, 1995). Além de incluir vários instrumentos integralmente, esse texto contém excelentes críticas de vários dos instrumentos, bem como recomendações para o seu uso. Podem-se obter cópias desse documento do NIAAA pela National Clearinghouse for Alcohol and Drug Abuse.

- Informação sobre o *padrão habitual* atual (por exemplo, freqüência habitual de uso, quantidade habitual de uso).

- Informação sobre *ocasiões episódicas* recentes (por exemplo, freqüência e quantidade consumida), nos últimos 30-90 dias, nas quais o estudante bebeu mais que o padrão habitual (geralmente avaliamos um período de 30 dias, mas pode-se também considerar um período de até 90 dias).

- *Resultados ou eventos negativos* pelos quais tenha passado o estudante no mesmo período (veja acima) como resultado da bebida.

Como os problemas decorrentes da bebida manifestam-se de maneiras distintas em homens e mulheres, pode ser importante empregar instrumentos tanto específicos como neutros em termos de gênero (Dimeff et al., 1994). Por exemplo, os homens estão mais propensos que as mulheres a sofrer conseqüências "públicas" ou "exteriores" (por exemplo, brigas e danos a propriedade), ao passo que as mulheres estão mais propensas que os homens a vivenciar comportamentos "privados" ou "internos" (por exemplo, vomitar, deixar de comer para "economizar" calorias para a bebida, vergonha e culpa).

Se houver tempo, também é útil colher dados sobre a *história de uso de álcool* do estudante, incluindo-se uma história dos problemas resultantes do álcool. O objetivo de reunir informação histórica, particularmente sobre os problemas resultantes do álcool, é basicamente avaliar a gravidade dos problemas ao longo da vida (ou seja, até onde o estudante está disposto ou é capaz de ir com a bebida). Várias perguntas rápidas para avaliar essa história incluem as seguintes:

- "Pensando nesses anos todos em que você tem bebido, qual você diria que foi a pior experiência que você teve resultante do álcool?"

- "Além dessa, quais foram as duas últimas ocasiões em que você sofreu conseqüências negativas do álcool?"

- "Comparando com outros períodos da sua vida, você diria que atualmente está bebendo mais, igual ou menos que no passado?"

## Brief Drinker Profile
## (Perfil Rápido do Bebedor)

O *Brief Drinker Profile* (BDP) (Miller & Marlatt, 1984) é um método sofisticado de entrevista para avaliar o consumo de álcool que proporciona muito mais informação que outros métodos escritos comparáveis. Como é um instrumento abrangente, dispensa qualquer outra avaliação de consumo para fins clínicos. Além de avaliar o padrão habitual de uso, esse instrumento inclui uma avaliação das ocasiões episódicas e uma avaliação do tempo durante o qual se consomem bebidas. Com os dados obtidos, conseguem-se facilmente estimativas das alcoolemias habitual e máxima. Para a nossa pesquisa sobre intervenção breve, utilizamos apenas as partes do BDP que avaliam o padrão habitual e as ocasiões episódicas (veja o Capítulo 4 e as Figuras 4.1 e 4.2). Tempo necessário: 10-15 minutos (apenas para a parte habitual e a episódica).

### Daily Drinking Questionnaire
### (Questionário de Ingestão Diária)

No *Daily Drinking Questionnaire* (DDQ) (Collins et al., 1985), os respondentes preenchem uma série de sete quadrinhos que indicam seu padrão habitual de uso de álcool em cada dia da semana, durante o último mês. O DDQ foi modificado para incluir um segundo conjunto de quadrinhos para o número habitual de horas passadas bebendo em cada dia de uma semana comum; essa forma modificada do DDQ encontra-se no Anexo D. Tempo necessário: 3 minutos.

### Frequency-Quantity Questionnaire
### (Questionário de Freqüência e Quantidade)

Existem inúmeros métodos para uma avaliação rápida e grosseira do hábito de tomar álcool, em termos de freqüência e quantidade (Straus & Bacon, 1953; Cahalan & Cisin, 1968; Cahalan et al., 1969; Armor et al., 1978). Nosso Questionário de Freqüência e Quantidade, adaptado de Cahalan & Cisin (1968), avalia a quantidade máxima consumida numa única ocasião durante o último mês, a quantidade habitual numa noite de fim de semana e a freqüência do beber durante o último mês. As opções de resposta foram ampliadas para até 19 doses ou mais, a fim de poder acomodar os hábitos de ingestão extremamente pesada de alguns estudantes. O Questionário de Freqüência e Quantidade encontra-se no Anexo D. Tempo necessário: 2 minutos.

### Rutgers Alcohol Problems Inventory
### (Inventário de Problemas do Álcool de Rutgers)

O *Rutgers Alcohol Problems Inventory* (RAPI) (White & Labouvie, 1989) consiste de 23 itens e pede ao respondente que indique o número de vezes em que um dado comportamento ocorreu enquanto ele bebia, ou como resultado da bebida nos últimos 3 anos. Modificamos a janela de memória de 3 anos para períodos muito mais curtos (1, 3 ou 6 meses), a fim de permitir a detecção de mudanças comportamentais resultantes de nossas intervenções breves. Uma análise fatorial do RAPI, que utilizou dados de nossa pesquisa com estudantes universitários de alto risco, resultou em cinco fatores responsáveis por 58,5% da variância total (Dimeff et al., 1994). Estes fatores, decorrentes diretos da bebida, são os seguintes:

(1) preocupação com a bebida, (2) irresponsabilidade e negligência, (3) sintomas de dependência de álcool, (4) conflitos interpessoais e (5) conflitos familiares. A retroalimentação clínica a partir do RAPI pode ser fornecida de várias maneiras: de forma binária simples (ou seja, discutem-se os comportamentos em termos de presentes ou ausentes), com ponderação de freqüência (ou seja, as conseqüências mais freqüentes são discutidas antes das menos freqüentes) ou dando maior importância aos itens sugestivos de dependência de álcool. Focalizamos primeiro os itens sugestivos de dependência de álcool, seguidos pelos itens mais freqüentes. Tempo necessário: 5 minutos.

### Drinker Inventory of Consequences
### (Inventário de Conseqüências do Bebedor)

O *Drinker Inventory of Consequences* (DrInC) (Miller et al., 1995; Tonigan & Miller, 1993) é um questionário de 50 itens, auto-aplicado, destinado à avaliação de conseqüências negativas do álcool em cinco domínios: intrapessoal, físico, social, impulsivo e interpessoal. Como muitos outros inventários de problemas, o DrInC foi baseado em amostras de adultos. Um aspecto particularmente agradável desse teste é sua capacidade de cobrir toda a vida ou então os últimos três meses. Nesse caso, pergunta-se aos respondentes a freqüência de ocorrência de um dado evento nos últimos três meses. Tempo necessário: 10 minutos.

### Young Adult Alcohol Problems Screening Test
### (Teste de Triagem de Problemas de Álcool em Adultos Jovens)

O *Young Adult Alcohol Problems Screening Test* (YAAPST) (Hurlbut & Sher, 1992) é um instrumento de 27 itens que avalia as conseqüências negativas do uso de álcool na vida e no último ano do estudante, incluindo a freqüência desses comportamentos. Como o RAPI, o YAAPST inclui conseqüências gerais (por exemplo, ressacas, apagamentos, dirigir embriagado), além de conseqüências específicas a estudantes universitários (por exemplo, faltar a aulas, danificar propriedade, envolver-se em situações sexuais lamentáveis). Tempo necessário: 5-10 minutos.

### Modified Sexual Experiences Survey
### (Inquérito Modificado sobre Experiências Sexuais)

Baseado no inquérito original de Koss & Oros (1982) para a pesquisa da prevalência nacional de estupro em encontros amorosos, o *Modified Sexual Experiences Survey* (Norris et al., 1996) é um instrumento com 5 itens que avalia agressão sexual, incluindo sexo sob pressão, tentativa de estupro e estupro, e se houve consumo de álcool antes da agressão. Tempo necessário: 5 minutos.

*Brief Sexual Behaviors Survey*
(Inquérito Breve sobre Comportamentos Sexuais)

O *Brief Sexual Behaviors Survey* (BSBS) foi desenvolvido como parte de nossa pesquisa a fim de avaliar comportamentos sexuais, incluindo o número e o gênero de parceiros sexuais, uso de preservativo, e outras práticas sexuais (seguras ou arriscadas). A pesquisa também inclui perguntas sobre uso de álcool e outras drogas no contexto da relação sexual. O BSBS encontra-se no Anexo D. Tempo necessário: 3 minutos.

## Dependência de álcool

A dependência de álcool pode consistir em três conjuntos de processos: cognitivo (por exemplo, acreditar que o álcool é necessário para seguir adiante, pensamento constante sobre a necessidade de álcool), comportamental (por exemplo, perda de controle sobre a bebida, depois de começar a beber) e/ou fisiológico (por exemplo, tolerância, síndrome de abstinência e "DTs" [*delirium tremens*]). Para fins diagnósticos, a melhor forma para se avaliar a dependência de álcool é por meio de entrevistas estruturadas, como o SCID (veja mais adiante). Instrumentos para a avaliação da dependência de álcool por escrito também podem fornecer resultados altamente confiáveis e válidos, sem acréscimo de tempo de entrevista. A informação sobre dependência de álcool pode ser útil como um material convincente de retroalimentação, para acentuar a necessidade de mudança; também é essencial para determinar uma recomendação de ingestão apropriada. Por exemplo, embora em geral apoiemos objetivos de moderação com nossos clientes estudantes, encorajamos a abstinência para quem tem dependência de álcool de moderada a grave.

*Alcohol Dependence Scale*
(Escala de Dependência de Álcool)

A *Alcohol Dependence Scale* (ADS) (Skinner & Horn, 1984) é um instrumento quantitativo de medida da dependência de álcool, com 25 itens que cobrem os domínios cognitivo, fisiológico e comportamental, incluindo sintomas de abstinência, controle prejudicado enquanto bebe, compulsão para beber e saliência dos comportamentos de busca da bebida. Indaga, em várias questões, as experiências relacionadas à dependência de álcool ao longo da vida. Esse instrumento, amplamente utilizado, é altamente confiável e válido. A janela de avaliação de 12 meses pode ser alterada para um período mais curto, se for utilizado como medida de resultado. Tempo necessário: 5 minutos.

*Structured Clinical Interview for DSM-IV Axis I Disorders*
(Entrevista Clínica Estruturada para Transtornos do Eixo I do DSM-IV)

A versão para pacientes da *Structured Clinical Interview for DSM-IV Axis I Disorders* (SCID) (First et al., 1995) inclui um total de 22 questões estruturadas que cobrem os critérios diagnósticos do DSM-IV para abuso de substâncias psicoativas e dependência de substâncias psicoativas. É um instrumento usado com freqüência em pesquisas e que possui sólidas propriedades psicométricas. Tempo necessário: 5-15 minutos.

## História familiar de problemas relacionados ao álcool ou a outras substâncias psicoativas

Donovan (1995) observou que a história familiar de problemas relacionados ao uso de álcool ou de outras substâncias psicoativas pode funcionar de várias maneiras como um fator de risco individual (por exemplo, Schuckit, 1991; Tarter, 1991). Adultos jovens com uma história familiar positiva podem ter expectativas relacionadas ao álcool mais fortes e que interagem com o comportamento de beber do indivíduo (por exemplo, Brown et al., 1987; Mann et al., 1987; Sher et al., 1991). As pessoas com uma história familiar positiva também podem ser diferentes em relação aos indivíduos sem história familiar positiva em termos da evolução dos problemas ao longo do desenvolvimento, do padrão de ingestão e por ter uma pior resposta ao tratamento (Babor et al., 1992; Litt et al., 1992). Revisamos a história familiar de problemas relacionados ao uso de álcool ou de outras substâncias psicoativas no contexto da intervenção breve sob a rubrica de "fatores de risco individuais" que podem predispor o estudante a problemas relacionados ao álcool ou às drogas.

Não existe um padrão áureo que indique como quantificar ou interpretar o grau de risco de um indivíduo para os problemas relacionados ao álcool com base na história familiar. A fim de simplificar o fornecimento da retroalimentação gráfica, elegemos o uso do método quantitativo de contar o número total de familiares identificados como tendo um problema com a bebida (independentemente da gravidade). Estabelecemos três classes de risco em razão da predisposição genética aos problemas relacionados ao álcool: "fortemente positivo", para designar o risco de estudantes com dois ou mais familiares com história de problemas com a bebida; "positivo", para estudantes com um familiar com história de problemas com a bebida; e "negativo", para estudantes que não identificaram nenhum membro da família com história de problemas com a bebida.

### Adapted Short Michigan Alcoholism Screening Test
### (Teste Curto de Triagem de Alcoolismo de Michigan, Adaptado)

O *Adapted Short Michigan Alcoholism Screening Test* (Sher & Descutner, 1986) é um teste auto-aplicado adaptado do Teste Curto de Triagem de Alcoolismo de Michigan (SMAST) (Selzer et al., 1976). Há duas medidas separadas, uma para pais (SMAST adaptado para pais: F-SMAST) e outra para mães (SMAST adaptado para mães: M-SMAST), cada qual contendo 13 perguntas de resposta sim/não sobre comportamento de ingestão e conseqüências negativas do álcool dos pais. Tempo necessário: 5 minutos.

## Addiction Severity Index
## (Índice de Gravidade da Dependência)

O *Addiction Severity Index* (ASI) (McLellan et al., 1980, 1992) é uma entrevista estruturada que inclui uma breve história familiar de problemas de álcool e de outras drogas. O entrevistador pergunta: "Algum de seus familiares já teve o que você chamaria de problema de bebida, problema de uso de drogas ou problema psicológico, que resultou, ou deveria ter resultado, em tratamento?". Miller et al. (1992) utilizaram esta seção do ASI para fornecer retroalimentação a pacientes na entrevista motivacional do programa de tratamento de sua pesquisa. Atribuíram-se pontos para cada membro da família, utilizando os seguintes códigos para os casos positivos para problemas de álcool ou de drogas: 2 pontos para mãe, para pai e para irmã e/ou irmão; 1 ponto para cada um dos avós e para cada tio/tia. Os códigos de classificação do risco familiar foram os seguintes: risco baixo: 0-1; risco médio: 2-3; risco alto: 4-6; risco muito alto: 7 ou mais.

## Family Tree Questionnaire
## (Questionário da Árvore Familiar)

O *Family Tree Questionnaire* (Mann et al., 1985) é um instrumento de avaliação de fácil aplicação que fornece aos respondentes um diagrama da árvore familiar que dá uma série de indicações para a identificação de familiares consangüíneos com problemas de álcool. Esse instrumento pode ser aplicado durante a entrevista ou pode ser auto-aplicado. Pede-se ao respondente que classifique cada parente em uma das seguintes categorias: (1) "nunca bebeu", (2) "bebedor social", (3) "possível bebedor problemático", (4) "bebedor problemático confirmado", (5) "sem parentes" (para os casos de respondentes filhos únicos) ou (6) "não sei/não lembro". Tempo necessário: cerca de 5-10 minutos.

## Triagem médica

A avaliação médica básica recomendada para adultos jovens que bebem é uma triagem das condições médicas nas quais está contra-indicado o uso de álcool. As condições médicas mais comuns apresentadas por estudantes bebedores pesados são úlceras pépticas, disfunção ou lesão hepática e diabetes. Eventualmente, alguns estudantes tomam medicamentos que são potencializados ou comprometidos pelo uso de álcool. Em razão dos efeitos conhecidos do álcool sobre a gravidez e o feto (veja Streissguth, 1983; Streissguth et al., 1994), sempre indagamos às mulheres se estão grávidas ou se têm motivos para suspeitar de uma possível gravidez. Sempre recomendamos uma abstinência total de qualquer forma de uso de álcool a todas as mulheres com gravidez confirmada ou possível. Como rotina, fazemos as seguintes perguntas:

• "Algum médico já recomendou que você reduza ou interrompa o uso de álcool?"

• "Você está em tratamento de alguma doença, ou está tomando algum medicamento?"

Para as mulheres:

• "Você está grávida, ou tem bons motivos para achar que pode estar grávida?"

## Expectativas em relação ao álcool

A expressão *expectativas em relação ao álcool* tipicamente refere-se a crenças que um indivíduo tem sobre os efeitos ou os resultados que ele espera do consumo de álcool, geralmente modeladas pelo processo das experiências diretas ou indiretas com o álcool e com o comportamento de beber (Donovan, 1995). De maneira simplificada, as expectativas em relação ao álcool podem ser consideradas como os motivos pelos quais as pessoas bebem. Num contexto clínico, os terapeutas esforçam-se para diminuir as expectativas positivas em relação ao álcool como forma de reduzir o comportamento concreto de beber. No contexto do *Basics*, discutimos primeiro o conceito de expectativas em relação ao álcool pela revisão das expectativas positivas indicadas pelo estudante, seguida por uma tentativa de contestar a validade real dessas expectativas com dados da pesquisa sobre os efeitos reais do álcool comparado com placebo. Uma medida de expectativa em relação ao álcool também pode ser utilizada como uma medida de resultado, a fim de determinar se as expectativas cognitivas do estudante mudaram num sentido favorável (ou seja, menos positivas), como resultado da intervenção.

### Comprehensive Effects of Alcohol
### (Efeitos Abrangentes do Álcool)

O inquérito sobre *Comprehensive Effects of Alcohol* (CEA) (Fromme et al., 1993) é um questionário de 38 questões, auto-aplicado, que avalia tanto as expectativas positivas como as negativas relacionadas à bebida. Os fatores de expectativa positiva incluem sociabilidade, redução da tensão, "sentir mais coragem" e sexualidade. Os fatores negativos incluem perturbação cognitiva e comportamental, riscos, agressão e autopercepção. As perguntas focalizam efeitos individualizados específicos do álcool. Inicialmente, os respondentes indicam, numa escala de 1 a 4 pontos, se concordam com uma crença ou se discordam dela. Em seguida, atribui-se o valor da receptividade positiva desse efeito percebido, numa escala de 5 pontos. As expectativas positivas sobre os efeitos do álcool são, assim, aquelas consideradas como de ocorrência provável e desejável. Ao resumir em nossa pesquisa os resultados do CEA como parte do material de retroalimentação gráfica, selecionamos as cinco expectativas positivas mais salientes. O CEA encontra-se no Anexo D. Tempo necessário: 5-10 minutos.

## Motivação para mudar

As medidas que avaliam a motivação para mudar de um estudante podem ser utilizadas seja como medidas de resultado, seja como instrumentos clínicos que permitem ao terapeuta antecipar o interesse do estudante em modificar o seu uso de álcool.

### Readiness to Change Questionnaire
### (Questionário de Prontidão para a Mudança)

O *Readiness to Change Questionnaire* (RTCQ) (Rollnick et al., 1992) é um questionário auto-administrado de 12 perguntas, baseado no modelo de etapas de mudança de Prochaska e DiClemente. As três subescalas que correspondem às três etapas desse modelo (pré-contemplação, contemplação e ação) são produzidas pelo RTCQ, que afinal determina em que etapa de mudança se encontra o respondente. Cada pergunta é respondida numa escala de Likert de 5 pontos. Tempo necessário: cerca de 3 minutos.

### University of Rhode Island Change Assessment
### (Avaliação de Mudança da Universidade de Rhode Island)

A *University of Rhode Island Change Assessment* (URICA) (McConnaughy et al., 1983) inclui 32 perguntas, cada qual respondida numa escala de Likert de 5 pontos (desde "forte discordância" até "forte concordância"). Os resultados indicam a etapa de mudança do respondente, novamente de acordo com o modelo de etapas de mudança de Prochaska e DiClemente. A URICA avalia quatro etapas de mudança: pré-contemplação, contemplação, ação e manutenção. Tempo necessário: cerca de 8 minutos.

## Estresses da vida e desconforto psicológico

Embora a ingestão pesada de estudantes universitários não esteja, em geral, associada com desconforto psicológico (o que é freqüentemente o caso com adultos mais velhos), uma pequena porcentagem de estudantes usa álcool como forma de reduzir a ansiedade e a depressão, ou como forma de defrontar-se com os estresses desordenados da vida diária. Em alguns desses casos, os estudantes relatam que com freqüência pensam em se matar – talvez uma última escapatória das pressões e do desespero. Por esse motivo, em geral, incluímos uma avaliação auto-aplicada dos estresses da vida cotidiana e do desconforto psicológico, sempre que o tempo permite. Na medida em que esses problemas estão ligados ao uso de álcool ou são por este exacerbados, discutimos essas associações na sessão de retroalimentação.

## Brief Symptom Inventory
## (Pesquisa Breve de Sintomas)

O *Brief Symptom Inventory* (BSI) (Derogatis & Spencer, 1982), uma versão resumida do *Symptom Checklist* 90 [Rol de Sintomas 90] Derogatis (1977), é um instrumento comportamental de 49 perguntas que avalia oito dimensões de desconforto psicológico e fornece vários índices que medem sintomas de desconforto em geral. As oito dimensões são as seguintes: depressão, ansiedade, hostilidade, sintomas obsessivo-compulsivos, ideação paranóide, somatização, ansiedade fóbica e "psicoticismo". Os índices globais de funcionamento incluem o Índice Global de Gravidade (que combina informações sobre o número de sintomas indicados e sua intensidade, e que dá o mais sensível indicador individual de desconforto), o Indicador de Desconforto de Sintomas Positivos (que mede a intensidade pura, "corrigida" pelo número de sintomas indicados positivamente) e o Total de Sintomas Positivos (que fornece o número de sintomas relatados pelo paciente). Tempo necessário: 5-10 minutos.

## Life Experiences Survey
## (Inquérito sobre Experiências na Vida)

O *Life Experiences Survey* (LES) (Sarason et al., 1978) consiste de uma lista de 60 eventos comuns que produzem estresse. Os respondentes devem indicar aqueles pelos quais passaram no último ano e o grau de estresse que sofreram como resultado de cada um desses eventos. Além do seu uso consagrado para fins clínicos e de pesquisa, o LES é bastante abrangente no que diz respeito à inclusão de eventos estressantes. Como o LES foi desenvolvido para ser usado fundamentalmente com adultos mais velhos, algumas das questões não são relevantes para públicos mais jovens. Tempo necessário: 10-15 minutos.

## Percepção de risco

Consideramos útil saber como o estudante vê seus riscos antes de entrar para a sessão de retroalimentação e aconselhamento do *Basics*, principalmente quando há uma grande disparidade entre o risco que o estudante percebe e o relato de problemas recentes reais decorrentes de beber demais (isso, em geral, toma a forma de uma baixa percepção de risco e um relato de muitos problemas). A informação sobre a disparidade entre riscos percebidos e riscos reais pode ser útil ao se considerar a abordagem da sessão, para reduzir as defesas. Nesses casos, pode ser necessário insistir mais na informação básica sobre o álcool e os possíveis riscos do seu uso pesado. Acreditamos que dar a esses estudantes uma retroalimentação sobre a disparidade entre sua percepção e suas experiências pode servir de um "alerta". Para aqueles inclinados a avaliar seus riscos decorrentes da bebida de maneira mais acurada, essa retroalimentação pode ser muito válida.

### Alcohol Perceived Risks Assessment
### (Avaliação dos Riscos Percebidos do Álcool)

A *Alcohol Perceived Risks Assessment* (APRA) (Duthie et al., 1991) contém 16 perguntas auto-aplicadas e avalia a percepção de estudantes universitários sobre a probabilidade de terem problemas decorrentes da ingestão pesada durante os anos de faculdade. Os estudantes usam uma escala de sete pontos para avaliar a probabilidade de terem uma conseqüência negativa da bebida em particular (por exemplo, ressacas, envolver-se em brigas etc.). Faz-se então uma comparação entre a percepção de risco do estudante produzida pela APRA e os dados de outros instrumentos (por exemplo, o RAPI) sobre as conseqüências negativas que o estudante relatou ter tido na realidade, conforme foi descrito anteriormente. Os dados da APRA também podem ser comparados com a motivação do estudante para a mudança (por exemplo, baixa percepção de risco e baixa motivação para mudar, percepção acurada dos riscos, baseada nas conseqüências negativas sofridas atualmente e alta motivação para mudar etc.). A APRA encontra-se no Anexo D. Tempo necessário: 4 minutos.

## Percepções do comportamento normativo de beber

As pesquisas sobre a percepção de normas indicaram que os estudantes que bebem pesadamente consideram seus hábitos de ingestão como representativos da norma geral de universitários (Baer & Carney, 1993; Baer et al., 1991). Isso não é surpreendente, pois as pessoas normalmente se associam a seus assemelhados, que têm interesses e hábitos semelhantes. Como resultado, os estudantes podem desenvolver um falso senso de que seus hábitos de ingestão estão bem dentro da faixa média, quando, na verdade, podem exceder a norma de maneira dramática. Essa crença pode funcionar como fator de risco para os problemas associados com o álcool. Obter essa informação serve também como uma "verificação da realidade" durante a intervenção breve.

### Drinking Norms Rating Form
### (Formulário de Avaliação de Normas de Ingestão)

Desenvolvido por Baer et al. (1991), o *Drinking Norms Rating Form* (DNRF) pede ao estudante que indique quanto e com que freqüência bebe um estudante típico, e quanto e com que freqüência bebem os estudantes que moram em diferentes tipos de residências (por exemplo, república masculina ou feminina, alojamento da universidade, residência fora do campus, com a própria família etc.). Se a percepção que o respondente tem da norma de ingestão da faculdade estiver muito longe da realidade, isso pode ser questionado durante a sessão de retroalimentação, com base em dados normativos. O DNRF encontra-se no Anexo D. Tempo necessário: 5 minutos.

## Hábitos alimentares

A incidência de distúrbios alimentares entre estudantes universitárias do sexo feminino é assustadoramente alta, e os transtornos da alimentação freqüentemente se superpõem ao uso pesado de álcool (Krahn, 1991; Yeary & Heck, 1989).

### Eating Attitudes Test-26
### (Teste de Atitudes em Relação à Alimentação-26)

O *Eating Attitudes Test-26* (EAT-26) (Garner et al., 1982) é um questionário auto-aplicado com 26 perguntas amplamente utilizado e se baseia em dados de mulheres internadas com transtornos da alimentação. Os seis níveis de resposta a cada pergunta variam de "nunca" a "sempre". O EAT-26 tem três subescalas: regime; bulimia e preocupação com a comida e controle oral. Para fins de pontuação, as respostas de base baixa (incluindo "raramente" e "às vezes", juntamente com "nunca") recebem escores maiores que zero (1, 2 e 3, respectivamente). Utilizam-se as taxas de base baixa para avaliar a ingestão menos problemática. Tempo necessário: 5-10 minutos.

### Disordered Eating Questionnaire
### (Questionário de Distúrbios Alimentares)

Desenvolvemos o *Disordered Eating Questionnaire* para avaliar a freqüência de regimes, ingestão excessivamente descontrolada, uso de moderadores do apetite, uso de laxantes e vômitos provocados em estudantes, nos últimos três meses. Esse instrumento também inclui segmentos de um instrumento desenvolvido por Meilman et al. (1991) para avaliar o número de vezes que estudantes provocaram o vômito depois de ter ingerido bebidas alcoólicas e comido, nos últimos três meses. Tempo necessário: 5 minutos.

## Antecedentes de problemas comportamentais

Um dos melhores preditores de problemas de álcool em adultos jovens – talvez menos importante apenas que hábitos de ingestão atual e problemas resultantes de bebida – são os antecedentes de problemas comportamentais, principalmente quando tais antecedentes preenchem os critérios diagnósticos formais de algum dos transtornos da conduta do DSM-IV. Os estudantes com história de inúmeros problemas comportamentais durante a infância e a adolescência têm maior probabilidade de continuar a ter problemas em vários domínios comportamentais (incluindo problemas de uso de álcool e de outras substâncias psicoativas) no início da vida adulta (Jessor & Jessor, 1977; Jessor, 1991, 1993). Embora essa tendência seja particularmente preponderante entre os homens, as taxas de abuso de álcool também são mais altas em mulheres com história de transtorno de conduta do que entre mulheres sem essa história. Em nosso recente Projeto sobre Estilos de Vida, os bebedores que preencheram os critérios de transtorno de conduta do DSM-III (de acordo com seu auto-relato de problemas comportamentais antes dos 17 anos) eram mais propensos a relatar problemas recentes com o álcool do que bebedores que não preenchiam aqueles critérios. Dito de maneira simplificada, os problemas comportamentais predizem outros problemas comportamentais. Os dados de uma avaliação da história prévia de problemas comportamentais podem ser utilizados para identificar estudantes com maiores riscos de problemas de álcool. Essa informação pode ser empregada também como retroalimentação motivacional, a fim de alertar os estudantes sobre seus riscos.

### Structured Clinical Interview for DSM-IV Axis I Disorders (Entrevista Clínica Estruturada para Transtornos do Eixo I do DSM-IV)

A versão para pacientes da SCID (First et al., 1995), já discutida em relação à dependência de álcool, também inclui uma série de perguntas estruturadas que cobrem os critérios diagnósticos do DSM-IV de transtorno de conduta.

# Anexo B
## Retroalimentação gráfica personalizada e folhas de "macetes"

## Retroalimentação gráfica personalizada

Conforme descrevemos no Capítulo 5 deste manual, damos a cada estudante que participa do *Basics* um folha de retroalimentação gráfica personalizada durante a segunda sessão. O segredo do sucesso de tal gráfico é a "personalização" – ou seja, a adaptação da mensagem e do conteúdo às necessidades, aos hábitos e (na medida do possível) ao estilo do participante ao qual se destina o material. Nesta parte do Apêndice B, apresentamos um exemplo de uma folha de retroalimentação que desenvolvemos para o *Basics*, bem como um exemplo de uma folha de retroalimentação gráfica "de reforço", desenvolvida para uma fase posterior de nossa pesquisa longitudinal.

### Retroalimentação gráfica personalizada do *Basics*

As Figuras B1, B2 e B3 (B1 e B2 são ampliações que destacam os componentes; B3 mostra a folha inteira) apresentam a folha de retroalimentação gráfica personalizada que desenvolvemos para a forma do *Basics* que testamos em nosso Projeto sobre Estilos de Vida. Essa folha destaca os hábitos de ingestão do estudante em relação ao de outros estudantes, bem como os fatores de risco individuais desse estudante. Embora esse gráfico em particular não contenha nenhuma mensagem individualizada que comente os dados, tal mensagem poderia aumentar sua atratividade e efetividade. Esse projeto gráfico permitiu que a folha servisse como um esquema visual para as discussões da segunda sessão do *Basics*.

### Retroalimentação gráfica personalizada "de reforço"

Cada estudante em nosso Projeto sobre Estilos de Vida preenchia um conjunto de avaliação anual, que era enviado por correio para a casa do estudante e, posteriormente, era

186     Alcoolismo entre estudantes universitários: uma abordagem da redução de danos

## Retroalimentação Personalizada para o João Estudante Bebedor

Nome do estudante

# 1 O seu Padrão de Ingestão

- Freqüência
- Quantidade
- Comparação de percentil
- Quantidade de álcool no sangue

**SEMESTRE DE OUTONO, 1990**

Freqüência e quantidade durante o outono

De acordo com a informação que você nos deu na avaliação do outono de 1990, o **número de vezes em que você bebia (freqüência) era de 3-4 vezes por semana.** A **quantidade média que você bebia, em cada ocasião, era de 5-6 doses.**

Percentil

O seu percentil (em comparação com outros estudantes) é **91%.**

Pico de Alcoolemia durante o outono

O seu **pico de alcoolemia habitual** durante o semestre de outono foi de **0,117.**
A sua **alcoolemia máxima** nessa avaliação foi de **0,238.**

Alcoolemia máxima

**SEMESTRE DE PRIMAVERA NO COLÉGIO**

Freqüência/ quantidade durante o colégio

Durante o seu último semestre no colégio, sua **freqüência** de ingestão era de 1-2 vezes por semana, e a **quantidade** média que você consumia em cada ocasião era de 3-4 doses.

**NORMAS DE INGESTÃO**

Percepção de normas

No outono, você preencheu um questionário sobre **o que você achava que eram a freqüência e a quantidade médias de consumo dos outros estudantes** da sua idade. Você nos disse que achava que um estudante médio bebia 1-2 vezes por semana e que, em cada ocasião, consumia 5-6 doses.

A norma real de ingestão para adultos da sua idade é de **2 vezes por semana,** cerca de **4 doses em cada ocasião.**

Normas reais

|  | Freqüência | Quantidade | Pico de alcoolemia |
|---|---|---|---|
| Atual |  |  |  |
| Outono de 1990 | 3-4 por semana | 5-6 doses | N. D. |
| Primavera de 1990 | 1-2 por semana | 3-4 doses | N. D. |
| Norma real de estudantes | 2 por semana | 4 doses | N. D. |
| Sua estimativa da norma | 1-2 por semana | 5-6 doses | N. D. |

Resumo

FIGURA B.1 – Folha de retroalimentação gráfica personalizada para a versão do *Basics* testada no Projeto sobre Estilos de Vida, 1990-1991: página esquerda, com os componentes em destaque.

## Estilo de Vida

# 2 Riscos

- Conseqüências relacionadas com o álcool
- História familiar
- Dependência
- Crenças

### CONSEQÜÊNCIAS RELACIONADAS COM O ÁLCOOL

Problemas relacionados com o álcool (RAPI)

Da informação colhida durante a avaliação de outono, você indicou que nos seis meses anteriores havia sofrido de 3 a 5 vezes as seguintes conseqüências relacionadas com o álcool:

- Incapacidade de fazer os trabalhos ou de estudar para as provas.
- Envolveu-se em brigas, comportou-se mal ou fez coisas indevidas.
- Envergonhou ou criou situações embaraçosas a alguém.
- Achou que precisava de mais bebida que de hábito para obter o mesmo efeito.
- Percebeu uma mudança em sua personalidade.
- Perdeu dias (ou parte de um dia) de aulas ou de trabalho.

### HISTÓRIA FAMILIAR

História familiar

A partir da informação que você nos deu sobre sua história familiar, consideramos o seu risco como **fortemente positivo.**

### INDICADORES DE DEPENDÊNCIA DE ÁLCOOL

Dependência de álcool

Em sua entrevista pessoal, você admitiu as seguintes experiências, que são indicativas de um padrão de dependência:

- Ir trabalhar, assistir às aulas ou dirigir embriagado.
- Deixar outras atividades para ir beber.
- Beber mais do que pretendia.

### CRENÇAS A RESPEITO DO ÁLCOOL E DE SEUS EFEITOS

Crenças sobre o álcool

Você listou os seguintes efeitos do álcool como "bom" ou de "ocorrência provável", quando bebe:

- Eu me sentiria desinibido.
- Eu ficaria bravo e ousado.
- Eu ficaria calmo.
- Eu seria um melhor amante.
- Seria mais fácil para realizar minhas fantasias.

- Eu ficaria engraçado.
- Eu me sentiria sexy.
- Eu correria riscos.
- Eu ficaria calmo.

Preocupação com os hábitos de bebida

Sua preocupação com seus hábitos de bebida é **moderada** e você acha que seus riscos de conseqüências do álcool são **consideráveis.**

Percepção de riscos

FIGURA B.2 – Folha de retroalimentação gráfica personalizada para a versão do *Basics* testada no Projeto sobre Estilos de Vida, 1990-1991: página direita, com os componentes em destaque.

Retroalimentação Personalizada para o João Estudante Bebedor — Nome do estudante

Estilo de Vida

## 1 O seu Padrão de Ingestão

- Freqüência
- Quantidade
- Comparação de percentil
- Quantidade de álcool no sangue

**SEMESTRE DE OUTONO, 1990**

De acordo com a informação que você nos deu na avaliação do outono de 1990, o **número de vezes em que você bebia (freqüência) era de 3-4 vezes por semana**. A **quantidade média** que você bebia, em cada ocasião, era de **5-6 doses**.

O seu **percentil** (em comparação com outros estudantes) é **91%**.
O seu **pico de alcoolemia habitual** durante o semestre de outono foi de **0,117**.
A sua **alcoolemia máxima** nessa avaliação foi de **0,238**.

*(margem: Freqüência e quantidade durante o outono / Percentil / Pico de Alcoolemia durante o outono / Alcoolemia máxima)*

**SEMESTRE DE PRIMAVERA NO COLÉGIO**

Durante o seu último semestre no colégio, sua **freqüência** de ingestão era de **1-2 vezes por semana**, e a **quantidade** média que você consumia em cada ocasião era de **3-4 doses**.

*(margem: Freqüência/quantidade durante o colégio)*

**NORMAS DE INGESTÃO**

No outono, você preencheu um questionário sobre o que você achava que eram a freqüência e a quantidade médias de consumo dos outros estudantes da sua idade. Você nos disse que achava que um estudante médio bebia 1-2 vezes por semana e que, em cada ocasião, consumia 5-6 doses.

*(margem: Percepção de normas)*

A norma real de ingestão para adultos da sua idade é de **2 vezes por semana**, cerca de **4 doses em cada ocasião**.

*(margem: Normas reais)*

| | Freqüência | Quantidade | Pico de alcoolemia |
|---|---|---|---|
| **Atual** | | | |
| Outono de 1990 | 3-4 por semana | 5-6 doses | N. D. |
| Primavera de 1990 | 1-2 por semana | 3-4 doses | N. D. |
| Norma real de estudantes | 2 por semana | 4 doses | N. D. |
| Sua estimativa da norma | 1-2 por semana | 5-6 doses | N. D. |

*(margem: Resumo)*

## 2 Riscos

- Conseqüências relacionadas com o álcool
- História familiar
- Dependência
- Crenças

**CONSEQÜÊNCIAS RELACIONADAS COM O ÁLCOOL**

*(margem: Problemas relacionados com o álcool (RAPI))*

Da informação colhida durante a avaliação de outono, você indicou que nos seis meses anteriores havia sofrido de 3 a 5 vezes as seguintes conseqüências relacionadas com o álcool:

- Incapacidade de fazer os trabalhos ou de estudar para as provas.
- Envolveu-se em brigas, comportou-se mal ou fez coisas indevidas.
- Envergonhou ou criou situações embaraçosas a alguém.
- Achou que precisava de mais bebida que de hábito para obter o mesmo efeito.
- Percebeu uma mudança em sua personalidade.
- Perdeu dias (ou parte de um dia) de aulas ou de trabalho.

**HISTÓRIA FAMILIAR**

*(margem: História familiar)*

A partir da informação que você nos deu sobre sua história familiar, consideramos o seu risco como **fortemente positivo**.

**INDICADORES DE DEPENDÊNCIA DE ÁLCOOL**

*(margem: Dependência de álcool)*

Em sua entrevista pessoal, você admitiu as seguintes experiências, que são indicativas de um padrão de dependência:

- Ir trabalhar, assistir às aulas ou dirigir embriagado.
- Deixar outras atividades para ir beber.
- Beber mais do que pretendia.

**CRENÇAS A RESPEITO DO ÁLCOOL E DE SEUS EFEITOS**

*(margem: Crenças sobre o álcool)*

Você listou os seguintes efeitos do álcool como "bom" ou de "ocorrência provável", quando bebe:

- Eu me sentiria desinibido.
- Eu ficaria bravo e ousado.
- Eu ficaria calmo.
- Eu seria um melhor amante.
- Seria mais fácil para realizar minhas fantasias.
- Eu ficaria engraçado.
- Eu me sentiria sexy.
- Eu correria riscos.
- Eu ficaria calmo.

Sua preocupação com seus hábitos de bebida é **moderada** e você acha que seus riscos de conseqüências do álcool são **consideráveis**.

*(margem: Preocupação com os hábitos de bebida / Percepção de riscos)*

FIGURA B.3 – Folha de retroalimentação gráfica personalizada para a versão do *Basics* testada no Projeto sobre Estilos de Vida, 1990-1991.

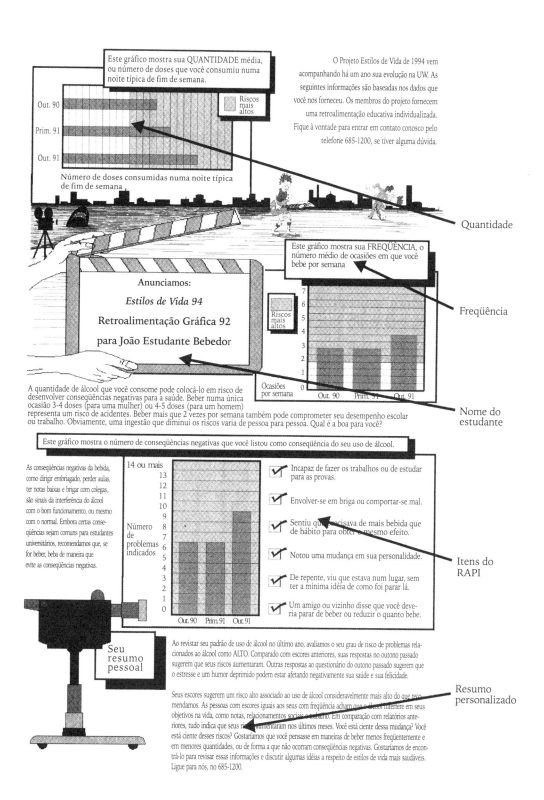

FIGURA B.4 – Folha de retroalimentação gráfica personalizada "de reforço", para uma etapa posterior do Projeto sobre Estilos de Vida, outono de 1992, com os componentes em destaque.

utilizado para produzir gráficos personalizados subseqüentes. Esses gráficos "de reforço" (como exemplo, veja a Figura B4) tipicamente mostram as mudanças do estudante em relação ao álcool e os problemas decorrentes de seu uso, empregando histogramas e gráficos de barras. Além da representação visual das mudanças ao longo do tempo, incluímos várias frases motivacionais personalizadas associadas com a mudança (ou a falta delas). Por exemplo, os estudantes que haviam conseguido reduzir a ingestão de álcool e os problemas da bebida, mas que continuavam a relatar inúmeros problemas resultantes do uso de álcool, eram felicitados pelo progresso em reduzir os efeitos prejudiciais e encorajados a continuar os esforços para a mudança em vista dos consideráveis riscos ainda presentes.

## Folhas de "macetes"

Embora os déficits motivacionais para reduzir a ingestão arriscada sejam claramente obstáculos para ajudar os bebedores pesados a mudarem para hábitos de ingestão menos arriscados, levantamos a hipótese de que muitos adultos jovens também têm falta de habilidades, de *know-how* para efetuar as mudanças nas quais estão interessados. As deficiências de habilidades podem incluir a dificuldade para produzir uma resposta comportamental em um dado contexto (por exemplo, recusar uma bebida), além de uma falta de informação sobre como beber de maneira mais segura. Talvez o exemplo mais claro de uma deficiência de habilidades implique desconhecer quando "já chega" – ou, quanto de álcool é realmente necessário para sentir efeitos agradáveis. Desenvolvemos umas folhas de "macetes" exatamente para abordar essas e outras deficiências de habilidades.

Produzimos uma folha de "macetes" separada para acompanhar todas as folhas de retroalimentação gráfica personalizada que o estudante recebe. Embora o aspecto e a parte do conteúdo das folhas de "macetes" tenham sofrido modificações ao longo desses anos, temos repetido o conteúdo que nos parece essencial: estratégias específicas para moderar o uso de álcool, informação sobre expectativas a respeito do álcool e informação sobre a resposta bifásica ao álcool. As Figuras B5 e B6 mostram as folhas de "macetes" que empregamos ao longo das várias fases de nossa pesquisa.

# Dicas para reduzir os riscos da bebida associados ao seu estilo de vida

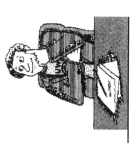

Você pode divertir-se sem beber ou, se preferir beber, bebendo de maneira mais segura.

### Pense nos mitos e na realidade

Os efeitos do álcool sobre o comportamento social dependem mais da cultura do que da química. Com efeito, só o fato de pensar que tomou bebidas alcoólicas faz muita gente ficar relaxada, à vontade, cheia de confiança ou predisposta ao sexo. Isso é verdade mesmo se a pessoa não tiver, na realidade, tomado álcool, mas achar que sim. Os efeitos químicos do álcool lentificam a coordenação e as habilidades motoras e podem interferir no pensamento e raciocínio.

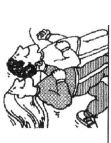

### Pense no que você quer

Para as pessoas que não desenvolveram tolerância ao álcool, os efeitos são uma função do nível de álcool no sangue:

0,02% Os bebedores sem tolerância começam a sentir algum efeito (com cerca de uma dose).
0,04% A maioria das pessoas começa a se sentir relaxada.
0,06% O raciocínio fica um pouco perturbado, as pessoas ficam menos capazes de tomar decisões racionais sobre suas capacidades, como para dirigir, por exemplo.
0,08% Clara perturbação da coordenação muscular e das habilidades para dirigir. Aumenta o risco de náuseas e a fala fica pastosa.
0,10% Nítida deterioração do tempo de reação e de seu controle. **Limite legal de intoxicação.**
0,15% Perturbação do equilíbrio e da movimentação. Risco de "apagamentos" e de acidentes.
0,30% Muita gente perde a consciência. Risco de morte.

### Conscientizar-se dos riscos dos problemas da bebida e controlá-los o mais cedo possível vai melhorar suas perspectivas de saúde durante os seus anos de faculdade.

### Pense nas suas opções

### Dicas específicas para beber com menos risco

- Divirta-se sem bebida.
- Se optar por beber, beba lentamente.
- Controle o quanto você bebe.
- Coma antes de beber.
- Dê um tempo entre uma bebida e a próxima.
- Alterne bebidas alcoólicas com bebidas sem álcool.
- Beba qualidade, em vez de quantidade.
- Estabeleça um limite de alcoolemia não superior a 0,05%.
- Evite campeonatos de bebida.
- Prepare-se para manejar situações, pessoas e lugares em que ocorre a ingestão pesada.
- Tente beber menos e recusar bebidas.
- Beba cervejas mais leves, em vez de bebidas destiladas.

### Pense em como você bebe

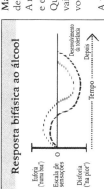

**Mais álcool** pode **não** lhe dar mais o que você espera dele.

A maioria dos adultos bebe para ter um efeito discreto e evitar efeitos colaterais dolorosos e perigosos.

Quanto mais e mais depressa você beber, menos você vai sentir os efeitos levemente estimulantes, e mais você vai sentir os efeitos depressores.

A **tolerância** é um fator de risco para os problemas do álcool (escolares, legais, sociais e para a saúde). Ela elimina a forma que a natureza tem de informar-lhe que você já bebeu demais. Ela torna o beber mais caro e diminui o aproveitamento dos efeitos agradáveis.

FIGURA B.5 – Folha de "macetes", 1990-1991.

192 Alcoolismo entre estudantes universitários: uma abordagem da redução de danos

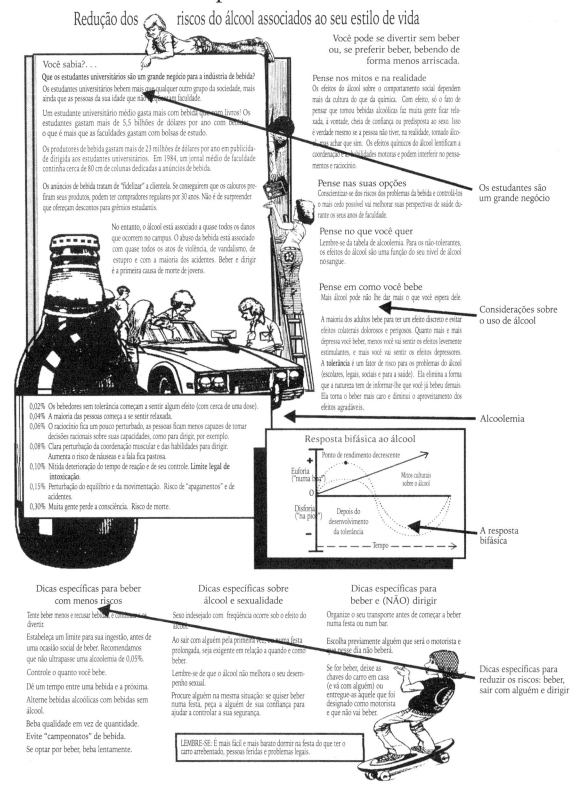

FIGURA B.6 – Folha de "macetes" de 1992, com os componentes em destaque

# Anexo C
## Folhetos sobre a redução de riscos para estudantes que bebem

Neste anexo, apresentamos vários folhetos que podem ser reproduzidos e dados aos estudantes que tomam bebidas alcoólicas. Estes folhetos foram desenvolvidos para serem distribuídos pelos prestadores de cuidados médicos, num projeto de pesquisa separado que envolvia bebedores de alto risco em tratamento no centro estudantil de cuidados primários de saúde (Dimeff, 1996). Muitos dos folhetos incluíam um "gancho" motivacional ("Pontos importantes") e uma descrição simplificada dos resultados da pesquisa ("Eis o que aprendemos" e "Responda rápido"). Folhetos como estes podem ser empregados para adaptar ainda mais ou aumentar a informação das folhas de "macete". Quem aplica o *Basics* pode personalizar esses folhetos, marcando, destacando, sublinhando a cópia particular do estudante, a fim de acentuar um conteúdo particularmente relevante para ele.

## Já pensou em reduzir a bebida?[1]

### Decida o que você espera da bebida

- Pense nos prós e nos contras (a curto e a longo prazos) de reduzir o seu uso, em comparação com continuar a beber como atualmente.
- Pense também no que você quer evitar a todo custo quando bebe.

### Imponha um limite

- Qual é o máximo de doses que você bebe por semana?
- Quando você acha que já bebeu o suficiente (em termos de alcoolemia)?
- Qual é o máximo de dias por semana nos quais você se permite beber?
- Use as seguintes medidas-padrão para determinar o que é uma dose: 35 ml de bebidas destiladas a 40% de teor alcoólico; 120 ml de vinho; 300 ml de cerveja "forte" a 5% de teor alcoólico; 360 ml de cerveja normal a 4% de teor alcoólico.

### Conte as doses e monitorize seu comportamento de beber

- Tente! A maioria se surpreende com o que descobre quando conta quantas doses toma.
- Apenas observe o seu comportamento – é como dar uma espiadinha pelo lado de fora e ver como você age quando bebe.

### Mude o como e o quanto você bebe

- Mude para bebidas com menor teor alcoólico (cervejas leves, por exemplo).
- Diminua a velocidade com que você bebe.
- Aumente o tempo entre cada dose.
- Alterne bebidas sem álcool (refrigerantes ou sucos, por exemplo) com bebidas alcoólicas.

### Gerencie o seu beber enquanto bebe

- Fique atento ao que bebe e como bebe durante uma festa.
- Escolha o que é melhor para você.

---

1 Fonte: *Brief Alcohol Screening and Intervention for College Students (Basics): a Harm Reduction Approach*, de Linda A. Dimeff, John S. Baer, Daniel R. Kivlahan e G. Alan Marlatt. Copyright 1999 de The Guilford Press. Os compradores do *Basics* ficam autorizados a fotocopiar este folheto apenas para uso pessoal (veja os pormenores na página do Copyrigth).

## Expectativas positivas em relação ao álcool[1]

### Responda rápido:

- Até que ponto o que a pessoa sente depois de tomar bebidas alcoólicas é efeito químico do álcool ou apenas psicológico?
- É possível ficar "alto", "zonzo", "grogue", sem ingerir álcool?

### O que são expectativas positivas em relação ao álcool?

- *Expectativas positivas em relação ao álcool* são crenças que as pessoas têm sobre o que irão sentir se tomarem bebidas alcoólicas (por exemplo: "Vou ficar mais sociável e solto", "Vou ficar mais atraente e amistoso").

### O que é o desenho de pesquisa comparado com placebo e por que é tão importante?

- O desenho de pesquisa comparado com placebo é um desenho de pesquisa desenvolvido pelo Dr. G. Alan Marlatt, na Universidade de Washington, para testar em que medida o que as pessoas sentem depois de beber é psicológico ou farmacológico. Na pesquisa de Marlatt, a pessoas iam ao seu BarLab, um laboratório que parecia um verdadeiro bar.
- A pesquisa manipulava experimentalmente o que a pessoa pensava estar bebendo (expectativa de álcool ou expectativa de água tônica) e o que ela realmente bebia (álcool ou tônica).

Desenho de pesquisa comparado com placebo

|  | Pensava tomar álcool | Pensava tomar tônica |
|---|---|---|
| Recebeu álcool | A pessoa recebeu o que pensava tomar (álcool). | Bebida "batizada" A pessoa recebeu uma bebida alcoólica quando pensava estar tomando água tônica. |
| Recebeu tônica | *Placebo* A pessoa recebeu água tônica mas pensava estar tomando álcool. | A pessoa recebeu o que pensava tomar (água tônica). |

## O que descobrimos:

1 As expectativas em relação ao álcool contribuíram fortemente para a "zonzeira" que as pessoas sentiram depois de beber, principalmente quando beberam de leve a moderadamente. O efeito diminuiu em altas doses (acima de uma alcoolemia de cerca de 0,07%).

2 A "zonzeira" tinha dois ingredientes: (1) o que as pessoas esperavam que acontecesse, ou sua *predisposição mental*, e (2) o *ambiente* (por exemplo, pouca luz, música, outras pessoas bebendo, uma bebida, diversão).

3 Apenas a *crença* de que as pessoas tinham consumido álcool podia torná-las menos inibidas socialmente.

4 Os homens geralmente se tornaram menos ansiosos socialmente quando pensavam ter consumido álcool; as mulheres relataram mais ansiedade social nas mesmas condições.

5 Os homens tipicamente sentiram maior excitação sexual quando achavam que haviam consumido álcool, ainda que suas respostas sexuais fisiológicas estivessem rebaixadas.

Folhetos sobre a redução de riscos para estudantes que bebem    197

## A resposta bifásica
## (ou "Nem sempre mais é melhor")[1]

### Responda rápido:

- Em termos de bebida, "mais" é igual a "melhor"?
- Por que acha que quando começa a beber, você se sente cheio de energia, mas depois se sente bastante cansado?
- Qual é o papel da tolerância em se ficar "alto" com a bebida?

### O que é a resposta bifásica?

- A *resposta bifásica* refere-se às duas fases fisiológicas, ou conjunto de efeitos, produzidas pelo álcool. A sensação de estimulação ou excitação é característica da fase inicial, seguida pelos efeitos depressores, como sentir-se cansado.
- Os efeitos positivos iniciais estão associados a uma alcoolemia baixa, porém em ascensão. Os efeitos da segunda fase estão associados à queda da alcoolemia (independentemente de seu pico, embora os efeitos sejam mais acentuados quando o pico é alto).

### Por que a reposta bifásica é importante?

- Ela permite testar se a afirmação que "mais" é igual a "melhor" é verdadeira ou não.
- Ela ajuda a entender como a tolerância o afeta fisiologicamente, quando você bebe.

### Pontos importantes

- Se você quiser "agüentar o tranco" e não "ficar de bola murcha" no meio da festa, é melhor beber lenta e moderadamente (sem ultrapassar uma alcoolemia de 0,055%) e tratar de se livrar da tolerância.
- O meio mais seguro de ter uma ressaca (um dos efeitos depressores mais desagradáveis) é tomar um porre (o que se consegue facilmente bebendo muito e depressa, como num "vira-vira", por exemplo).
- Quanto mais você beber, e quanto mais alta a sua alcoolemia, mais a bebida atua como depressora e não como estimulante.
- Quanto mais tolerância ao álcool você tiver, menor a probabilidade de sentir os efeitos fisiológicos estimulantes do álcool.

## Intoxicação alcoólica e desempenho[1]

### Responda rápido:

- O que acontece com o seu desempenho no jogo de sexta-feira, se você tomar um porre na quarta anterior?
- Você tem uma prova importante numa segunda-feira. O que você bebe no sábado anterior importa?

### Fatos sobre intoxicação alcoólica e desempenho

- A intoxicação alcoólica desregula o seu sono!
- O sono desregulado limita sua capacidade de raciocínio e de rapidez de resposta.
- A limitação da capacidade de raciocínio e de rapidez de resposta, por sua vez, limita sua capacidade de ter um bom desempenho.

### Explicações técnicas sobre intoxicação alcoólica e sono

- A intoxicação alcoólica aumenta o tempo de sono, durante a primeira metade da noite, mas o diminui durante a segunda metade.
- Quando você está intoxicado, você poderá dormir mais profundamente na primeira metade da noite; entretanto, na segunda metade, o seu sono será mais leve e poderá ser despertado mais facilmente.
- A fase de movimento rápido dos olhos (sono REM) diminui durante a primeira metade da noite, após uma ingestão leve a moderada; isso é seguido de um rebote de sono REM durante a segunda metade da noite. *A ingestão pesada, no entanto, compromete o seu sono REM durante a noite toda.*
- A ingestão pesada reduz o sono profundo, que é o responsável pelo descanso.
- Do ponto de vista fisiológico, a privação de sono resulta numa supressão dos níveis hormonais normais, o que acaba por diminuir a disponibilidade e o consumo de oxigênio. Tudo isso reduz substancialmente a resistência física, pelo comprometimento temporário das vias aeróbicas.

### Pontos importantes

- Se você quer ter um desempenho excelente – em classe ou em campo – ou desista de beber antes de uma prova, exame ou jogo importante, ou beba moderadamente.
- Você pode moderar o seu uso de álcool não ultrapassando o ponto no qual começa a sentir uma leve zonzeira do álcool. Isso, em geral, acontece depois de 3 doses tomadas em 3 horas ou 4 doses em 5 horas, para uma mulher de 60 kg, ou 5 doses em 3 horas ou 6 doses e 5 horas para um homem de 80 kg.
- Durma um bom sono, o número suficiente de horas.

## Diferenças de gênero e álcool
### *(ou a grande distância em níveis de intoxicação)*[1]

### Responda rápido:

- Em igualdade de condições, quem tem maior probabilidade de ficar intoxicado: homens ou mulheres?
- Por que as mulheres ficam mais intoxicadas pelo álcool em certas épocas do mês?

### Fatos sobre diferenças de gênero e álcool

- Se uma mulher beber a mesma quantidade que um homem, é provável que ela fique significativamente mais intoxicada. Isso é verdade mesmo que eles tenham o mesmo peso (veja adiante).
- Alguns estudos demonstraram que quando as pessoas bebem juntas, mesmo sem se darem conta, elas tendem a beber de maneira semelhante (isto é, quantidade, ritmo etc.). Em geral, são os homens que determinam o ritmo do beber, quando homens e mulheres bebem juntos.
- Se você levar em conta as diferenças de peso corporal de homens e mulheres universitários, uma mulher que beber a mesma quantidade que um homem ficará duas vezes mais intoxicada.

### Causas

1 *Os homens, em geral, pesam bem mais que as mulheres.* Um universitário norte-americano médio do sexo masculino pesa aproximadamente 81,5 kg, mas uma universitária norte-americana média do sexo feminino pesa cerca de 59 kg.

2 Em média, a proporção de água corporal de um homem (55-65%) é maior que a de uma mulher (45-55%). *Quanto mais água corporal, maior a diluição do álcool.*

3 Os níveis da *desidrogenase do álcool*, uma enzima do estômago que auxilia no metabolismo do álcool antes que este penetre na corrente sangüínea (o que é conhecido como *primeiro passo metabólico*), são de 70% a 80% mais elevados nos homens que nas mulheres. Essas diferenças, com o tempo, tornam as mulheres mais vulneráveis à cirrose hepática e a perturbações cognitivas que os homens.

4 *As alterações hormonais das mulheres também afetam a alcoolemia.* Os estudos mostraram que as mulheres ficam intoxicadas por tempo mais longo no período que vai de uma semana antes a uma semana depois da menstruação.

5 As mulheres que tomam *anticoncepcionais orais* têm maior probabilidade de manter um pico de alcoolemia por períodos mais longos que as que não tomam. Esse período prolongado de pico parece estar relacionado aos níveis de estrógenos.

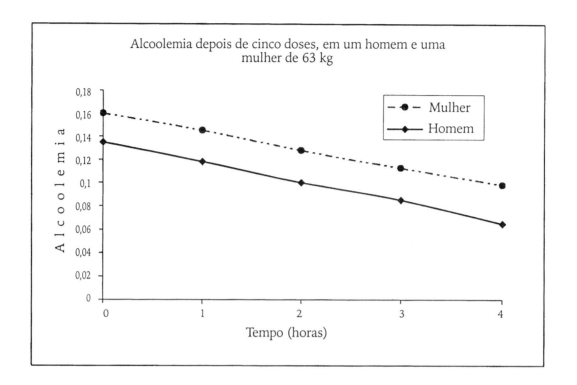

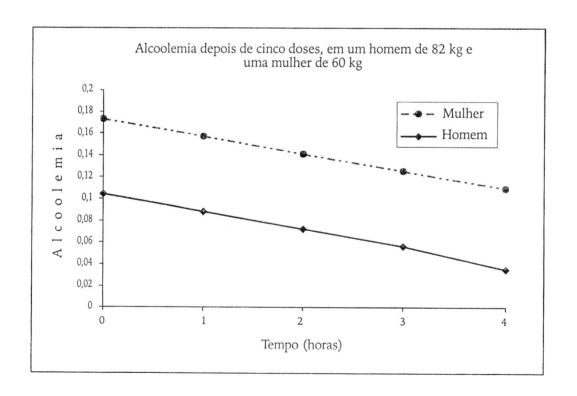

# Álcool e agressão sexual[1]

### Responda rápido:

- O álcool realmente aumenta a probabilidade de uma mulher ser agredida sexualmente ou estuprada?
- Se aumenta, qual é a explicação?

### Fatos sobre álcool e atividade sexual indesejada

Em 1987, a Dra. Mary Koss e seus colaboradores entrevistaram 6.159 estudantes de 32 faculdades e universidades nos Estados Unidos. Eis seus achados:

- Uma em cada quatro mulheres relatou ter sido vítima de estupro ou de tentativa de estupro.
- 84% dessas mulheres conheciam os agressores; 57% das agressões ocorreram durante um encontro amoroso.
- 12% dos rapazes relataram ter cometido atos que correspondem à definição legal de estupro ou de tentativa de estupro.
- 75% dos rapazes e 55% das moças relataram que haviam bebido ou usado outras drogas antes da agressão.

Em outro estudo, 30% dos rapazes e moças relataram estar "levemente embriagados" durante a agressão sexual.

### Qual é a relação entre agressão sexual e álcool?

- As expectativas de muitos homens mudam quando eles bebem. Alguns homens consideram que o álcool os torna mais excitados sexualmente. (Pense na publicidade das bebidas alcoólicas e como elas dizem que as pessoas vão se sentir.)
- Os homens podem perceber mal a intenção sexual das mulheres. Comparados às mulheres, os homens tendem a interpretar o comportamento verbal e não-verbal (incluindo-se dicas ambíguas) de forma mais sexualizada.
- O uso do álcool torna-se para alguns homens uma maneira de justificar a violência sexual. O álcool dá a certos rapazes uma "desculpa" para seu comportamento ("Não era bem eu; foi o álcool.").
- O álcool afeta a habilidade da mulher em enviar e receber dicas sobre sua intenção sexual. Quanto mais intoxicadas, mais seu juízo crítico e raciocínio fino ficam prejudicados, o que torna difícil para elas "lerem" a situação e avaliar rapidamente o que está indo bem e mal entre elas e os rapazes.

- O álcool afeta a capacidade da mulher para resistir a uma agressão sexual. Fica difícil para ela pensar rapidamente, escapar de uma situação difícil ou lutar e defender-se, quando está embriagada.

- Muitos rapazes pensam que as mulheres ficam "fáceis" e "topam", depois de tomar bebidas alcoólicas.

- Outro problema é que as mulheres ficam em desvantagem, em relação aos homens, em virtude das diferenças como homens e mulheres processam o álcool. Por exemplo, os homens têm cinco vezes mais desidrogenase do álcool (uma enzima do estômago que auxilia no metabolismo do álcool) que as mulheres. Os homens, em geral, são mais pesados e têm mais água corporal, e esses dois fatores ajudam a diluir o álcool. Em comparação com um homem, uma mulher fica muito mais intoxicada com a mesma quantidade de álcool, mesmo que ela pese o mesmo que um homem. Se uma mulher beber a mesma quantidade que um homem, ela ficará duas vezes mais embriagada que ele.

# Anexo D
## Seleção de medidas de avaliação publicadas e inéditas

### Efeitos abrangentes do álcool
### (*Comprehensive Effects of Alcohol* – CEA)[1]

Este questionário avalia duas coisas:

1 o que você esperaria que acontecesse se tomasse bebidas alcoólicas, e
2 se você acha que o efeito é bom ou mau.

### Instruções

a. Escolha uma das repostas, de *concordo* a *discordo*, dependendo do efeito provável que você sofreria, *caso tomasse bebidas alcoólicas.* Esses efeitos podem variar, dependendo da quantidade de álcool consumida. *Faça um círculo em torno de um dos algarismos do primeiro conjunto depois de cada afirmação.*

b. Escolha de *bom* a *mau*, dependendo de como vê cada efeito. Gostaríamos de saber se você acha o efeito bom ou mau, independentemente do que espera que lhe aconteça. *Faça um círculo em torno de um dos algarismos do último conjunto depois de cada afirmação.*

---

1 Fonte: *Comprehensive Effects of Alcohol: Development and Psychometric Assessment of a New Expectancy Questionnaire.* K. Fromme, E. A. Stroot e D. Kaplan, *Psychological Assessment, 5,* 19-26. Copyright 1993 da American Psychological Association. Reprodução autorizada.

|  | Exemplo: 1. Eu ficaria. . . | 1 2 3 4 | Este efeito é | 1 2 3 4 5 |
|---|---|---|---|---|

1=Mau

1=Discordo · 2=Parcialmente mau

2=Discordo parcialmente · 3=Parcialmente neutro

3=Concordo parcialmente · 4=Parcialmente bom

**Se eu tivesse bebido:** · 4=Concordo · 5=Bom

| | | 1 2 3 4 | | 1 2 3 4 5 |
|---|---|---|---|---|
| 1. | Eu ficaria desinibido | 1 2 3 4 | Este efeito é | 1 2 3 4 5 |
| 2. | Meus sentidos ficariam embotados | 1 2 3 4 | Este efeito é | 1 2 3 4 5 |
| 3. | Eu ficaria engraçado | 1 2 3 4 | Este efeito é | 1 2 3 4 5 |
| 4. | Meus problemas pareceriam mais graves | 1 2 3 4 | Este efeito é | 1 2 3 4 5 |
| 5. | Ficaria mais fácil expressar meus sentimentos | 1 2 3 4 | Este efeito é | 1 2 3 4 5 |
| 6. | Ficaria difícil para escrever | 1 2 3 4 | Este efeito é | 1 2 3 4 5 |
| 7. | Eu me sentiria sexy | 1 2 3 4 | Este efeito é | 1 2 3 4 5 |
| 8. | Eu teria dificuldade para pensar | 1 2 3 4 | Este efeito é | 1 2 3 4 5 |
| 9. | Eu me descuidaria de minhas obrigações | 1 2 3 4 | Este efeito é | 1 2 3 4 5 |
| 10. | Eu dominaria | 1 2 3 4 | Este efeito é | 1 2 3 4 5 |
| 11. | Minha cabeça ficaria confusa | 1 2 3 4 | Este efeito é | 1 2 3 4 5 |
| 12. | Eu curtiria mais o sexo | 1 2 3 4 | Este efeito é | 1 2 3 4 5 |
| 13. | Eu ficaria zonzo | 1 2 3 4 | Este efeito é | 1 2 3 4 5 |
| 14. | Eu ficaria mais amistoso | 1 2 3 4 | Este efeito é | 1 2 3 4 5 |
| 15. | Eu ficaria desajeitado | 1 2 3 4 | Este efeito é | 1 2 3 4 5 |
| 16. | Seria mais fácil realizar minhas fantasias | 1 2 3 4 | Este efeito é | 1 2 3 4 5 |
| 17. | Eu ficaria barulhento e ruidoso | 1 2 3 4 | Este efeito é | 1 2 3 4 5 |
| 18. | Eu ficaria pacífico | 1 2 3 4 | Este efeito é | 1 2 3 4 5 |
| 19. | Eu ficaria bravo e ousado | 1 2 3 4 | Este efeito é | 1 2 3 4 5 |
| 20. | Eu me sentiria destemido | 1 2 3 4 | Este efeito é | 1 2 3 4 5 |
| 21. | Eu me sentiria criativo | 1 2 3 4 | Este efeito é | 1 2 3 4 5 |
| 22. | Eu ficaria corajoso | 1 2 3 4 | Este efeito é | 1 2 3 4 5 |
| 23. | Eu ficaria trêmulo ou bambo, no dia seguinte | 1 2 3 4 | Este efeito é | 1 2 3 4 5 |
| 24. | Eu me sentiria cheio de energia | 1 2 3 4 | Este efeito é | 1 2 3 4 5 |
| 25. | Eu agiria de maneira agressiva | 1 2 3 4 | Este efeito é | 1 2 3 4 5 |
| 26. | Minhas reações seriam lentas | 1 2 3 4 | Este efeito é | 1 2 3 4 5 |
| 27. | Meu corpo ficaria relaxado | 1 2 3 4 | Este efeito é | 1 2 3 4 5 |
| 28. | Eu me sentiria culpado | 1 2 3 4 | Este efeito é | 1 2 3 4 5 |
| 29. | Eu me sentiria calmo | 1 2 3 4 | Este efeito é | 1 2 3 4 5 |
| 30. | Eu me sentiria mal-humorado | 1 2 3 4 | Este efeito é | 1 2 3 4 5 |

*continuação*

## Se eu tivesse bebido:

| | | | | | | | | | | |
|---|---|---|---|---|---|---|---|---|---|---|
| 31. Seria mais fácil conversar com as pessoas | 1 | 2 | 3 | 4 | Este efeito é | 1 | 2 | 3 | 4 | 5 |
| 32. Eu seria um amante melhor | 1 | 2 | 3 | 4 | Este efeito é | 1 | 2 | 3 | 4 | 5 |
| 33. Eu me sentiria autocrítico | 1 | 2 | 3 | 4 | Este efeito é | 1 | 2 | 3 | 4 | 5 |
| 34. Eu ficaria tagarela | 1 | 2 | 3 | 4 | Este efeito é | 1 | 2 | 3 | 4 | 5 |
| 35. Eu agiria de maneira brusca | 1 | 2 | 3 | 4 | Este efeito é | 1 | 2 | 3 | 4 | 5 |
| 36. Eu correria riscos | 1 | 2 | 3 | 4 | Este efeito é | 1 | 2 | 3 | 4 | 5 |
| 37. Eu me sentiria poderoso | 1 | 2 | 3 | 4 | Este efeito é | 1 | 2 | 3 | 4 | 5 |
| 38. Eu seria mais sociável | 1 | 2 | 3 | 4 | Este efeito é | 1 | 2 | 3 | 4 | 5 |

## Questionário de ingestão diária, modificado
### (Daily Drinking Questionnaire – DDQ)[2]

### Instruções

Para cada dia da semana, preencha o número de doses consumidas e o número de horas passadas bebendo.

Por favor, não se esqueça de preencher as informações correspondentes ao seu sexo, peso e altura.

### 1ª PERGUNTA

Considere o *último mês* e indique, para cada dia da semana, o *número habitual de doses* que você tomou e o *número de horas que você habitualmente* passou bebendo.

| Número de doses | Segunda-feira | Terça-feira | Quarta-feira | Quinta-feira | Sexta-feira | Sábado | Domingo |
|---|---|---|---|---|---|---|---|
| Número de horas | | | | | | | |

Peso: _____ Sexo: _____ Altura: _____

### 2ª PERGUNTA: RESIDÊNCIA E EMPREGO

Considere os últimos três meses e indique as repostas mais apropriadas. Escolha apenas uma resposta em cada coluna. Ao responder sobre "Emprego remunerado", marque a resposta mais próxima da média do número de horas que você trabalhou nesse trimestre.

- Você estava matriculado?   Nesta faculdade/universidade   Outra faculdade/universidade   Não

- Você é membro de uma confraria?   Sim   Não

- Onde você mora?   República   Moradia estudantil   Com os pais
  Apartamento/casa   Outros

- Emprego remunerado?   Não   ¼ do tempo   ½ do tempo   ¾ do tempo   Tempo integral

---

2 Fonte: *Brief Alchol Screening and Intervention for College Students (basics): a Harm Reduction Approach*, de Linda A. Dimeff, Jonh S. Baer, Daniel R. Kivlahan e G. Alan Marlatt. Copyright 1999 de The Guilford Press. Os compradores do *Basics* ficam autorizados a fotocopiar este folheto apenas para uso pessoal (veja pormenores na página do Copyright).

## Questionário de freqüência-quantidade[2]
## (Frequency-Quantity Questionnaire)

Pense na ocasião em que você mais bebeu, no último mês. Quantas doses foram?

1. Nenhuma
2. 1-2 doses
3. 3-4 doses
4. 5-6 doses
5. 7-8 doses
6. 9-10 doses
7. 11-12 doses
8. 13-14 doses
9. 15-16 doses
10. 17-18 doses
11. 19 doses ou mais

Numa noite normal de fim de semana, quanto você bebe habitualmente? Responda levando em conta o último mês.

1. Nenhuma
2. 1-2 doses
3. 3-4 doses
4. 5-6 doses
5. 7-8 doses
6. 9-10 doses
7. 11-12 doses
8. 13-14 doses
9. 15-16 doses
10. 17-18 doses

Com que freqüência você tomou bebidas alcoólicas no último mês?

1. Não bebo nada
2. Cerca de uma vez por mês
3. 2 a 3 vezes por mês
4. 3 a 4 vezes por mês
5. Quase todo dia
6. Uma ou mais vezes por dia

## Formulário de avaliação de normas de ingestão[2]
**(*Drinking Norms Rating Form*)**

### Instruções

Por favor, escolha uma resposta para as perguntas 1 e 2.

1. Alojamento universitário
2. República masculina
3. República feminina
4. Com os pais
5. Residência independente

1. Em que tipo de residência você mora atualmente? _____

2. Em que tipo de residência você espera morar no próximo semestre? _____

| Instruções | A. Com que freqüência eles bebem? | B. Quanto eles bebem numa noite normal de fim de semana? |
|---|---|---|
| Estamos interessados em sua opinião sobre (A) *com que freqüência* e (B) *quanto* diferentes tipos de pessoas bebem. Responda às seguintes questões *pensando num estudante típico, do seu mesmo sexo*. Para cada uma dessas situações, marque o número correspondente, dando uma resposta de 1 a 7 para (A) e uma resposta de 1 a 6 para (B). | 1. Menos de uma vez por mês<br>2. Cerca de uma vez por mês<br>3. 2 ou 3 vezes por mês<br>4. 1 ou 2 vezes por semana<br>5. 3 ou 4 vezes por semana<br>6. Quase diariamente<br>7. Uma vez por dia | 1. Nenhuma dose<br>2. 1-2 doses<br>3. 3-4 doses<br>4. 5-6 doses<br>5. 7-8 doses<br>6. Mais que 8 doses |
| 3. Um aluno médio do último ano do colegial. | | |
| 4. Um estudante universitário médio. | | |
| 5. Um estudante universitário médio residente em uma república masculina. | | |
| 6. Uma estudante universitária média residente em uma república feminina. | | |
| 7. Um estudante universitário médio residente em um alojamento da universidade. | | |
| 8. Um estudante universitário médio residente com seus pais. | | |
| 9. Um estudante universitário médio residente em um apartamento independente. | | |
| 10. Seu melhor amigo. | | |

## Avaliação da percepção de riscos do álcool[2]
**(*Alcohol Perceived Risks Assessment* – Apra)**

Qual é a probabilidade que um dos seguintes eventos ocorra com você no futuro, mas ainda durante a faculdade?

### Instruções

1 Escolha uma resposta entre "improbabilidade alta" e "probabilidade alta", dependendo do que imagina que possa ocorrer com você nos próximos quatro anos. Escolha apenas uma opção por situação.

2 Faça um círculo em torno do número que mais se aproxima da probabilidade que isso ocorra com você.

| IMPROBABILIDADE | | | | PROBABILIDADE | | | |
|---|---|---|---|---|---|---|---|
| Alta | Moderada | Leve | Neutra | Leve | Moderada | Alta | |
| 1 | 2 | 3 | 4 | 5 | 6 | 7 | 1. Dirigir depois de beber. |
| 1 | 2 | 3 | 4 | 5 | 6 | 7 | 2. Ter uma ressaca. |
| 1 | 2 | 3 | 4 | 5 | 6 | 7 | 3. Ter náuseas ou vomitar depois de beber. |
| 1 | 2 | 3 | 4 | 5 | 6 | 7 | 4. "Apagar". |
| 1 | 2 | 3 | 4 | 5 | 6 | 7 | 5. Ferir-se enquanto bebe. |
| 1 | 2 | 3 | 4 | 5 | 6 | 7 | 6. Desenvolver tolerância (precisar de mais álcool para obter o mesmo efeito). |
| 1 | 2 | 3 | 4 | 5 | 6 | 7 | 7. Perder aulas por causa da ressaca. |
| 1 | 2 | 3 | 4 | 5 | 6 | 7 | 8. Assistir à aula depois de ter bebido. |
| 1 | 2 | 3 | 4 | 5 | 6 | 7 | 9. Tirar notas baixas por causa da bebida. |
| 1 | 2 | 3 | 4 | 5 | 6 | 7 | 10. Não conseguir terminar um trabalho a tempo por causa da bebida. |
| 1 | 2 | 3 | 4 | 5 | 6 | 7 | 11. Envergonhar ou embaraçar alguém por causa da bebida. |
| 1 | 2 | 3 | 4 | 5 | 6 | 7 | 12. Discutir, comportar-se mal ou de maneira perversa depois de beber. |
| 1 | 2 | 3 | 4 | 5 | 6 | 7 | 13. Fazer coisas que provocam reações negativas dos demais, quando bebe. |
| 1 | 2 | 3 | 4 | 5 | 6 | 7 | 14. Passar muito tempo em atividades relacionadas com o beber. |
| 1 | 2 | 3 | 4 | 5 | 6 | 7 | 15. Desenvolver um problema relacionado ao álcool. |
| 1 | 2 | 3 | 4 | 5 | 6 | 7 | 16. Tornar-se um alcoolista. |

## Pesquisa breve de comportamentos sexuais[2]
**(*Brief Sexual Behaviors Survey* – BSBS)**

### Instruções

1 Leia cuidadosamente cada pergunta e as várias possibilidades de resposta antes de fazer sua escolha.
2 Não se apresse. Responda com atenção e procure acabar o mais cedo possível.

Marque a porcentagem que você acha que mais corresponde às seguintes questões. Apenas uma resposta por questão.

1. Que proporção de pessoas da sua idade na universidade você imagina que mantêm relações sexuais pelo menos uma vez por mês?

0% 10% 20% 30% 40% 50% 60% 70% 80% 90% 100%

2. Que proporção de seus amigos próximos mantêm relações sexuais pelo menos uma vez por mês?

0% 10% 20% 30% 40% 50% 60% 70% 80% 90% 100%

Por favor, marque apenas uma resposta para a pergunta seguinte.

3. Lembre-se dos parceiros sexuais que você teve nos últimos seis meses. Eles eram:

    A. Todos do sexo masculino.
    B. Principalmente do sexo masculino, mas alguns do sexo feminino.
    C. Mais do sexo masculino que do feminino.
    D. Número igual do sexo masculino e do feminino.
    E. Mais do sexo feminino que do masculino.
    F. Principalmente do sexo feminino, mas alguns do sexo masculino.
    G. Todos do sexo feminino.

Lembre-se da última vez em que teve uma relação sexual e escolha apenas uma resposta para cada pergunta.

10. Você tomou bebidas alcoólicas, na ocasião?   A. Sim  B. Não

11. Você usou maconha ou haxixe?   A. Sim  B. Não

❏ 4. Quantas vezes você teve relações sexuais (vaginal ou anal) nos últimos três meses?
❏ 5. Com quantas pessoas diferentes você teve relações sexuais nos últimos três meses?

Nas vezes em que teve relações sexuais nos últimos três meses, quantas vezes você:

❏ 6. Tomou bebidas alcoólicas?

❏ 7. Usou maconha ou haxixe?

❏ 8. Usou outras drogas?

Qual/quais?_____

_____

_____

❏ 9. Usou preservativo?

Assinale o número que corresponde ao que você imagina ser o seu risco
(0 = nenhum risco; 5 = altíssimo risco)

0 1 2 3 4 5   14. Pensando em suas atividades sexuais, qual é o seu risco em termos de Aids?

12. Você usou outras drogas?       A. Sim   B. Não

Qual/quais?

0 1 2 3 4 5   15. Pensando em suas atividades sexuais, qual é o seu risco de você ou sua(s) parceira(s) ficar(em) grávida(s)?

13. Você usou preservativo?   A. Sim   B. Não

As frases 16 e 17 referem-se a atividade sexual e álcool. Assinale a coluna (apenas uma) que melhor corresponde à sua opinião.

| Concordo plenamente | Concordo em parte | Não sei | Discordo em parte | Discordo totalmente | |
|---|---|---|---|---|---|
| | | | | | 16. Eu nem sempre respeito minhas regras relativas ao sexo quando bebo. |
| | | | | | 17. Se eu beber, fica mais fácil discutir a respeito do uso de preservativo ou de outras formas de sexo seguro, antes da atividade sexual. |

As frases 18 e 19 referem-se aos efeitos do álcool. Assinale a coluna (apenas uma) que melhor corresponde à sua opinião.

| Nem um pouco | Um pouco | Bastante | Muito | |
|---|---|---|---|---|
| | | | | 18. Quando eu bebo o suficiente para sentir os efeitos do álcool, mantenho relações sexuais com pessoas com as quais nunca manteria se não tivesse bebido. |
| | | | | 19. Quando bebo o suficiente para sentir os efeitos do álcool, fico mais predisposto a fazer coisas arriscadas em termos de sexo. |

# Referências bibliográficas

ABBEY, A. Sex differences in attributions for friendly behavior: Do males misperceive females' friendliness? *Journal of Personality and Social Psychology*, v.42, p.830-8, 1982.

_____. Misperceptions of friendly behavior as sexual interest: A survey of naturally occurring incidents. *Psychology of Women Quarterly*,v.11, p.173-94, 1987.

_____. Acquaintance rape and alcohol consumption on college campuses: How are they linked? *Journal of American College Health*, v.39, p.165-9, 1991.

ABBEY, A. et al. Alcohol, misperception, and sexual assault: How and why are they linked? In: BUSS, D. M., MALAMUTH, N. (Ed.) *Sex, power, conflict*: Evolutionary and feminist perspectives, 1996, p.138-61.

_____. Sexual assault perpetration by college men: The role of alcohol, misperception of sexual beliefs and experiences. *Journal of Social and Clinical Psychology*, Sum, v.17, n.2, p.167-95, 1998.

ABBEY, A., MELBY, C. The effects of nonverbal cues of gender differences in perceptions of sexual intent. *Sex Roles*, v.15, p.283-98, 1986.

AGOSTINELLI, G., BROWN, J. M., MILLER, W. R. Effects of normative feedback on consumption among heavy drinking college students. *Journal of Drug Education*, v.25, n.1, p.31-40, 1995.

ALDEN, L. E. Behavioral self-management controlled-drinking strategies in a context of secondary prevention. *Journal of Consulting and Clinical Psychology*, v.56, p.280-6, 1988.

ALLEN, J. P., MAISTO, S. A., CONNORS, G. J. Self-report screening tests for alcohol problems in primary care. *Archives of Internal Medicine*, v.155, p.1726-30, 1995.

ALTERMAN, A. I. Patterns of familial alcoholism, alcohol severity, and psychopathology. *Journal of Nervous and Mental Diseases*, v.176, p.167-75, 1988.

ALTERMAN, A. I., BRIDGES, K. R., TARTER, R. E. Drinking behavior of high risk college men: Contradictory preliminary findings. *Alcoholism: Clinical and Experimental Research*, v.10, p.305-10, 1986.

AMERICAN PSYCHIATRIC ASSOCIATION. *Diagnostic and statistical manual of mental disorders.* 3.ed. Washington, DC: Author, 1987.

_____. *Diagnostic and statistical manual of mental disorders.* 4 ed. Washington, DC: Author, 1994.

ANDERSON & GADALETO. Parents, your're not done yet. *The Century Concil*, 1994.

ANDERSON, D. S., MILGRAM, G. G. *Promising practices sourcebook:* Campus alcohol strategies. Fairfax, VA: George Mason University, 1996.

ANDERSON, P., SCOTT, E. The effect of general practitioner's advice to heavy drinking men. *British Journal of Addiction*, v.87, p.891-900, 1992.

ARMOR, D. J., POLLICH, J. M., STAMBUL, H. B. *Alcoholism and treatment*. New York: Wiley, 1978.

BABOR, T. F. Brief intervention strategies for harmful drinkers: New directions for medical education. *Canadian Medical Association Journal*, v.143, p.1070-76, 1990.

BABOR, T. F. et al. Types of alcoholics: Concurrent and predictive validity of some common classification schemes, *British Journal of Addiction*, v.87, p.1415-31, 1992a.

_____ . Types of alcoholics: I. Evidence for an empirically derived typology based on indicators of vulnerability and severity. *Archives of General Psychiatry*, v.49, p.599-608, 1992b.

BAER, J. S. et al. *Alcohol skills Training Manuel*. University of Washington, Addictive Behaviors Research Center. Seattle, WA, 1991. Unpublished Manuscript.

_____ . An experimental test of three methods of alcohol risk-reduction with young adults. *Journal of Consulting and Clinical Psychology*, v.60, p.974-9, 1992.

_____ . Etiology and secondary prevention of alcohol problems with young adults. In: BAER, J. S. MARLATT, G. A., MCMAHON, R. J. (Ed.) *Addictive behaviors across the lifespan*: Prevention, treatment, and policy issues. Newbury Park, CA: Sage, 1993. p.111-37.

_____ . A comparison of three methods of secondary prevention of alcohol abuse with college students: Preliminary results. In: LOBERG, T. et al. (Ed.) *Addictive behaviors*: Prevention and early intervention. Amsterdam: Swets & Zeitlinger, 1989, p.157-71.

BAER, J. S., CARNEY, M. M. Biases in the perceptions of the consequences of alcohol use among college students. *Journal of Studies on Alcohol*, v.54, p.54-60, 1993.

BAER, J. S., KIVLAHAN, D. R., MARLATT, G. A. High-risk drinking across the transition from high school to college. *Alcoholism: Clinical and Experimental Research*, v.19, p.54-61, 1995.

BAER, J. S., STACY, A., LARIMER, M. Biases in the perception of drinking norms among college students. *Journal of Studies on Alcohol*, v.52, p.580-6, 1991.

BANDURA, A. Self-efficacy: Toward a unifying theory of behavioral change. *Psychological Review*, v.84, n.2, p.191-215, 1977.

BARNES, G. M., FARRELL, M. P., CAIRNS, A. Parental socialization factors and adolescent drinking behaviors. *Journal of Marriage and the Family*, v.48, p.27-36, 1986.

BEADNELL, B. A. et al. Risk reduction counselling groups with men who have sex with men and women who have sex with men. In: GORDON, J. R. (Chair) *Sexual health*: A look at reducing sexual risk across a variety of populations. Panel conducted at the Harm Reduction Conference, Seattle, 1995.

BERKOWITZ, A. D., PERKINS, H. W. Problem drinking among college students: A review of recent research. *Journal of American College Health*, v.35, p.21-8, 1986.

BIEN, T. H., MILLER, W. R., TONIGAN, J. S. Brief interventions for alcohol problems: A review. *Addiction*, v.88, p.315-35, 1993.

BRADLEY, K. A. Management of alcoholism in the primary care setting. *Western Journal of Medicine*, v.156, p.273-7, 1993.

BREHM, S. S., BREHM, J. W. *Psychological reactance*: A theory of freedom and control. New York: Academic Press, 1981.

BRENNAN, A. F., WALFISH, S., AUBUCHON, P. Alcohol use and abuse in college students: I. A review of individual and personality correlates. *International Journal of the Addictions*, v.21, p.449-74, 1986.

BRICKMAN, P. et al. Models of helping and coping. *American Psychologist*, v.37, p.368-84, 1983.

BROWN, S. A., CHRISTENSEN, B. A., GOLDMAN, M. S. The Alcohol Expectancies Questionnaire: An instrument for the assessment of adolescent and adult alcohol expectancies. *Journal of Studies on Alcohol*, v.48, p.483-91, 1987.

BROWN, S. A., CRAEMER, V. A., STETSON, B. A. Adolescent alcohol expectancies in relation to personal and parental drinking patterns. *Journal of Abnormal Psychology*, v.96, p.117-21, 1987.

BROWN, S. A. et al. Expectations of reinforcement from alcohol: Their domain and relation to drinking patterns. *Journal of Consulting and Clinical Psychology*, v.48, p.419-26, 1980.

BRY, B., MCKEON, P., PADINA, R. J. Extent of drug use as a function of number of risk factors. *Journal of Abnormal Psychology*, v.91, p.273-9, 1982.

CADORET, R. J. Genetics of alcoholism. In. COLLINS, R. L., LEONARD, K. E., SEARLES, J. S. (Ed.) *Alcohol and the family*. New York: Guilford Press, 1990. p.39-78.

CAHALAN, D., CISIN, I. H. American drinking practices: Summary of finding from a national probability sample. *Quarterly Journal of Studies on Alcohol*, v.29, p.130-51, 1968.

CAHALAN, D., CISIN, I. H., CROSSLEY, H. M. *American drinking practices*. New Brunswick, NJ: Rutgers Center of Alcohol Studies, 1969.

CAMPBELL, K. E., ZOBECK, T. S., BERTOLUCCI, D. *Trends in alcohol-related fatal traffic crashes, United States, 1977–1993* (Surveillance Report No. 34). Rockville, MD: U.S. Department of Health and Human Services, 1995.

CAMPBELL, M. K. et al. Improving dietary behavior: The effectiveness of tailored messages in primary care settings. *American Journal of Public Health*, v.84, p.783-7, 1994.

CARSKADON, M. A., DEMENT, W. C. Normal sleep and its variations. In: KRYGER, M. H. ROTH, T., DEMENT, W. C. (Ed.) *Principles and practice of sleep medicine*. Philadelphia: Saunders, 1989.

CHRISTENSEN, A., JACOBSON, N. S. Who (or what) can do psychotherapy?: The status and challenge of nonprofessional therapies. *Psychological Science*, v.5, p.8-14, 1994.

CHRISTENSEN, B. A., GOLDMAN, M. S., BROWN, S. A. The differential development of adolescent alcohol expectancies may predict adult alcoholism. *Addictive Behaviors*, v.10, p.299-306, 1985.

COHEN, S. J. et al. Encouraging primary care physicians to help smokers quit: A randomized, controlled trial. *Annals of Internal Medicine*, v.110, p.648-52, 1989.

COLLINS, R. L., PARKS, G. A., MARLATT, G. A. Social determinants of alcohol consumption: The effects of social interaction and model status on the self-administration of alcohol. *Journal of Consulting and Clinical Psychology*, v.53, p.189-200, 1985.

CURRY, S. J., KRISTAL, A. R., BOWEN, D. J. An application of the stage model of behavior change to dietary fat reduction. *Health Education Research*, v.7, p.97-105, 1992.

DEROGATIS, L. R. *The SCL-90 manual*: Scoring, administration, and procedures. Baltimore: Clinical Psychometric Research, 1977. v.1.

DEROGATIS, L. R., SPENCER, P. M. *The Brief Symptom Inventory (BSI) manual*: Administration, scoring, and procedures. Baltimore: Johns Hopkins School of Medicine, 1982. v.1.

DIMEFF, L. A. *Primary care providers' BASICS manual*. Unpublished manuscript, 1996.

_____ . *Brief intervention for heavy and hazardous college drinkers in a student primary health care setting*. Seattle, WA, 1997. Doctoral dissertation – University of Washington. Unpublished.

DIMEFF, L. A., BAER, J. S., MARLATT, G. A. *Differential risks for college women drinkers*. Unpublished manuscript, 1994.

DIMEFF, L. A. et al. Binge drinking in college [Letter, comment]. *Journal of the American Medical Association*, v.273, p.1903-4, 1995.

DIMEFF, L. A. & MacNEELY. Apllying brief interventions within a college student health center. *Cognitive and Behavioral Practice*.

DIMEFF, L. A., MARLATT, G. A. Relapse prevention. In: HESTER R., MILLER, W. R. (Ed.) *Handbook of alcoholism treatment approaches*: Effective alternatives. 2.ed. Needham Heights, MA: Allyn & Bacon, 1995. p.176-94.

DONOVAN, D. M. Assessments to aid in the treatment planning process. In: ALLEN, J. P. COLUMBUS, M. (Ed.) *Assessing alcohol problems*: A guide for clinicians and researchers (NIAAA Treatment Handbook Series No. 4, DHHS Publication No. 95-3745). Washington, DC: U.S. Government Printing Office, 1995.

DONOVAN, C., MCEWAN, R. A review of the literature examining the relationship between alcohol use and HIV-related sexual risk-taking in young people. *Addiction*, v.90, n.3, p.319-28, 1995.

DONOVAN, D. M. et al. Defensive styles in alcoholics and non-alcoholics. *Journal of Studies on Alcohol*, v.38, p.465-70, 1977.

DUTHIE, L. A., BAER, J. S., MARLATT, G. A. *High risk status and personal risk perception for alcohol problems among college students*. Poster presented at the annual convention of the Association for Advancement of Behavior Therapy. New York, 1991.

EDWARDS, G. et al. Alcoholism: A controlled trial of "treatment" and "advice." *Journal of Studies on Alcohol*, v.38, p.1004-31, 1977.

ENGS, R. C., HANSON, D. J. The drinking-patterns and problems of college students: 1983. *Journal of Alcohol and Drug Education*, v.31, p.65-82, 1985.

_____. Gender differences in drinking patterns and problems among college students: A review of the literature. *Journal of Alcohol and Drug Education*, v.35, p.36-47, 1996.

ENGS, R. C., DIEBOLD, B. A., HANSON, D. J. The drinking patterns and problems of a national sample of college students. *Journal of Alcohol and Drug Education*, v.41, p.13-33, 1994.

ERICKSON, P. G. et al. *Harm reduction*: A new direction for drug policies and programs. Toronto: University of Toronto Press, 1997.

FILLMORE, K. M. *Alcohol use across the life course*. Toronto: Addiction Research Foundation, 1988.

FINGARETTE, H. *Heavy drinking*: The myth of alcoholism as a disease. Berkeley: University of California Press, 1988.

FIRST, M. B. et al. *Structured Clinical Interview for DSM-IV Axis I Disorders – Patient Edition* (Version 2.0). New York: Biometrics Research Department, New York State Psychiatric Institute, 1995.

FREZZA, M. et al. High blood alcohol levels in women: The role of decreased gastric alcohol dehydrogenase activity and first-pass metabolism. *New England Journal of Medicine*, v.322, p.95-9, 1990.

FROMME, K., KIVLAHAN, D. R., MARLATT, G. A. Alcohol expectancies, risk identification, and secondary prevention with problem drinkers. *Advances in Behavior Research and Therapy*, v.8, p.237-51, 1986.

FROMME, K., STROOT, E. A., KAPLAN, D. Comprehensive Effects of Alcohol: Development and psychometric assessment of a new expectancy questionnaire. *Psychological Assessment*, v.5, p.19-26, 1993.

GADALETO, A. F., ANDERSON, D. S. Continued progress: The 1979, 1982, and 1985 college alcohol surveys. *Journal of College Student Personnel*, v.27, n.6, p.499-509, 1984.

GARNER, D. M. et al. The Eating Attitudes Test: Psychometric features and clinical correlates. *Psychological Medicine*, v.12, p.871-8, 1982.

GELLER, E. S., KALSHER, M. J. Environmental determinants of party drinking: Bartenders vs. self-service. *Environment and Behavior*, v.22, p.74-90, 1990.

GELLER, E. S., RUSS, N. W., ALTOMARI, M. G. Naturalistic observations of beer drinking among college students. *Journal of Applied Behavior Analysis*, v.19, p.391-6, 1986.

GEORGE, W. H. et al. Self-reported alcohol expectancies and postdrinking sexual inference about women. *Journal of Applied Social Psychology*, v.25, p.164-86, 1995.

GEORGE, W. H., GOURNIC, S. J., MCAFEE, M. P. Perceptions of post-drinking female sexuality: Effects of gender, beverage choice and drink payment. *Journal of Applied Social Psychology*, v.18, p.1295-317, 1988.

GEORGE, W. H., MARLATT, G. A. The effects of alcohol and anger on interest in violence, erotica, and deviance. *Journal of Abnormal Psychology*, v.95, p.150-8, 1986.

GILPIN, E. A. et al. Physician advice to quit smoking: Results from the 1990 California tobacco survey. *Journal of General Internal Medicine*, v.8, p.549-53, 1993.

GLASSER, W. *Positive addiction*. New York: Harper & Row, 1976.

GOLDING, J. M. et al. Social support sources following sexual assault. *Journal of Community Psychology*, v.17, p.92-107, 1989.

GORDON, R. An operational classification of disease prevention. In: STEINBERG, J. A., SILVERMAN, M. M. (Ed.) *Preventing mental disorders*: A research perspective (DHHS Publication No. [ADM] 87-1492, Rockville, MD: National Institute of Mental Health, 1987. p.20-6.

GRANT, B. F., HARFORD, T. C., GRIGSON, M. B. Stability of alcohol consumption among youth: A national longitudinal survey. *Journal of Studies on Alcohol*, v.49, p.253-60, 1988.

HALL, S. M., HAVASSY, B. E., WASSERMAN, D. A. Commitment to abstinence and acute stress in relapse to alcohol, opiates, and nicotine. *Journal of Consulting and Clinical Psychology*, v.58, p.175-81, 1990.

HARBURG, E., DAVIS, D. R., CAPLAN, R. Parent and offspring alcohol use: Imitative and aversive transmission. *Journal of Studies on Alcohol*, v.43, p.497-516, 1982.

HAY, W. M., NATHAN, P. E. *Clinical case studies in the behavioral treatment of alcoholism*. New York: Plenum Press, 1982.

HAYS, R. D., ELLICKSON, P. L. How generalizable are adolescents' beliefs about pro-drug pressures and resistance self-efficacy? *Journal of Applied Social Psychology*, v.20, p.321-40, 1990.

HEATHER, N. Brief intervention strategies. In: HESTER R. K., MILLER, W. R. (Ed.) *Handbook of alcoholism treatment approaches*: Effective alternatives. 2.ed. Needham Heights, MA: Allyn & Bacon, 1995. p.105-22.

HESTER, R. K. Behavioral self-control training. In: HESTER, R. K. MILLER, W. R. (Ed.) *Handbook of alcoholism treatment approaches*: Effective alternatives. 2.ed. Needham Heights, MA: Allyn & Bacon, 1995. p.148-59.

HESTER, R. K., MILLER, W. R. (Ed.) *Handbook of alcoholism treatment approaches*: Effective alternatives. Needham Heights, MA: Allyn & Bacon, 1995.

HULL, J. G., BOND, C. F. Social and behavioral consequences of alcohol consumption and expectancy: A meta-analysis. *Psychological Bulletin*, v.99, p.347-60, 1986.

HURLBUT, S. C., SHER, K. J. Assessing alcohol problems in college students. *Journal of American College Health*, v.41, p.49-58, 1992.

INSTITUTE OF MEDICINE. *Broadening the base of treatment for alcohol problems*. Washington, DC: National Academy Press, 1990.

_____.*Weighing the options*: Criteria for evaluating weight-management programs. Washington, DC: National Academy Press, 1995.

JACOB, T., LEONARD, K. Experimental drinking procedures in the study of alcoholics and their families: A consideration of ethical issues. *Journal of Consulting and Clinical Psychology*, v.59, p.249-55, 1991.

JELLINEK, E. M. *The disease model of alcoholism*. Highland Park, NJ: Hillhouse Press, 1960.

JESSOR, R. Risk behavior in adolescence: A psychosocial framework for understanding and action. *Journal of Adolescent Health*, v.12, p.587-605, 1991.

_____. Successful adolescent development among youth in high-risk settings. *American Psychologist*, n.48, p.117-26, 1993.

JESSOR, R., DONOVAN, J. E., COSTA, F. M. *Beyond adolescence*: Problem behavior and young adult development. New York: Cambridge University Press, 1991.

JESSOR, R., JESSOR, S. L. *Problem behavior and psychosocial development*: A longitudinal study of youth. New York: Academic Press, 1977.

JOHNSTON, L. D., O'MALLEY, P. M., BACHMAN, J. G. *Smoking, drinking, and illicit drug use among American secondary school students, college students, and young adults, 1975–1991*. Rockville, MD: U.S. Department of Health and Human Services, 1992.

_____. *National survey results on drug use from the Monitoring the Future Study, 1975–1994*: College students and young adults. Rockville, MD: U.S. Department of Health and Human Services, Public Health Service, National Institutes of Health, 1996. v.2.

JONES, B. M., JONES, M. K. Male and female intoxication levels for three alcohol doses, or do women really get higher than men? Abrief communication. *Alcohol Technical Reports*, v.5, p.11-4, 1976.

JONES-SAUMTY, D. J., ZEINER, A. R. Psychological correlates of drinking behavior in social drinker college students. *Alcoholism: Clinical and Experimental Resenrch*, v.9, p.158-63, 1985.

KADDEN, R. et al. *Cognitive-behavioral coping skills therapy manual*: A clinical research guide for therapists treating individuals with alcohol abuse and dependence (NIAAA Project MATCH Monograph Series, Volume 3). Rockville, MD: U.S. Department of Health and Human Services, 1994.

KANDEL, D. B. The parental and peer contexts of adolecent deviance: An algebra of interpersonal influences. *Journal of Drugs Issues*, v.26, n.2, p.289-315, 1996.

KANDEL, D. B., ANDREWS, K. Processes of adolescent socialization by parents and peers. *International Journal of the Addictions*, v.22, p.319-42, 1987.

KANIN, E. J. Date rapists: Differential sexual socialization and reactive deprivation. *Archives of Sexual Behavior*, v.14, p.218-32, 1985.

KAY, D. C., SAMIUDDIN, Z. Sleep disorders associated with drug abuse and drugs of abuse. In: WILLIAMS, R. L., KARACAN, I., MOORE, C. A. (Ed.) *Sleep disorders*: Diagnosis and treatment. New York: Wiley, 1988. p.315-71.

KELLER, D. S. et al. Treating college substance abusers: The New Jersey collegiate substance abuse program. *Journal of Substance Abuse Treatment*, v.11, n.6, p.569-81, 1994.

KILMER, J. R. et al. *Predictors of fraternity and sorority members to constraints on drinking*. Manuscript submitted for publication, 1995.

KILMER, J., LARIMER, M., MARLATT, G. A. *An analysis of drinking behavior, house reputation, and situation-specific expecfancies among fraternity and sorority members*. Manuscript submitted for publication, 1997.

KING, C. A. et al. Predictors of comorbid alcohol and substance abuse in depressed adolescents. *Journal of the American Academy of Child and Adolescent Psychiatry*, v.35, n.6, p.743-51, 1996.

KISHLINE, A. *Moderate drinking*: The new option for problem drinkers. San Francisco: See Sharp Press, 1994.

KIVLAHAN, D. R. et al. Secondary prevention with college drinkers: Evaluation of an alcohol skills training program. *Journal of Consulting and Clinical Psychology*, v.58, p.805-10, 1990.

KLATSKY, A. L., ARMSTRONG, M. A. Alcohol use, other traits, and risk of unnatural death: A prospective study. *Alcoholism: Clinical and Experimental Research*, v.17, p.1156-62, 1993.

KLATSKY, A. L., FRIEDMAN, G. D., GIEGELAUB, A. B. Alcohol and mortality: A ten-year Kaiser-Permanente experience. *Annals of Internal Medicine*, v.95, p.139-45, 1981.

KOSS, M. P., DINERO, T. E. Discriminant analysis of risk factors for sexual victimization among a national sample of college women. *Journal of Consulting and Clinical Psychology*, v.57, p.242-50, 1989.

KOSS, M. P., GIDYCZ, C. A. Sexual Experiences Survey: Reliability and validity. *Journal of Consulting and Clinical Psychology*, v.53, p.422-3, 1985.

KOSS, M. P., GIDYCZ, C. A., WISNIEWSKI, N. The scope of rape: Incidence and prevalence of sexual aggression and victimization in a national sample of higher education students. *Journal of Clinical and Consulting Psychology*, v.55, p.62-170, 1987.

KOSS, M. P., OROS, C. J. The Sexual Experiences Survey: A research instrument investigating sexual aggression and victimization. *Journal of Consulting and Clinical Psychology*, v.50, p.455-7, 1982.

KOTTKE, T. E. et al. Attributes of successful smoking cessation interventions in medical practice: A meta-analysis of 39 controlled trials. *Journal of the American Medical Association*, v.259, p.2883-9, 1988.

KRAHN, D. D. The relationship of eating disorders and substance abuse. *Journal of Substance Abuse*, v.3, p.239-53, 1991.

LALL, R., SCHANDLER, S. L. Michigan Alcohol Screening Test (MAST) scores and academic performance in college students. *College Student Journal*, v.25, n.2, p.245-51, 1991.

LARIMER, M. E. *Alcohol abuse and the Greek system*: An exploration of fraternity and sorority drinking. Unpublished doctoral dissertation, University of Washington, 1992.

LARIMER, M. E. et al. College drinking and the greek system: Examining the role of perceveid norms for high-risk behavior. *Journal of College Student Development*, v.38, n.6, p.587-98, 1997.

LE GRANGE et al. Eating attitudes and behaviors in 1, 435 South African Caucasian and non-Caucasian College Students. *American Journal of Psychiatry*, v.155, p.250-4, 1998.

LEIGH, B. C. Evaluations of alcohol expectancies: Do they add to prediction of drinking patterns? *Psychology of Addictive Behaviors*, v.1, p.135-9, 1987.

_____. Attitudes and expectancies as predictors of drinking habits: A comparison of three scales. *Journal of Studies on Alcohol*, v.50, p.432-40, 1989.

LINEHAN, M. M. *Cognitive-behavioral treatment of borderline personality disorder*. New York: Guilford Press, 1993.

LITT, M. D. et al. Types of alcoholics: II. Application of an empirically derived typology to treatment matching. *Archives of General Psychiatry*, v.49, p.609-14, 1992.

LOWELL, N. *University life and substance abuse*: 1993 survey (Report No. 93-4). University of Washington, Office of Educational Assessment, dec. 1993.

LUCE, K. H. et al. *Exploring the relationship between problematic eating and drinking behaviors among sorority women*. Unpublished manuscript, 1993.

MACE, F. C., KRATOCHWILL, T. R. Theories of reactivity in self-monitoring: A comparison of cognitive-behavioral and operant models. *Behavior Modification*, v.9, p.323-43, 1985.

MANLEY, M. W., EPPS, R. P., GLYNN, T. J. The clinician's role in promoting smoking cessation among clinic patients. *Medical Clinics of North America*, v.76, p.477-94, 1992.

MANN, L. M., CASSIN, L., SHER, K. J. Alcohol expectancies and the risk of alcoholism. *Journal of Consulting and Clinical Psychology*, v.55, p.411-17, 1987.

MANN, R. E. et al. Reliability of a Family Tree Questionnaire for assessing family history of alcohol problems. *Drug and Alcohol Dependence*, v.15, p.61-7, 1985.

MARLATT, G. A. Alcohol, the magic elixir: Stress, expectancy, and the transformation of emotional states. In: GOTTHEIL, E. et al. (Ed.) *Stress and addiction*. New York: Brunner, Mazel, 1987. p.302-22.

_____. (Ed.). *Harm reduction*: Pragmatic strategies for managing high-risk behaviors. New York: Guilford Press, 1998a.

_____. Screening and brief intervention for high-risk college student drinkers: Results from a two-year follow-up assessment. *Journal of Consulting and Clinical Psychology*, v.66, p.604-15, 1998b.

MARLATT, G. A. et al. Harm reduction for alcohol problems: Early intervention reduces drinking risks in college students. *Journal of Consulting and Clinical Psychology*, v.66, p.604-15, 1998.

MARLATT, G. A., NATHAN, P. E. (Ed.) *Behavioral approaches to alcoholism*. New Brunswick, NJ: Rutgers Center of Alcohol Studies, 1978.

MARLATT, G. A., ROHSENOW, D. R. Cognitive processes in alcohol use: Expectancy and the balanced placebo design. In: MELLO, N. K. (Ed.) *Advances in substance abuse*. Greenwich, CT: JAI Press, 1980. v.1, p.159-99.

MARLATT, G. A., GORDON, J. R. Determinants of relapse: Implications for the maintenance of behavior change. In: DAVIDSON, P. O., DAVIDSON, S. M. (Ed.) *Behavioral medicine*: Changing lifestyles. New York: Brunner, Mazel, 1980. p.410-52.

MARLATT, G. A., GEORGE, W. H. Relapse prevention: Introduction and overview of the model. *British Journal of Addiction*, v.79, p.261-73, 1984.

MARLATT, G. A., GORDON, J. R. (Ed.) *Relapse prevention*: Maintenance strategies in the treatment of addictive behaviors. New York: Guilford Press, 1985.

MARLATT, G. A. et al. Harm reduction for alcohol problems: Moving beyond the controlled drinking controversy. *Behavior Therapy*, v.24, p.461-503, 1993.

MARLATT, G. A., TAPERT, S. F. Harm reduction: Reducing the risks of addictive behaviors. In: BAER J. S., MARLATT G. A., MCMAHON R. J. (Ed.) *Addictive behaviors across the lifespan*: Prevention, treatment, and policy issues. Newbury Park, CA: Sage, 1993. p.243-73.

MARLATT, G. A., BAER, J. S., LARIMER, M. Preventing alcohol abuse in college students: A harm-reduction approach. In: BOYD, G. M., HOWARD, J., ZUCKER, R. A. (Ed.) *Alcohol problems among adolescents*: Current directions in prevention research Hillsdale, NJ: Erlbaum, 1995. p.147-72.

MATTHEWS, D. B., MILLER, W. R. Estimating blood alcohol concentration: Two computer programs and their application in treatment and research. *Addictive Behaviors*, v.4, p.55-60, 1979.

MATTSON, M. E., ALLEN, J. P. Research on matching alcoholic patients to treatments: Findings, issues, and implications. *Journal of Addictive Diseases*, v.11, p.33-49, 1991.

MCCONNAUGHY, E. A., PROCHASKA, J. O., VELICER, W. F. Stages of change in psychotherapy: Measurement and sample profiles. *Psychotherapy: Theory, Research, and Practice*, v.20, p.368-75, 1983.

MCLELLAN, A. T. et al. An improved diagnostic instrument for substance abuse patients: The Addiction Severity Index. *Journal of Nervous and Mental Disease*, v.168, p.26-33, 1980.

_____. The fifth edition of the Addiction Severity Index. *Journal of Substance Abuse Treatment*, v.9, p.199-213, 1992.

MCPHEE, S. J. et al. Promoting cancer prevention activities by primary care physicians. *Journal of the American Medical Association*, v.266, p.538-44, 1991.

MEILMAN, P. W., VON HIPPEL, F. A., GAYLOR, M. S. Self-induced vomiting in college women: Its relation to eating, alcohol use, and Greek life. *Journal of American College Health*, v.40, p.39-41, 1991.

MEILMAN, PRESLEY, CASHIN. Avarage weekly alcohol compumtion: Drinking percentites for American college students. *Journal of American College Healt*, Mar, v.45, n.5, p.201-4, 1997.

MERCER, D., WOODY, G. *Addiction counseling*. Unpublished manuscript, 1992.

MILAM, J. R., KETCHAM, K. *Under the influence*: A guide to the myths and realities of alcoholism. Seattle, WA: Madrona Press, 1981.

MILLER, P. M., NIRENBERG, T. D. (Ed.) *Prevention of alcohol abuse*. New York: Plenum Press, 1984.

MILLER, W. R. Alcoholism scales and objective assessment methods: A review. *Psychological Bulletin*, v.83, p.649-74, 1976.

_____. Motivation for treatment: A review with special emphasis on alcoholism. *Psychological Bulletin*, v.98, p.84-107, 1985.

MILLER, W. R., MUNOZ, R. F. *How to control your drinking*: A practical guide to responsible drinking. Rev. ed. Albuquerque: University of New Mexico Press, 1982.

MILLER, W. R., MARLATT, G. A. *Brief Drinker Profile*. Odessa, FL: Psychological Assessment Resources, 1984.

MILLER, W. R., SOVEREIGN, R. G., KREGE, B. Motivational interviewing with problem drinkers: II. The drinker's check-up as a preventive intervention. *Behavioural Psychotherapy*, v.16, p.251-68, 1988.

MILLER, W. R., SOVEREIGN, R. G. The check-up: A model for early intervention in addictive behaviors. In: LOBERG, T. et al. *Addictive behaviors*: Prevention and early intervention. Amsterdam: Swets & Zeitlinger, 1989. p.219-31.

MILLER, W. R. et al. *Motivational enhancement therapy manual*. Washington, DC: U.S. Government Printing Office, 1992.

MILLER, W. R., TONIGAN, J. S., LONGABAUGH, R. *The Drinker Inventory of Consequences (DrInC) of Alcohol Abuse*: Test manual (NIAAA Project MATCH Monograph No. 4, DHHS Publication No. 95-3911). Rockville, MD: National Institute of Alcohol Abuse and Alcoholism, 1995.

MILLER, W. R. et al. What works?: A methodological analysis of the alcohol treatment outcome literature. In: HESTER, R., MILLER W. R. (Ed.) *Handbook of alcoholism treatment approaches*: Effective alternatives. 2.ed. Needham Heights, MA: Allyn & Bacon, 1995. p.12-44.

MILLER, W. R., ROLLNICK, S. *Motivational interviewing*: Preparing people for chang. New York: Guilford Press, 1991.

MITCHELL, J. E. et al. Characteristics of 275 patients with bulimia. *American Journal of Psychiatry*, v.142, p.482-85, 1985.

MOONEY, D. K. et al. Correlates of alcohol consumption: Sex, age, and expectancies relate differentially to quantity and frequency. *Addictive Behaviors*, v.12, p.235-40, 1987.

MOUGIN, F. et al. Disturbance of sports performance after partial deprivation. *Comptes Rendus des Séances de la Societé de Biologie et de ses Filiales*, v.183, p.461-6, 1989.

MUEHLENHARD, C. L., LINTON, M. A. Date rape and sexual aggression in dating situations: Incidence and risk factors. *Journal of Counseling Psychology*, v.34, p.186-96, 1987.

NATIONAL HIGHWAY TRAFFIC SAFETY ADMINISTRATION. *Traffic safety facts 1993*: A compilation of motor vehicle crash data from the Fatal Accident Reporting System and the General Estimates System. Washington, DC: Author, 1994.

NATIONAL INSTITUTE ON ALCOHOL ABUSE AND ALCOHOLISM (NIAAA). *Report of the 1983 Prevention Planning Panel*. Rockville, MD: U.S. Department of Health and Human Services, 1984.

_____. Moderate drinking. *Alcohol Alert*, v.16, p.1, 1992.

_____. *Eighth special report to the U. S. Congress on alcohol and health*. Rockville, MD: U.S. Department of Health and Human Services, 1993.

_____. *Assessing alcohol problems*. Rockville, MD: U.S. Department of Health and Human Services, 1995.

NORRIS, J., NURIUS, P. S., DIMEFF, L. A. Through her eyes: Perception of and resistance to acquaintance. *Psychology of Women Quarterly*, v.20, n.1, p.123-45, 1996.

NOWINSKI, J., BAKER, S., CARROLL, K. *Twelve Step facilitation therapy manual*: A clinical research guide for therapists treating individuals with alcohol abuse and alcohol dependence (NIAAA Project MATCH Monograph Series, v.1). Rockville, MD: U.S. Department of Health and Human Services, 1994.

O'HARE, T. M. Drinking in college: Consumption patterns, problems, sex differences and legal drinking age. *Journal of Studies on Alcohol*, v.51, n.6, p.536-41, 1990.

OCKENE, J. K. Physician-delivered interventions for smoking cessation: Strategies for increasing effectiveness. *Preventive Medicine*, v.16, p.723-37, 1987.

ORFORD, J., OPPENHEIMER, E., EDWARDS, G. Abstinence or control: The outcome for excessive drinkers two years after consultation. *Behaviour Research and Therapy*, v.14, n.6, p. 409-18, 1976.

PEDERSON, L. L. Compliance with physician advice to quit smoking: A review of the literature. *Preventive Medicine*, v.11, p.71-84, 1982.

PERKINS, H. W. Gender patterns in consequences of collegiate alcohol abuse: A 10-year study of trends in an undergraduate population. *Journal of Studies on Alcohol*, v.53, p.458-62, 1992.

PEVELER, R., FAIRBURN, C. Eating disorders in women who abuse alcohol. *British Journal of Addiction*, v.85, p.1633-8, 1990.

PRESLEY, C. A., MEILMAN, P. W., LYERLA, R. Development of the Core Alcohol and Drug Survey: initial findings and future directions. *Journal of American College Health*, v.42, n.6, p.248-55, 1994.

_____. *Alcohol and drugs on American college campuses*: Use, consequences, and perceptions of the campus environment. Carbondale: Southern Illinois University, 1995. v.2.

PROCHASKA, J. O., DICLEMENTE, C. C. *The transtheoretical approach*: Crossing traditional boundaries of therapy. Homewood, IL: Dow Jones, Irwin, 1984.

_____. Toward a comprehensive model of change. In: MILLER, W. R., HEATHER, N. (Ed.) *Treating addictive behaviors*: Processes of change. New York: Plenum Press, 1986. p.3-27.

PROCHASKA, J. O., DICLEMENTE, C. C., NORCROSS, C. In search of how people change: Applications to addictive behaviors. *American Psychologist*, v.47, p.1102-14, 1992.

RADOMSKI, M. W. et al. Aerobic fitness and hormonal responses to prolonged sleep deprivation and sustained mental work. *Aviation, Space and Environmental Medicine*, v.63, p.101-6, 1992.

RAND, C. S. W., KULDAU, J. M. Epidemiology of bulimia and symptoms in a general population: Sex, age, race, and socioeconomic status. *International Journal of Eating Disorders*, v.11, p.37-44, 1992.

RAND, C. S. W., LAWLOR, B. A., KULDAU, J. M. Patterns of food and alcohol consumption in a group of bulimic women. *Bulletin of the Society of Psychologists in Addictive Behaviors*, v.5, p.95-104, 1986.

RILEY, D. *The harm reduction model*: Pragmatic approaches to drug use from the area between intolerance and neglect. Ottawa: Canadian Centre on Substance Abuse, 1994.

ROHSENOW, D. J., MARLATT, G. A. The balanced placebo design: Methodological considerations. *Addictive Behaviors*, v.6, p.107-22, 1981.

ROLLNICK, S., HEATHER, N., BELL, A. Negotiating behaviour change in medical settings: The development of brief motivational interviewing. *Journal of Mental Health*, v.1, p.25-37, 1992.

ROLLNICK, S. et al. Development of a short "Readiness to Change Questionnaire" for use in brief, opportunistic interventions among excessive drinkers. *British Journal of Addictions*, v.87, p.743-54, 1992.

SALTZ, R., ELANDT, D. College student drinking studies 1976–1985. *Contemporary Drug Problems*, v.13, p.117-59, 1986.

SANCHEZ-CRAIG, M. et al. Random assignment to abstinence and controlled drinking: Evaluation of a cognitive-behavioral program for problem drinkers. *Journal of Consulting and Clinical Psychology*, v.52, p.390-403, 1984.

SARASON, I. G., JOHNSON, J. H., SIEGEL, J. M. Assessing the impact of life changes: Development of the Life Experiences Survey. *Journal of Consulting and Clinical Psychology*, v.46, p.933-46, 1978.

SAUNDERS, J. B., AASLAND, O. G. (Ed.) *WHO collaborative project on identification and treatment of persons with harmful alcohol consumption*: Report on phase I development of a screening instrument. Geneva: World Health Organization, 1987.

SCHUCKIT, M. A. A longitudinal study of children of alcoholics. In: GALANTER, M. (Ed.) *Recent developments in alcoholism*. New York: Plenum Press, 1991. v.9, p.5-19.

SEARLES, J. S. The contribution of genetic factors to the development of alcoholism: A critical review. In: COLLINS, R. L. LEONARD, K. E., SEARLES, J. S. (Ed.) *Alcohol and the family.* New York: Guilford Press, 1990. p.3-38.

SELZER, M., VINOKUR, A., VAN ROOIJEN, L. A. A self-administered Short Michigan Alcoholism Screening Test (SMAST). *Journal of Studies on Alcohol,* v.36, p.117-26, 1976.

SHEDLER, J., BLOCK, J. Adolescent drug use and psychological health: A longitudinal inquiry. *American Psychologist,* v.45, p.612-30, 1990.

SHER, K. J., DESCUTNER, C. Reports of paternal alcoholism: Reliability across siblings. *Addictive Behaviors,* v.11, p.25-30, 1986.

SHER, K. J. et al. Characteristics of children of alcoholics: Putative risk factors, substance use and abuse, and psychopathology. *Journal of Abnormal Psychology,* v.100, p.427-48, 1991.

SKINNER, C. S., STRECHER, V. J., HOSPERS, H. Physicians' recommendations for mammography: Do tailored messages make a difference'? *American Journal of Public Health,* v.84, p.12-3, 1994.

SKINNER, H. A., ALLEN, B. A. Does the computer make a difference?: Computerized versus face-to-face versus self-report assessment of alcohol, drug, and tobacco use. *Journal of Consulting and Clinical Psychology,* v.51, p.267-75, 1983.

SKINNER, H. A., HORN, J. L. *Alcohol Dependence Scale (ADS) user's guide.* Toronto: Addiction Research Foundation, 1984.

SMEATON et al. College student's binge drinking at a beach-front destination during spring break. *Journal of American College Healt,* May, v.46, n.6, p.247-54, 1998.

SOBELL, M. B., SOBELL, L. C. Treatment for problem drinkers: A public health priority. In: BAER, J. S. MARLATT, G. A., MCMAHON, R. J. (Ed.) *Addictive behaviors across the lifespan:* Prevention, treatment, and policy issues. Newbury Park, CA: Sage, 1993. p.138-57.

SOLOMON, R. L. Addiction: Na opponent-process theory of acquired motivation. The effective dynamics of addiction. In: MASER, J. D., SELIGMAN, M. E. (Ed.) Psychopathology: Experimental models. A series of books in psychologiy, 1977, p.66-103.

SOLOMON, R. L. The opponent-process theory of acquired motivation: The cost of pleasure and the benefits of pain. *American Psychologist,* v.35, p.691-712, 1980.

SOLOMON, R. L., CORBIT, J. D. An opponent-process theory of acquired motivation: I. Temporal dynamics of affect. *Psychological Review,* v.81, p.119-45, 1974.

SOMERS, J. M., BAER, J. S., MARLATT, G. A. *Student drinking across the transition from high school to university and the role of residence type.* Poster presented at the Banff International Conference on Behavioural Science, Banff, Alberta, Canada, mar.1991.

SOUTHWICK, L. et al. Alcohol-related expectancies: Defined by phase of intoxication and drinking experience. *Journal of Consulting and Clinical Psychology,* v.49, p.713-21, 1981.

STACY, A. W. et al. Moderators of peer social influence in adolescent smoking. *Personality and Social Psychology Bulletin,* v.18, p.163-72, 1992.

STACY, A. W., WIDAMAN, K. F., MARLATT, G. A. Expectancy models of alcohol use. *Journal of Personality and Social Psychology,* v.58, p.918-28, 1990.

STANGLER, R. S., PRINTZ, A. M. DSM-III: Psychiatric diagnosis in a university population. *American Journal of Psychiatry,* v.137, p.937-40, 1980.

STEELE, C. M., JOSEPHS, R. A. Alcohol myopia: Its prized and dangerous effects. *American Psychologist,* v.45, p.921-33, 1990.

STRAUS, R., BACON, S. D. *Drinking in college.* New Haven, CT: Yale University Press, 1953

STRECHER, V. J. et al. Opportunities for alcohol screening and counseling in primary care. *Journal of Family Practice,* v.39, p.26-32, 1994.

STREISSGUTH, A. P. Alcohol and pregnancy: An overview and an update. *Substance and Alcohol Actions/Misuse*, v.4, p.149-73, 1983.

STREISSGUTH, A. P. et al. Prenatal alcohol and offspring development: The first fourteen years. *Drug and Alcohol Dependence*, v.36, p.89-99, 1994.

STRUNIN, L., HINGSON, R. Alcohol, drugs, and adolescent sexual behavior. *International Journal of the Addictions*, v.27, n.2, p.129-46, 1992.

SZMUKLER, G. I., TANTAM, D. Anorexia nervosa: Starvation dependence. *British Journal of Medical Psychology*, v.57, p.303-10, 1984.

TARTER, R. E. et al. DSM-III criteria for alcohol abuse: Associations with alcohol consumption behavior. *Alcoholism: Clinical and Experimental Research*, v.11, n.6, p.541-43, 1987.

_____. Developmental behavior-genetic perspectives of alcoholism etiology. In: GALANTER, M. (Ed.) *Recent developments in alcoholism* New York: Plenum Press, 1991. v.9, p.71-85.

THOMPSON, R. S. et al. Effectiveness of smoking cessation interventions integrated into primary care practice. *Medical Care*, v.26, p.62-76, 1988.

TONIGAN, J. S., MILLER, W. R. Assessment and validation of the Drinker Inventory of Consequences (DrInC): A multi-site outpatient and aftercare clinical sample of problem drinkers. *Alcoholism: Clinical and Experimental Research*, v.17, p.513, 1993. (Abstract).

TRICKER, R., COOK, D. L. The current status of drug intervention & prevention in college athletic programs. *Journal of Alcohol and Drug Education*, v.34, n.2, p.38-45, 1989.

U.S. DEPARTMENT OF HEALTH AND HUMAN SERVICES. *Eighth Special Report to the U.S. Congress on Alcohol and Health*. Alexandria, VA: EEI, 1993.

VANHELDER, T., RADOMSKI, M. W. Sleep deprivation and the effect on exercise performance. *Sports Medicine*, v.7, p.235-47, 1989.

VANNICELLI, M. *Group psychotherapy with adult children of alcoholics*: Treatment techniques and countertransference considerations. New York: Guilford Press, 1989.

_____. *Removing the* roadblocks: Group psychotherapy with substance abusers and family members. New York: Guilford Press, 1992.

WALFISH, S. et al. Alcohol abuse on a college campus: A needs assessment. *Evaluation and Program Planning*, v.4, p.163-8, 1981.

WALLACE, P., CUTLER, S., HAINES, A. Randomised controlled trial of general practitioner interventions in patients with excessive alcohol consumption. *British Medical Journal*, v.297, p.663-8, 1988.

WANG, T. H., KATZEV, R. D. Group commitment and resource conservation: Two field experiments on promoting recycling. *Journal of Applied Social Psychology*, v.20, p.265-75, 1990.

WATSON, D. L., THARP, R. G. *Self-directed* behavior: Self-modification for personal adjustment. Pacific Grove, CA: Brooks, Cole, 1993.

WECHSLER, H. et al. Health and behavioral consequences of binge drinking in college: A national survey of students at 140 campuses. *Journal of the American Medical Association*, v.272, p.1672-7, 1994.

WECHSLER, H., ISAAC, N. "Binge" drinkers at Massachusetts colleges: Prevalence, drinking style, time trends, and associated problems. *Journal of the American Medical Association*, v.267, p.2929-31, 1992.

WECHSLER, H. Continuation and initiation of alcohol use from the first to the second year of college. *Journal of Studies on Alcohol*, v.55, p.41-5, 1994.

WHITE, H. R., LABOUVIE, E. W. Towards the assessment of adolescent problem drinking. *Journal of Studies on Alcohol*, v.50, p.30-7, 1989.

WILLIAMS, I. M. (Ed.) *The American Heritage Dictionary*. Boston: Houghton Mifflin, 1982.

WILSON, D. M. C. et al. A smoking cessation intervention for family physicians. *Canadian Medical Association Journal*, v.137, p.613-9, 1987.

WOOD et al. Predicting academic problems in college from freshman alcohol involvement. *Journal of Studies on Alcohol*, v.58, p.200-10, Idem: *The Quartely Review of Alcohol Research*, v.5, n.3, p.5-6, 1997.

WORLD HEALTH ORGANIZATION (WHO) BRIEF INTERVENTION STUDY GROUP. A cross-national trial of brief interventions with heavy drinkers. *American Journal of Public Health*, v.86, p.948-55, 1996.

YEARY, J. R., HECK, C. L. Dual diagnosis: Eating disorders and psychoactive substance dependence. *Journal of Psychoactive Drugs*, v.19, p.239-349, 1989.

ZUCKER, R. A., FITZGERALD, H. E. Early developmental factors and risk for alcohol problems. *Alcohol Health and Research World*, v.15, n.1, p.18-24, 1991.

ZUCKER, R. A., FITZGERALD, H. E., MOSES, H. D. Emergence of alcohol problems and the several alcoholisms: A developmental perspective of etiological theory and life course trajectory. In: CICCHETTI, D., COHEN, D. J. (Ed.) *Developmental psychopathology*. New York: Wiley, 1995. v.2. p.677-711.

# Índice remissivo

Abstinência
    diretrizes, 113
    por reatância, 168-9
    obstáculos programáticos, 31
Abordagem informal (*ver* Abordagem
    psicoeducacional)
Abordagem psicoeducacional
    comparação do Programa de Treinamento em
    Habilidades Relativas ao Álcool (ASTP), 45-6
    do BASICS, 59, 63-78
    formatos de grupos, 154
    na sessão de retroalimentação, 122
Abordagem de redução de danos
    definição, 39
    folhetos, 193-202
    obstáculos da, 31-3
    resultados das pesquisas, 45-8
    riscos e benefícios, 32
    suposição, 18-9, 39
Abstinência popr reatância, 168-9
Abstinência, efeito de ruptura, 58
Abuso sexual, 72-4
    aumento do risco de, 72-4
    e expectativa masculina, 72-3
    folhetos sobre a redução, 193
Aconselhamento individual, 154
Adaptação do terapeuta, 78
Adapted Short Michigan Alcoholism Screening
    Test (Teste Curto de Triagem de Alcoolismo
    de Michigan, Adaptado), 176
Addiction Severity Index (Índice de Gravidade
    da Dependência), 177
Agressão, resultado da pesquisa comparada
    com placebo, 65
Alcohol Dependece Scale (Escala de Dependência
    de Álcool, 46, 175
Alcohol Perceived Risks Assessment (Avaliação
    dos Riscos Percebidos do Álcool), 181, 209

Alcoólicos Anônimos, 52, 155
Amadurecimento, 27, 36
Ambivalência e mudança, 56
Ansiedade social, 65
Antecedentes de problemas comportamentais, 182
    sessão de retroalimentação, 129-31
Anticoncepcionais orais, 69, 199
Apoio grupal, 154
Auto-eficácia
    aumento da, 61
    defrontação efetiva, 58
Auto-eficácia da redução de danos, 61
Automanejo, 38
Automonitorização, 101-5
    efeito reativo, 120
    limites, 148
    observância, 102
    objetivo de, 100
    sistema de cartões, 101
Avaliação de comportamentos saudáveis, 90-109
Avaliação de Mudança da Universidade de Rhode
    Island (University of Rhode Island
    Change Assessment), 179
Avaliação dos Riscos Percebidos do Álcool (Alcohol
    Perceived Risks Assessment), 181, 209
Avaliação do consumo de álcool, 90-6, 171-5
Avaliação Multimídia da Saúde do Estudante
    (MMASH), 48, 114

Beber controlado, 40 (*ver também* Abordagem
    da redução de danos)
Breve Inquérito sobre Comportamento Sexual
    (Brief Sexual Behaviors Survey), 175, 210-1
Brief Sexual Behaviors Survey (Breve Inquérito
    sobre Comportamento Sexual), 175, 210-1
Brief Symptom Inventory (Pesquisa Breve de
    Sintomas), 180

Campanha "Apenas diga não", 32
Cartões de monitoração, 100-5
  compromisso, 103-5
  na sessão de retroalimentação, 123
  observância, 102
  objetivo dos, 100
  revisão dos, 120-2
Classificação Percentil
  estudo de retroalimentação, 127-9
  percepção da, 126-7
Combinação terapêutica, 34
Comportamento de estilo de vida
  avaliação, 106-9
  entrevista inicial, 90-1
  medidas, 106-8
  equilíbrio, 61
  sessão de retroalinhamento, 150-1
Comprehensive Effects of Alcochol (Efeitos
  Abrangentes do Álcool), 178
Conseqüência da bebedeira, 27
  pesquisa realizada, 26
Consulta médica, 152
Contar as doses, 148
Controle de Moderação (Moderation
  Management), 56,155
Crença (ver Expectativas)
Cuidados progressivos, 153-6
  modelos de intervenções breves, 43
  opções, 153-6
  prevenção, 28
  recomendações do Institute of Medicine, 44
Cuidados primários, resultados, 43
Curso de treinamento em habilidades para
  o álcool, 40-4
  eficácia, 45
Curso por correspondência, 153

Daily Drinking Questionnaire (Questionário
  de Ingestão Diária), 105, 173, 206
Dependência do álcool e avaliação, 96-7, 175
  critérios do DSM-IV, 20-1
  definição, 19
  indicadores, 135-7
  retroalimentação, sessão subjetiva, 135-7
Dependências positivas, 61
Desempenho acadêmico prejudicado, 26-7
Desempenho e intoxicação, 77, 198
Desidrogenase do álcool, 69, 199
Diagnóstico rápido do bebedor, 41
Diferenças de gênero, 67-75
  absorção e metabolismo do álcool, 68-71
  níveis de intoxicação, 67, 199
  riscos no consumo de álcool, 68-75
Diferenças de sexo (ver Diferenças de gênero)
Disordered Eating Questionnaire (Questionário de
  Distúrbios Alimentares), 182
Distúrbios alimentares
  aumento do risco, 74
  percebidos, 181-3

Dose padrão
  definição, 86, 91, 145
  e exercícios de motivação, 144
DrinkWise, 155
Drinker Inventory of Consequences (Inventário de
  Conseqüências do Bebedor), 174
Drinking Norms Rating Form (Formulário de
  Avaliação de Normas de Ingestão), 107, 181, 208
Drug Abuse Resistance Education – DARE
  (Educação para a Resistência ao Abuso de Drogas
  [programa], 32
DSM-IV
  critérios da dependência de substâncias, 20-1
  critérios do abuso de substâncias, 20

Eating Attitudes Test-26 (Teste de Atitudes
  em Relação à Alimentação), 182
Ecletismo informado, 35
Educação para a Resistência ao Abuso de Drogas
  [programa] (Drug Abuse
  Resistance Education – DARE), 32
Efeito de ruptura de objetivos
  prevenção da recaída, 58, 61
  recolocação, 61
Efeitos abrangentes do álcool, 107, 178, 203-5
Elementos do desenvolvimento, 31
Encaminhamento, 152-3
Entrevista clínica (ver Entrevista inicial)
Entrevista Clínica Estruturada para Transtornos do
  Eixo I do DSM-IV (Structured Clinical Interview
  for DSM-IV Axis I Disordered), 175-83
Entrevista de avaliação, 83-109
Entrevista inicial, 83-109
  avaliação de comportamento saudável, 90-105
  estabelecimento de uma relação, 86
  estratégias de compromisso, 87-90
  metas clínicas, 86-90
  objetivos, 83
  orientação das estratégias, 87
  questionários, 106
  retroalimentação do estudante, 106
Entrevista motivacional, 52-7
  aspecto conceitual, 39
  modelos de etapas de mudança, 53-8
  no Programa de Treinamento em Habilidades
  Relativas ao Álcool, 38-9
  objetivos centrais, 53
  premissa da, 52
  retroalimentação gráfica personalizada na, 45
  treinamento em habilidades de integração,
  62, 157-8
Escala de Dependência de Álcool (Alcohol
  Dependece Scale), 45
Estereótipos, 74
Estudantes defensivos, 162-4; "papudos", 166-7
Estupro
  aumento do risco de, 72-4
  folhetos sobre a redução, 201-2

Índice remissivo     229

Excitação sexual
   nos homens, 73
   pesquisa comparada com placebo, 65
Expectativas
   avaliação, 177-8
   definições operacionais, 97
   estudos comparados com placebo, 64-5
   fatores de risco no abuso do álcool, 29-30
   sessão de retroalimentação, 134-5

Family Tree Questionnaire (Questionário de Árvore
   Familiar), 177
Fatores contextuais de identificação, 125-6
Fatores de risco
   avaliação, 90-109
   beber na faculdade, 29-31
   e prevenção da recaída, 58-62
   identificação dos, 59
   percepção dos, 180
Fatores metabólicos, 69-71; predisponentes, 29-30;
   situacionais, 125-6
Fatores predisponentes pessoais, 29-31
Folhas de "macetes", 190-2
Formulário de Avaliação de Normas de Ingestão
   (Drinking Norms Rating Form), 107, 181, 208
Frequency-Quantity Questionnaire (Questionário
   de Freqüência e Quantidade), 105, 173, 207

Genética (*ver* História familiar)
Gerando comunicação
   diálogo simples, 89-90, 117-8
   entrevista inicial, 86
   na sessão de retroalimentação, 116-8
Gráfico personalizado de retroalimentação
   BASICS – resultado de pesquisas, 48
   benefícios, 113
   estudos de retroalimentação, 122-3
   exemplos do, 185-90
   folhas "de reforços", 189
   intensificação motivacional, 45
   intervenções breves, 43-5
   por computador, 113-4
   recomendação médica, 43
Gráfico personalizado de retroalimentação "de
   reforço", 185, 189
Grupo de auto-ajuda, 155-6

Habilidades para recusar bebida, 148
História familiar
   avaliação da, 96-101, 176-7
   fatores de risco do alcoolismo, 29
   sessão de retroalimentação, 134-5
Homens, 68-76
   absorção e metabolismo do álcool, 68-71
   expectativas sexuais, 72-3
   níveis de intoxicação, 68, 199
   riscos diferenciais, 68-76

Índice de Gravidade da Dependência (Addiction
   Severity Index), 177
Influência dos colegas, 29
   processo de "seleção de colegas", 29
Ingestão de álcool, diferenças de gênero, 69-71
Ingestão habitual esporádica
   avaliação, 91-6, 172
   definição, 91
   na sessão de retroalimetação, 123
Internação, 156
Intervenções breves relativas ao álcool
   componente ativo, 42-5
   definição, 42
Intervenções preventivas
   classificação, 28
   definição, 17, 28
Intoxicação alcoólica,
   diferenças de gênero, 68, 199
   efeitos da privação do sono, 77-8
   e miopia, 67
Inventário de Conseqüências do Bebedor (Drinker
   Inventory of Consequences), 174
Inventário de Problemas do Álcool de Rutgers
   (Rutgers Alcohol Problems Inventory), 106, 173

Jogo mental (*ver* Expectativas)

Laxantes, uso de, 74
Levantamento de experiências de vida, 107
Life Experiences Survey (Inquérito sobre
   Experiências na Vida), 180

"Mais e melhor", crença, 30, 60, 66
Menstruação e nível de álcool no sangue, 69
Metabolismo de primeiro passo (primeiro passo
   metabólico), 69, 199
Metas de ingestão
   diretrizes para seleção, 113
   em treinamento de moderação, 113
Miopia (alcoólica), 67, 73
Moderation Management (Controle da Moderação),
   56, 155
Modelo biopsicossocial
   abordagem de redução de danos, 34
   dependência , 50-2
   modelo de doença, em oposição ao, 33, 51-2
   suposição, 53
Modelo de doença
   dependência, 50-2
   natureza dicotômica, 34
   oposições ao modelo biopsicossocial, 33, 51-2
   pressuposições, 51
Modelo de etapas de mudança, 53-7
   na entrevista motivacional, 53-7
   tarefas do terapeuta, 55-6
Modelo Doze Passos
   dependência, 50-2
   grupos de auto-ajuda, 155-6

natureza dicotômica, 34
oposição ao modelo biopsicossocial, 33
Modelo espiritual (*ver* Modelo Doze Passos)
Modelo moral
"Culpar a vítima"
conseqüências, 51
dependência, 50-2
Modelos aplicados, 50-2
Modelos de recaída, 51-2
Modified Sexual Experiences Survey (Inquérito
Modificado sobre Experiências Sexuais), 174
Motivação para mudar
avaliação, 179
Mudança quântica, 119
Mulheres, 68-75
absorção e metabolismo do álcool, 68-71
dicas sexuais, 73
distúrbios alimentares, 74-5
e abuso sexual, 72-4
níveis de intoxicação, 69, 199, 201
riscos diferenciais, 68-75

Narcóticos Anônimos, 52
Negativa, 163
Níveis de alcoolemia
cálculos dos, 75
cartões personalizados dos, 114, 121-2
e efeitos do álcool, 75-6
estabelecer limites, 147
e "Mais é melhor", mito, 66
riscos diferenciais, 68-71
Normas de ingestão
da percepção, 126-9, 180
e classificação em percentil, 126-9
retroalimentação do estudante, 122-9

Obstáculos à prevenção e ao tratamento
efetivos, 31-4

Padrão de ingestão habitual
avaliação, 91-5, 171-5
definição, 91
estudos de retroalimentação, 122-9
Padrão de ingestão
avaliação, 91-5
retroalimentação do estudante, 122-9
"Pense e beba" (Think-Drink) experimentos, 131
Perfil Rápido do Bebedor (Brief Drinker Profile),
91-6, 172
exemplos de diálogo, 94-6
medidas de consumo de álcool, 91, 172
na sessão de retroalimentação, 123
"Preocupados no bom sentido", 159
Prevenção de recaídas
abordagem cognitivo-comportamental, 57-62
estratégias de entrevistas motivacionais, 38
situações de auto-risco, 58
Prevenção seletiva, universal, 18, 28;

Problemas e riscos do álcool percebidos, 107
Programas cognitivo-comportamentais para
abusadores de álcool, 37-40
essência, 57
integração da entrevista motivacional, 62
mudança comportamental de alto-risco, 57-62
prevenção de recaídas, 57-62
Programa de treinamento em habilidades
integração da entrevista motivacional,
62-3, 157-9 (*ver também* Programa de
treinamento em habilidades relacionadas
ao álcool)
Programa de treinamento em habilidades
relacionadas ao álcool, 37-48
formação de conceito, 37-40
meta, 20-1
modalidades, 40-5
visão geral dos resultados de pesquisas, 45-8
Programas ambulatoriais intensivos, 156
Programas combinados, 34
Projeto controlado com placebo, 64-5, 195-6
Projetos sobre estilos de vida, 46, 79, 85, 106,
165, 185
Prontidão para mudar, 53
Psicopatologia e história familiar, 97-101
Punição de estudante, 167-8

Quantidade de água corporal, 69
Questionários, 85-6, 105-8, 179
Questionários de auto-relato, 85-6, 108
Questionário de Distúrbios Alimentares
(Disordered Eating Questionnaire), 182
Questionário de Freqüência e Quantidade
(Frequency-Quantity Questionnaire), 105,
173, 207
Questionário de Ingestão Diária (Daily Drinking
Questionnaire), 105, 173, 206

Rational Recovery (Recuperação Racional), 56,
155-6
Readiness to change Questionnaire (Questionário
de Prontidão para a Mudança), 179
Realismo pragmático, 119
Recrutamento de estudante, 79
Redução de danos, Abordagem de
definição, 39
folhetos, 193-202
obstáculos da, 31-3
resultados das pesquisas, 45-8
riscos e benefícios, 32
suposição, 18-9, 39
Resposta bifásica ao álcool, 66, 197
Resultados das pesquisas com o ASTP, 45-8
tratamento ambulatorial, 156
Rutgers Alcohol Problems Inventory (Inventário de
Problemas do Álcool de Rutgers), 106, 173

Sessão de retroalimentação, 111-56
    abordagem clínica, 118-20
    conseqüências do uso do álcool, 129-40
    objetivos, 111
    padrão e normas de ingestão, 122-9
    regras gerais, 120-52
Sessões de reforço, 153
Síndrome do comportamento problemático, 30
Situações de auto-risco/estilo de vida
    avaliação, 90-109
    e prevenção da recaída, 58-62
    identificação, 59-60
Sono
    efeitos da intoxicação alcoólica, 77, 198
    folhetos sobre a redução, 198
Sono REM (Rapid Eye Movement) [movimento rápido dos olhos], O, 77
Structured Clinical Interview for DSM-IV Axis I Disorders (Entrevista Clínica Estruturada para Transtornos do Eixo I do DSM-IV), 175-6, 183

Tarefa de casa
    cartões de monitoração, 102, 120-2
      revisão da, 120-1
    obstáculos, 102
    papel terapêutico, 102-3
Taxa de bebericação, 149
Teste Curto de Triagem de Alcoolismo de Michigan, Adaptado (Adapted Short Michigan Alcoholism Screening Test), 176
Teste de Atitudes em Relação à Alimentação (Eating Attitudes Test-26), 182

Teste de Triagem de Problemas de Álcool em Adultos Jovens (Young Adult Alcohol Problems Screening Test), 174
"Think-Drink" ("Pense e beba" – experimentos), 131
Tolerância ao álcool
    e "Mais é melhor", mito, 66-7
    e níveis de alcoolemia, 75-6
    sessão de retroalimentação, 137-40
Treinamento de autocontrole comportamental (ver Treinamento para a moderação)
Treinamento para a moderação, 142-51
    abordagem de redução de danos, 194
    componentes básicos, 143
    diretrizes, 113, 143
    estabelecer limites no, 145, 148
    objetivo estabelecido no, 60
    programa de apoio do grupo, 155
    vantagens do, 144-5
Triagem médica, 177

University of Rhode Island Change Assessment (Avaliação de Mudança da Universidade de Rhode Island), 179
Uso do álcool
    conseqüências, 25-7
    levantamentos de pesquisas, 25-6

Young Adult Alcohol Problems Screening Test (Teste de Triagem de Problemas de Álcool em Adultos Jovens), 174

SOBRE O LIVRO

*Formato*: 21x 28 cm
*Mancha*: 37 x 54 paicas
*Tipologia*: Iowan Old Style 11/16
*Papel*: Offset 75 g/m² (miolo)
Cartão Supremo 250 g/m² (capa)
*1ª edição*: 2002

EQUIPE DE REALIZAÇÃO

*Coordenação Geral*
Sidnei Simonelli

*Produção Gráfica*
Anderson Nobara

*Edição de Texto*
Nelson Luís Barbosa (Assistente Editorial)
Carlos Villarruel (Preparação de Original)
Carlos Villarruel e
Ada Santos Seles (Revisão)

*Editoração Eletrônica*
Lourdes Guacira da Silva Simonelli (Supervisão)
Cia. Editorial (Diagramação)